Eggert (Hrsg.) · Psychomotorisches Training

Psychomotorisches Training

Ein Projekt mit lese-rechtschreibschwachen Grundschülern

Herausgegeben von Dietrich Eggert,
unter Mitarbeit von Karl Dieter Schuck
und Axel Jan Wieland

Beltz Verlag · Weinheim und Basel

CIP-Kurztitelaufnahme der Deutschen Bibliothek

Psychomotorisches Training : e. Projekt mit lese-rechtschreibschwachen Grundschülern / hrsg. von Dietrich Eggert unter Mitarb. von Karl Dieter Schuck u. Axel Jan Wieland. – 2. Aufl. – Weinheim, Basel : Beltz, 1979.
(Beltz-Praxis)
ISBN 3-407-62000-4
NE: Eggert, Dietrich [Hrsg.]

1. Auflage 1975
2. Auflage 1979

Gesamtherstellung: Beltz, Offsetdruck, 6944 Hemsbach über Weinheim
Seriengestaltung des Umschlags: G. Stiller, Taunusstein
Printed in Germany

ISBN 3 407 62000 4

Ernst J. Kiphard gewidmet

Inhaltsverzeichnis

Vorwort des Herausgebers

Mit der Veröffentlichung dieses Berichtes über ein Projekt als Versuch der Handlungsforschung im pädagogischen Feld sollen mehrere Ziele verfolgt werden:

1. *soll die Anwendung eines psychomotorischen Trainingsprogrammes bei einer speziellen Gruppe von Grundschulkindern demonstriert werden.* Psycho- oder sensomotorisches Training als therapeutisches Prinzip bei behinderten Kindern im Vorschulalter verdankt seine Bedeutung in Deutschland im wesentlichen Ernst J. KIPHARD (1963, 1970a, 1970b, 1971), dessen Überlegungen auch unseren Ansatz geprägt haben. Es wird der Versuch unternommen, den Ansatz auch in den Bereich der Grundschule zu übertragen, wie dies unter anderem in den Vereinigten Staaten (CRATTY, 1970 und KEPHART, 1960) und in Frankreich (vgl. DECKER, 1972) geschehen ist.

2. *wird ein Beitrag zur Forschung der Lese-Rechtschreibschwäche auf dem Boden der Annahme unternommen, daß Lese-Rechtschreibschwäche* (im folgenden LRS abgekürzt) *ein multikausales Syndrom ist,* das zu Lernstörungen bei Grundschülern führt und als Sonderfall einer zeitlich begrenzten oder länger dauernden Lernbeeinträchtigung oder -behinderung anzusehen ist, die sich bei zu später oder nicht angemessener Behandlung zu einer globalen Lernstörung erweitern kann. Wege zu einer praxisnahen Definition des Symptombilds der LRS sollten gesucht werden, wobei die gegenwärtigen Definitionen des Phänomens einer kritischen Überprüfung unterzogen werden sollten. Die Frage der Abhängigkeit von speziellen Sozialisationsbedingungen wurde dabei besonders betont (vgl. NIEMEYER 1974 und VALTIN 1970, 1972).

3. *sollte in einem pädagogischen Experiment ein kontrollierter Versuchsplan durchgeführt werden, mit dem die Wirksamkeit verschiedener*

Behandlungsmethoden bei lese-rechtschreibschwachen Grundschülern überprüft werden sollte. Im Längsschnitt sollten vergleichende Aussagen über verschiedene Interventionsstrategien angestrebt werden. Dabei wurden eher symptomorientierte (also auf Lesen und Rechtschreiben bezogene) Interventionsstrategien mit symptomfreien, allgemeinen, auf die Persönlichkeit gerichteten Verfahren (wie z. B. dem psychomotorischen Training) verglichen. Dahinter stand die Frage, für die Praxis mehr über die möglichen Indikationen und Erfolgsraten von Behandlungsplänen zu erfahren.

4. stellt das Buch einen Bericht über *einen Versuch zur Aktionsforschung in einem praxisorientierten Ausbildungsprojekt der Sonderschullehrerausbildung* dar. Aufgenommen wurde dabei ein Problem aus dem Praxisfeld der Auszubildenden – nämlich das Problem der Diagnose und Behandlung von lese-rechtschreibschwachen Grundschülern, die aufgrund ihrer isolierten Leistungsstörungen in den Zwischenbereich zwischen Sonderpädagogik und Grundschulpädagogik fallen. Die gewählte Form war dabei das Projektstudium.
Eine nähere Betrachtung der Ziele zeigt, daß im Vordergrund die Anwendung psychomotorischer Trainingsverfahren im Grundschulbereich steht. Dabei sollte eine Demonstration der Brauchbarkeit eines Ansatzes erfolgen, der weg von der Konzentration auf kognitive und verbale Unterrichtsziele in der Grundschule führen könnte und mit dem auch affektive und soziale Lernziele mit einer neuen Methodik realisiert werden können, die sich in vielen Bereichen schon als brauchbares Vehikel kompensatorischer Erziehungsmaßnahmen erwiesen hat (vgl. eine ausführliche Darstellung in EGGERT und KIPHARD 1972). Dabei reichen die Anwendungsbereiche von der Unterrichtsmethodik in der Elementar- und Primarstufe (vor allem in Frankreich, nähere Angaben bei DECKER 1972) über die Anwendung bei lerngestörten Kindern (KEPHART 1968), dem Ausgleich sozio-kultureller Benachteiligung bei motorisch und verbal beeinträchtigten Kindern (vgl. WIEGERSMA, 1972) bis hin zum therapeutischen Einsatz bei Koordinationsstörungen und verschiedenartigen Behinderungsformen (KIPHARD, 1972) und einer nicht-direktiven Bewegungs-Psychotherapie (VOLKAMER, 1972).
Der Weg zur Förderung des Kindes wird über das Bewegungsverhalten gesucht, das gerade in den ersten Grundschuljahren einen Zugang zum

Kind darstellt, der weniger mit Leistung und mehr mit Freude und Motivation verbunden ist. Die einzelnen Aspekte psychomotorischer Trainingsprogramme werden im Text ausführlich dargestellt, hier sei jedoch festgehalten, daß über die Schulung der Haltung und Bewegung des Körpers hinaus durch eine intensive Übung eine Koppelung von Wahrnehmung, Bewegung und sozialer Handlung Lernziele erreichen läßt, die eher in den Bereich des sozialen Lernens hineinreichen, als in die „klassischen" Bereiche des kognitiven und verbalen Lernens, die bislang die Grundschule auszeichneten. Der Ansatz geht weit über die Leibeserziehung hinaus und kann bei einer Anerkennung seiner Grenzen, die noch genauer zu bestimmen wären, sicher zu einer sinnvollen Bereicherung der Curricula des Elementar- und Primarbereiches führen.
Nicht beabsichtigt ist, mit einem psychomotorischen Training und mit psychomotorischen Lernzielen eine Art Allheilmittel anzupreisen, das sämtliche Probleme mit Lernstörungen in der Grundschule lösen kann. Das Engagement der Lehrer und eine intensive Beziehung zu den Kindern auch in psychologischen Trainingsprogrammen können grundlegende Probleme der Grundschule nur bessern, sie aber nicht grundsätzlich lösen. Zu große Klassen, zu wenig Einflußmöglichkeiten und eine zeitlich zu eng begrenzte Ausbildung der Lehrer und die Ausklammerung der außerschulischen Sozialisationsbereiche müssen jede differenzierte Zuwendung begrenzen.
Dem aufmerksamen Leser wird zudem nicht entgehen, daß die Daten zum Programm zeigen, daß sich ein besonderes Problem in der Zielsetzung der Methode ergibt, das jedem bewußt werden sollte, der psychomotorische Lernziele zu erreichen strebt und vor allem psychomotorisches Training zur Behandlung von Lernstörungen einsetzen möchte. Dieses Problem soll im folgenden das „therapeutische Dilemma" genannt werden.
Im Programm wurden ein eher schulisch-orientiertes, kognitiv-verbales Trainingsprogramm mit einem psychomotorischen Trainingsprogramm verglichen. An den spezifischen Ergebnissen kann man das „therapeutische Dilemma" ablesen.
Das *psychomotorische Trainingsprogramm* führte eher zu einer Verbesserung der emotionalen Befindlichkeit, zu einer Stärkung des Selbstwertgefühls und zu einer Verbesserung der sozialen Integration und zu einer Verbesserung der Kontakte des Kindes mit Eltern und Lehrern, wobei die Höhe dieser Veränderungen besonders überraschend war.

Im Vergleich dazu zeigte sich jedoch nur eine geringe Erhöhung der Schulleistungen. Die Kinder zeigten sich emotional stabiler, weniger ängstlich und sozial überlegen, zeigten sich jedoch im Vergleich weniger stark in den Schulleistungen gebessert. Das Ziel einer solchen eher therapeutischen Behandlung war also mehr ein sich besser selbst verwirklichendes Kind als ein Kind mit höherer Schulleistung. Es ist zwar Spekulation, jedoch nicht allzuweit von der Realität entfernt, wenn man annimmt, daß das Ziel einer nicht symptomorientierten, eher allgemein stützenden Intervention die Erhöhung des Selbstwertgefühles von Kindern ist, und daß man dabei das Risiko eingeht, daß auf isolierten Gebieten Schulleistungsrückstände bestehen bleiben. Dies ist das therapeutische Dilemma, das allerdings weniger gravierend wirkt, wenn man bedenkt, daß bei lese-rechtschreibschwachen Grundschülern in einigen Erlassen von Kultusministerien ausdrücklich die Schaffung eines langfristigen Schonraumes gerade für die isolierten Minderleistungen im Lesen und Rechtschreiben vorgesehen ist.

Auf der anderen Seite führt ein kognitiv-verbales Training, das besonders in seinen Aspekten der konzentrierten Schulung von Lesen und Rechtschreiben sich eng allein auf dem Bereich des Symptoms, nämlich der Störung im Lesen und Rechtschreiben konzentriert, auf Dauer eher zu einer relativen Verbesserung schulischer *Leistungen.* Damit verbunden ist aber, nach einer gewissen Zeit der Verringerung von Ängstlichkeit und emotionaler Labilität durch eine erhöhte zusätzliche Zuwendung in den Nachmittagskursen, ein langsames Wiederansteigen von Ängstlichkeit, Unsicherheit und mangelndem Selbstwertgefühl. Auch hier sei erlaubt zu spekulieren: Man wird annehmen können, daß symptomorientiert trainierte Kinder zwar einen relativen Anstieg der Schulleistungen zeigen, diesen aber mit einer Verringerung ihrer Möglichkeiten zur Selbstverwirklichung bezahlen müssen. Dies kann zum Teil dadurch erklärt werden, daß ein konzentriertes Üben von Lesen und Rechtschreiben lerntheoretisch als ein Nachvollziehen der Mißerfolgserlebnisse und der damit verbundenen negativen emotionalen Zustände anzusehen ist. Wenn das Kind in der Schule am Lesen und Rechtschreiben seine Insuffizienz erfährt, dann bedarf es eines außerordentlich hohen Geschicks des Lehrers, der das Kind am Nachmittag zusätzlich fördert, diese Mißerfolgserlebnisse, die ja an das Material gebunden sind, zu vermeiden. Verhaltenstherapeutische Ansätze könnten hier erfolgver-

sprechend eingesetzt werden, wobei aber kontrollierte Untersuchungen zu ihrer Effizienz in diesem Bereich z. Zt. noch fehlen.
Es scheint aber der Schluß nahezuliegen, daß psycho- oder sensomotorische Trainingsmethoden als möglicher erster Schritt eines umfassenden Behandlungsplanes von Lernstörungen anzusehen sind, auf den dann eher auf die Symptome der Lernstörung ausgerichtete Behandlungsmethoden folgen könnten (also als 1. Phase Psychomotorik, dann z. B. in der 2. Phase funktionelles Üben und dann 3. Lese-Rechtschreib-Training z. B. bei lese-rechtschreibschwachen Grundschülern).
Versucht man die möglichen pädagogischen und therapeutischen Interventionsstrategien in der Grundschule bei Lernstörungen vorübergehender oder dauernder Art auf einem Kontinuum anzuordnen, so werden dessen Pole von 2 Ansätzen bestimmt:

1. von einem Unterricht in einer großen Gruppe, der sich mit der Erreichung einzelner, genau beschriebener kognitiver Lernziele beschäftigt und andererseits
2. dem eher therapeutisch ausgerichteten Bemühen, in einer dualen Situation (Therapeut – Klient) auf dem Weg über eine Stabilisierung der Gesamtpersönlichkeit eine Erhöhung des Selbstwertgefühles und eine Verbesserung schulischer Leistungen zu erreichen.

Konzentrierte Lese-Rechtschreib-Trainingsmaßnahmen, wie sie sich z. B. im gezielten Rechtschreibtraining von MÜLLER (1969) finden, sind dabei eher im Hinblick auf die unterrichtliche Förderung anzusiedeln, während mit der Anwendung psychomotorischer Trainingsprinzipien man sich ein wenig in Richtung auf eher therapeutische Maßnahmen im Unterricht bewegen kann. Erforderlich ist jedoch, wie dies in unserem Projekt auch zu realisieren versucht wurde, dabei grundlegende Prinzipien zu beachten, wie etwa die Feststellung einer Grundlinie des Verhaltens, die Kontrolle der Veränderungen beim Schüler und die Kontrolle der Verhaltensweisen des Trainers. Beim psychomotorischen Training in einer Gruppe von etwa 6 bis 12 Kindern kann dabei nicht erwartet werden, daß strenge Kontingenz – Verstärkungspläne eingehalten werden können, jedoch gelten die Prinzipien „Lob statt Strafe“ und kontinuierlicher Aufbau der erwünschten Verhaltensweisen auch hier.
Das Ergebnis des beschriebenen Projektes kann nicht sein, eine fertige Rezeptur für die Behandlung aller möglichen Arten von Lernstörungen

abzugeben. Der Erfahrungsbericht strebt im weiteren Sinne die Eingrenzung eines Rahmens an, in dem erprobte Handlungsanweisungen eingesetzt werden können.
Dabei sind aus dem Projektbericht und aus den vorliegenden weiteren Erfahrungen auf anderen Anwendungsgebieten des psychomotorischen Trainings einige Grenzen bereits festzuhalten:

1. Man wird mit zunehmendem Alter der Kinder immer weniger eine Auswirkung psychomotorischer Inhalte auf das Bewegungsverhalten selbst und den motorischen Entwicklungsstand erwarten können. Sicher schon nach dem 8. oder 9. Lebensjahr wird ein psychomotorisches Training keine unmittelbare Verbesserung des motorischen Entwicklungsstandes mit sich ziehen. Man wird mit zunehmendem Alter eher eine Verlagerung seiner Wirkung in den Bereich des sozialen Lernens erwarten können.

2. Es ist anzunehmen, daß psychomotorische Trainingsformen im Elementarbereich noch zu weitaus höheren Veränderungen beim Probanden führen können, als dies im relativ späten Zeitpunkt des dritten oder vierten Grundschuljahres zu erwarten gewesen wäre. Daß trotzdem in unseren Untersuchungen eine so relativ hohe Brauchbarkeit sich zeigte, spricht für den Ansatz.

3. Es ist festzuhalten, daß psychomotorisches Training nicht nur an den Bereich schulischer Fördermaßnahmen im Förderunterricht gebunden ist, sondern auch eine Methode darstellt, mit der Eltern vertraut gemacht werden können und mit der sie unterstützend arbeiten können. Ernst J. Kiphard (1972) schlägt zwar besonders für den Bereich der Behandlung frühkindlicher Hirnschädigungen den Einsatz der Eltern als „Kotherapeuten" vor, dennoch könnte dies unseres Erachtens auch für den Anfang der Grundschulzeit gelten: Die Eltern könnten in viel größerem Maße in pädagogische Interventionen einbezogen werden. Nimmt man bei lese-rechtschreibschwachen Grundschulkindern an, daß die Benachteiligung in den Sozialisationsbedingungen im außerschulischen Bereich im Elternhaus zu einem erheblichen „Zuwendungsdefizit" geführt hat, so stellen psychomotorische Trainingsverfahren einen Weg dar, eine leistungsfreie Zuwendungsbeziehung zwischen Eltern und Kindern aufzubauen.

Allerdings können gerade für solche Ansätze noch nicht die z. Zt. wünschenswerten Programme dargestellt und in ihrer Wirksamkeit kritisch beurteilt werden. Sicher zeichnet die Anwender des psychomotorischen Tranings – darunter den Verfasser und seine Mitarbeiter – z. Zt. noch ein relativ hoher Optimismus aus. Dennoch aber wollen wir ausdrücklich festhalten, daß psychomotorisches Training nicht als alleiniger Weg zu einer Verbesserung der Situation lerngestörter Kinder anzusehen ist, sondern eine – vielleicht besonders erfolgversprechende Maßnahme – im Zusammenhang mit anderen Maßnahmen sein sollte.

Aus den Berichten der Internationalen Arbeitsgruppe zur Psychomotorik (EGGERT/KIPHARD, 1972; MÜLLER, DECKER und SCHILLING, 1975) geht hervor, daß bei einem weiten Anwendungsbereich psychomotorischer Verfahren auf breiter internationaler Ebene auch die Grenzen des Ansatzes deutlicher werden. Der interessierte Leser sei zur weiteren Information auf diese beiden Standardwerke und die Arbeiten von E. J. KIPHARD hingewiesen, von denen aus ein weiterer Zugang zur Literatur möglich ist.

Die Auswahl des Anwendungsbereiches und Untersuchungsgegenstandes stellen eine Verbindung zweier Ansätze dar. Ausgangspunkt war die Absicht von Studenten der Sonderpädagogik am Institut für Sonderpädagogik der Pädagogischen Hochschule Niedersachsen, Abteilung Hannover, ein spezielles Problem ihrer Praxis, nämlich das Lehrerproblem der lese-rechtschreibschwachen Schüler zum Schwerpunkt des Studiums zu machen. Diese Absicht, vor allem diagnostische und therapeutische Maßnahmen bei lese-rechtschreibschwachen Kindern im Grenzbereich zwischen Sonderschule und Grundschule praxisorientiert zu erarbeiten, verband sich mit der Absicht des Herausgebers, psychomotorische Trainingsverfahren in Anwendungsbereichen außerhalb der Behindertenpädagogik zu überprüfen. Der systematische Versuchsplan mit einem diagnostischen und einem therapeutischen Teil ist Ergebnis eines wechselseitigen Lern- und Integrationsprozesses beider Gruppen. Die Hauptabsicht war dabei, mit exakten empirischen Methoden zum einen eindeutige diagnostische Kategorien zu ermitteln und zum anderen dem Praktiker Hinweise für den zu erwartenden Erfolg bei verschiedenen therapeutischen Maßnahmen zu geben.

Versucht man einen systematischen theoretischen Rahmen für die gemeinsam gewählte Absicht zu finden, so sind einerseits sonderpädagogische Aspekte berücksichtigt worden, wenn man Lese-Rechtschreibschwäche als partielle Lernstörung ansieht und Methoden zu ihrer genauen Diagnose und Behandlung sucht, andererseits aber auch Aspekte einer klinisch orientierten Entwicklungspsychologie, die in der kontrollierten Anwendung von eher therapeutisch ausgerichteten Interventionen ihr Ziel sieht. Der erste Schwerpunkt wäre mehr auf seiten der studentischen Mitglieder der Projektgruppe zu sehen, während der zweite eher vom Herausgeber vertreten wurde. Diese Skizzierung der Absichten soll zeigen, daß die Handlungsbemühungen eine spezielle Ausrichtung hatten, die ihre Übertragbarkeit auf normale Grundschulsituationen sicher begrenzt.

Unter dem Aspekt des hochschuldidaktischen Versuchs bleibt festzuhalten, daß hier eine Reihe von Erfahrungen gesammelt werden konnten, die zumindestens für die Beteiligten neu waren. Es zeigte sich, daß in den kleinen Gruppen von jeweils bis 12 Personen nicht nur die Lernziele des Versuchs erreicht werden konnten, sondern darüber hinaus auch die Informationen über andere Fachgebiete des Ausbildungsganges in einem Umfang ermittelt werden konnten, wie dies eigentlich nicht erwartet worden war. Der Praxisbezug konnte durchgehend erhalten bleiben, wobei innerhalb der Gruppen Arbeitsteilungen stattfanden. Ein Problem ergab sich darin, daß die Gruppe, die 1970/71 mit dem Versuch begonnen hatte, dann von einer zweiten Gruppe abgelöst wurde und offensichtlich die Motivation nicht im vollen Umfange aufrechterhalten werden konnte. Das sonderpädagogische Zusatzstudium umfaßte damals lediglich einen zweisemestrigen Studiengang. Die Teilnehmer der zweiten Projektgruppe zogen daraus den Schluß, daß Projekte des angegebenen Umfanges von Anfang bis Ende von ein und derselben Personengruppe geplant, durchgeführt und abgeschlossen werden sollten. Dabei spielten weniger die Fragen der Übertragung der Information, als die Fragen des vollständigen Überblicks über die Praxisarbeit eine Rolle. Weitere Erfahrungen aller Beteiligten waren, daß der erforderliche Arbeitsaufwand in einem sehr optimistischen ersten Anschwung von allen Beteiligten weit unterschätzt wurde und daß die Bewältigung organisatorischer Probleme oft unerwartete Mühen bereitete. Nicht verschwiegen werden soll, daß bei einem derartig engen Praxisbezug und einem hohen Arbeitsaufwand auch gruppendynamische Probleme auftauchten, die bewältigt werden mußten. Insgesamt jedoch hat nach Meinung aller Beteiligten dieser hochschul-

didaktische Versuch bewiesen, daß mit einer Projektarbeit unter Praxisbezug in sehr viel intensiverer Weise gearbeitet werden kann.
Der nun folgende Bericht gliedert sich in mehrere Abschnitte. Im ersten Abschnitt versucht der Herausgeber eine Zusammenfassung der gewählten theoretischen Position zur Diagnose und Behandlung der Lese-Rechtschreibschwäche unter dem Aspekt abzugeben, daß es sich dabei um eine vorübergehende oder dauernde Lernstörung handelt. Im zweiten und dritten Abschnitt werden zusammengefaßt die wesentlichen empirischen Ergebnisse und der Aufbau des Versuchsplanes geschildert. Im vierten Abschnitt wird dann der theoretische Hintergrund des psychomotorischen Trainingsprogrammes ausführlich dargestellt, danach folgt die Zusammenstellung der einzelnen Programmschritte.
Im unmittelbaren Zusammenhang mit dem Projekt standen eine Reihe von weiteren Arbeiten, die nicht im einzelnen geschildert werden können, sondern auf die hier nur hingewiesen werden kann. Gerlind SCHAARSCHUCH (1972) hat ein Ergebnis des empirischen Teils, daß Sprachstörungen gehäuft bei lese-rechtschreibschwachen Grundschülern zu finden sind, in einem Untersuchungsansatz „umgedreht“ und festgestellt, daß bei sprachlich beeinträchtigten Kindern der Grundschule (die noch nicht in einer Sprachbehinderten-Sonderschule betreut werden) gleichfalls stark erhöhte Fehlerzahlen im Lesen und Rechtschreiben auftreten. Ausgehend von einer geringen Korrelation von Intelligenz und Rechtschreibleistung im Projekt hat WILKENS (1975) nachweisen können, daß in Grundschulen und Gymnasien nur relativ geringe Korrelationen zwischen Intelligenzmaßen und Rechtschreibwerten auftauchen und daß im Bereich der Sonderschule für Lernbehinderte Nullkorrelationen auftraten. Intelligenz determiniert also im wesentlich geringeren Umfang Rechtschreibleistungen, als man dies bislang annahm und in den Definitionen der LRS verankerte. DOROW (1973) und WINKLER (1972) haben ein kombiniertes verhaltenstherapeutisch – psychomotorisch – kognitives Verfahren entwickelt und verschiedene Gruppen von Lernbehinderten mit großem Erfolg trainiert. SCHUCK und ADDEN (1972) haben ein verändertes psychomotorisches Trainingsprogramm mit Lernbehinderten in der Eingangsstufe durchgeführt und zeigen können, daß nicht nur die Bewegungsleistungen und die Intelligenz, sondern auch die sozialen Verhaltensweisen positiv verändert werden konnten. In einem umfangreichen diagnostischen Ansatz wurden von weiteren Projektgruppen der Einfluß von anderen Be-

hinderungen auf die Motorik überprüft. ALTHOFF (1975), STAMER (1975), EISENMANN und PATRZEK (1972) haben sprachbehinderte, schwerhörige und gehörlose, lernbehinderte und verhaltensgestörte Grund- und Sonderschüler mit einer Batterie von motorischen Tests untersucht. Aus diesen Ergebnissen ergibt sich z. B., daß Wandlungsstufen des Bewegungsverhaltens etwa im Alter von 7 und 10 Jahren anzunehmen sind, wobei die letzte Jahresangabe wohl die Grenze des spezifischen Wirkungsbereiches psychomotorischer Trainingsprogramme darstellen dürfte (STAMMER u. EGGERT, 1975).

Das Projekt wurde in den Jahren 1970 bis 1972 von 2 Gruppen von Studenten der Sonderpädagogik in Hannover getragen: Es waren im 20. Studiengang die Damen und Herren:

Reinhild Feldkamp, D. Kolditz, Giesela Nottmeyer, Eva Oelmann, J. Richter, G. Schäfer, Elke Schmiedicke und Thea Schröter;

und im 21. Studiengang die Damen und Herren:

W. Bove, Edda Frantz, A. Krämer, Kristin Löloff, G. Macht, E. Müther, H. Pinnow, Alexandra Strickmann, Ingeborg Tilly.

Zu großem Dank verpflichtet fühlt sich der Herausgeber Ernst J. KIPHARD, dem dieser Bericht auch gewidmet sein soll. Die Begegnung mit KIPHARD im Jahre 1968 hat dazu geführt, daß der Herausgeber verschiedentlich versucht hat, Psychomotorik als Forschungsmethode anzuwenden (EGGERT 1971, 1972, 1973). Sowohl die Grundgedanken des Trainings, als auch eine Reihe einzelner Programmschritte und Aufgaben entstammen letztlich den Begegnungen, den Gesprächen und der Lektüre der Arbeiten von Ernst J. KIPHARD. Herausgeber und Mitarbeiter hoffen, daß mit diesem Versuch der Realisierung von Vorstellungen KIPHARDS in der Grundschulpädagogik ein weiterer Schritt geschehen möge, psychomotorische Inhalte weiter voranzutragen.

Besonderer Dank gebührt weiterhin Herrn Schulrat Dipl.-Psych. DOROW, ohne dessen unermüdliche Hilfe und ständige moralische und organisatorische Unterstützung der komplizierte Untersuchungsplan in 27 Schulen der Landeshauptstadt Hannover nicht hätte durchgeführt werden können. Dank gebührt weiterhin allen an der Untersuchung beteiligten Lehrern, die uns in unserer Arbeit sehr viel durch ihre Unterstützung und ihren Rat geholfen haben. Dank gebührt weiterhin den Eltern, die unsere Arbeit in einer Reihe von Elternabenden kritisch kom-

mentiert und unterstützt haben sowie den Kindern, mit denen wir in den 2 Jahren arbeiten durften und bei denen wir hoffen, Veränderungen in Gang gesetzt zu haben, die ihnen nicht nur vorübergehend, sondern für ihre weitere Zukunft helfen konnten.
Ein besonderer Dank gilt auch dem Verlag Julius Beltz und dort vor allem Herrn Lothar SCHWEIM, M. A. Die Durchführung der Untersuchung wäre sowohl im diagnostischen als auch im therapeutischen Teil mit den Mittels des Lehrstuhls für Sonderpädagogische Psychologie allein nicht möglich gewesen. Hier hat der Verlag Beltz in großzügiger Weise durch Sachspenden und weitere Hilfen die Durchführung eines pädagogischen Experimentes unterstützt. Die kritischen Anmerkungen Lothar SCHWEIMS zum Ablauf des Projektes haben uns weitergeholfen, genauso wie wir hoffen, daß wir mit unseren Erfahrungen dem Verlag einige Hinweise darauf geben konnten, wie Texte und Materialien für einen weiteren Einsatz zur Hilfe des Lehrers verbessert oder verändert werden könnten. Diese Zusammenarbeit von Verlag und pädagogischer Praxis stellt jedoch einen weiteren lohnenswerten Aspekt des Versuches dar.
Abschließend möchte der Herausgeber noch einmal betonen, daß der vorliegende Bericht nur *einen* möglichen Schritt in Richtung auf die Verwendung affektiver, sozialer und psychomotorischer Lernziele in der Grundschule darstellen soll. Wenngleich das Projekt für manchen Praktiker noch viele Wünsche offenlassen mag, so hoffen wir doch, einen Beitrag zu einer möglichen Veränderung der Grundschule geleistet zu haben.

Hannover, im Dezember 1974 *Dietrich Eggert*

1. Lese-Rechtschreibschwäche

Dietrich Eggert

Die praktischen Ziele des Projektes lagen (1.) bei der Frage der diagnostischen Möglichkeiten der Lese-Rechtschreibschwäche und (2.) in der Beantwortung der Frage, mit welchem Erfolg bei verschiedenen Behandlungsmethoden zu rechnen ist.
Dazu erwies es sich als erforderlich, eine Übersicht über ausgewählte Aspekte der Lese-Rechtschreibschwäche vorzunehmen. In diesem ersten Teil des Berichts sollen die hauptsächlichen, in der Literatur vorgefundenen Standpunkte kurz geschildert und mit den Erfahrungen im Projekt verglichen werden.

1.1. Begriffsbestimmung

Ausgehend von den Werkzeugstörungen im Lesen und Rechtschreiben bei Gehirnverletzungen, prägte RANSCHBURG (1916) den Ausdruck Legasthenie und bezeichnete damit „diejenige Minderwertigkeit des geistigen Apparates, derzufolge Kinder im schulpflichtigen Alter sich das verbale Lesen innerhalb der ersten Schuljahre trotz normaler Sinnesorgane nicht entsprechend anzueignen vermögen" (1916, Seite 3). Zur gleichen Zeit entwickelte sich in den angelsächsischen- und französischsprachigen Ländern dieselbe Erkenntnis von den *Lese*störungen und führte zur Ausbildung des Begriffs *Dyslexie.* Bei beiden Begriffsbildungen steht die Unfähigkeit, angemessen *Lesen* zu erlernen im Vordergrund.
In den Vereinigten Staaten hat sich durch die IRA* und unter Verwendung des Begriffes Dyslexie = Leseunfähigkeit = Reading Disability eine große Bewegung entwickelt, die sich mit den leseschwachen Kindern beschäftigt und über 54 000 Mitglieder in aller Welt verfügt. Ziel

---

* IRA = International Reading Association

dieser internationalen Lesegesellschaft, der auch in der Bundesrepublik z. Zt. etwa 60 Mitglieder angehören**, ist eine Analyse der Entwicklung des Lesevorgangs, eine Aufdeckung, warum Kinder Schwierigkeiten im Erlernen des Lesens haben und die Entwicklung von Methoden, diese Schwierigkeiten zu behandeln oder prophylaktisch zu verhindern.

In der schulpädagogischen Praxis *der Bundesrepublik* wurde das Phänomen lange Zeit relativ wenig beachtet. In den 50er Jahren erfolgen dann die wesentlichen Arbeiten von LINDER (1951), SCHENK-DANZINGER (1954), KIRCHHOFF (1954) und BIGLMAIR (1960).

Als zentrale Definition der Legasthenie wird auch heute noch allgemein die Definition von LINDER zitiert (1951, Seite 100). „Unter Legasthenie verstehen wir eine spezielle und aus dem Rahmen der übrigen Leistungen fallende Schwäche im Erlernen des Lesens (und indirekt auch des selbständigen orthographischen Schreibens) bei sonst intakter (oder im Verhältnis zur Lesefertigkeit) relativ guter Intelligenz". Hier verschiebt sich das Bild. Während bei RANSCHBURG (1916) unter dem Aspekt der mangelnden *Lese*fertigkeit auch debile Kinder als *legasthenisch* bezeichnet worden waren, finden wir nach der Definition von LINDER (1951) folgende Annahme:

1. Eine Legasthenie liegt dann vor, wenn die Schwierigkeiten beim Erlernen des Lesens aus dem *üblichen* Rahmen herausfallen.
2. Leseschwierigkeiten und Rechtschreibschwierigkeiten bedingen einander.
3. Legasthenie tritt nur bei relativ *guter* Intelligenz auf. LINDER hat später diese Definition erweitert und explizit festgelegt, daß man von Legasthenie nur dann spricht, wenn es sich um ein intelligentes Kind handelt, „das unter normalen Schulverhältnissen und trotz aller Bemühungen der Erwachsenen das Lesen oder Schreiben nicht oder nur mit größter Anstrengung erlernen kann, während es in den anderen Fächern in der Regel keine entsprechenden Schwierigkeiten hat (LINDER, 1963)."

Ohne daß dies durch entsprechende Untersuchungsergebnisse überzeugend belegt worden wäre, wird diese Definition von den meisten

** Anschrift: Internationale Lesegesellschaft, Sektion Deutschland, IRA/D, Dr. Niemeyer, 282 Bremen, Weizenfurt 19.

Autoren der Legasthenie-Forschung übernommen. Wir werden später sehen, wie die einzelnen implizit in der Definition enthaltenen Punkte durchaus problematisch sind. Es bleibt aber auf jeden Fall festzuhalten, daß in der amerikanischen Begriffsbildung nur von *Leseschwierigkeiten* die Rede ist, während in der deutschen Definition die Annahme hinzutritt, daß nur bei normaler Intelligenz Leseschwierigkeiten auftreten und daß diese zudem mit Rechtschreibschwierigkeiten gekoppelt sein müssen. Bei SCHUBENZ (1966) verändert sich der Begriff insofern, als jegliche Inkongruenz zwischen allgemeiner Begabungshöhe und aktuellen Lese- und Rechtschreibleistungen als Legasthenie festgelegt wird. Synonym zu der Definition von SCHUBENZ wird sehr oft nun der Ausdruck Lese-Rechtschreib-Schwäche (LRS) verwendet. Unmerklich ist aus der Legasthenie als Lesestörung eine Rechtschreibstörung geworden, die zudem noch auf bestimmte Kinder beschränkt ist.

Ein Zwischenschritt in der Begriffsgeschichte stellt dann die Ersetzung der qualitativen Definition von Maria LINDER durch operationale Testwertangaben dar. Normale Intelligenz wird über Intelligenztests definiert. BIGLMAIER (1973) schlägt verschiedene Definitionen vor: *Leseschwierigkeiten* werden bei einem Prozentrang von 25 bis 10 in einem Lesetest bei *allen* Intelligenzgraden definiert. Desgleichen sind *Rechtschreibschwierigkeiten* alle Prozentränge von 25 bis 16 in einem Rechtschreibtest bei allen Intelligenzgraden. *Leseschwäche* oder *Leseversagen* liegen bei einem Prozentrang von 15 bis 1 in einem diagnostischen Lesetest bei allen Intelligenzgraden vor. Desgleichen *Rechtschreibschwäche* bei Prozenträngen von 15 bis 1 *Lese-Rechtschreibschwäche (LRS)* liegt bei einem Prozentrang von 15 bis 1 in einem diagnostischen Lese- und Rechtschreibtest bei *allen* Intelligenzgraden vor.

Legasthenie bleibt seiner Meinung nach der Gruppe vorbehalten, die mindestens durchschnittliche Intelligenz (IQ = 90 und mehr) erreicht. Liegen die Intelligenzquotienten unter einer Schwelle von 89 und liegen die Lese- und Rechtschreibwerte unter Prozenträngen von 15 bis 1 dann spricht er von *kognitiver Leseschwäche bzw. kognitiver Rechtschreibschwäche.* Diese Unterteilungen werden von den meisten Autoren in ihrer Differenziertheit nicht nachvollzogen.

In der gegenwärtigen Legasthenie-Forschung spricht man heute eher davon, daß Legasthenie und Lese-Rechtschreib-Schwäche synonym miteinander zu verwenden seien.

An die differenzierte Einteilung von BIGLMAIER könnte man sich durchaus halten, wenn man empirisch erweisen könnte:

1. Es besteht ein enger Zusammenhang zwischen Höhe des Intelligenzquotienten und Anzahl der Lese- bzw. Rechtschreibfehler in diagnostischen Tests.

2. Rechtschreib- und Lesefehler sind hoch miteinander korreliert.

Erstaunlicherweise sind diese Annahmen nur selten überprüft worden. Wir werden später sehen, daß sie keinesfalls selbstverständlich sind.

Nach verschiedenen Erlassen der Bundesländer sieht die Praxis der Legasthenie-Diagnose meistens vor, daß anhand eines nicht näher vorgegebenen standardisierten Intelligenztests und anhand eines diagnostischen Rechtschreibtests entschieden wird, ob ein Kind *Legastheniker* ist oder nicht.

Wir wollen uns im folgenden einmal verdeutlichen, welche Bedeutung bei Verwendung derselben Tests nun unterschiedliche Grenzziehungen haben. Was ist durchschnittliche Intelligenz? Was ist unter-normale Rechtschreibleistung?

Geht man davon aus, daß die meisten menschlichen Leistungsmerkmale der Normalverteilung folgen, so wird dieser Bereich durch den Mittelwert und die Standardabweichung bestimmt. Zwischen Mittelwert und Standardabweichung liegen nach jeder Seite 34%. Von der Standardabweichung −1 bis zur Standardabweichung +1 vom Mittelwert liegen 68,3% aller Fälle, d. h., der statistische „Normalbereich". Dies würde bei einer Umsetzung in den Intelligenzquotienten einem Bereich von 85 bis 115 entsprechen. BIGLMAIER setzt die Grenze bei einem Intelligenzquotienten von 90 an und schließt damit 25% der Intelligenzverteilung (= 25% der Bevölkerung) als minderbegabt aus, denen er keine Legasthenie, sondern eine *kognitive Leseschwäche* zuordnet.

Von verschiedenen Autoren werden die Grenzwerte sehr unterschiedlich gehandhabt und sie unterliegen oft auch bei einem Autor im Verlauf seiner Entwicklung großen Veränderungen.

Ähnliches gilt für die Abrenzung anhand diagnostischer Rechtschreibtests. Findet sich z. B. bei BIGLMAIER eine Grenze für die Lese-Rechschreib-Schwäche bei Prozenträngen von 9 bis 1 in einem diagnostischen Lese- und Rechtschreibtest (bei einem IQ von 90 und mehr bedeuten dieselben Prozentränge schon eine Legasthenie), so findet sich bei VALTIN (1973) der Prozentrang von 15 als Grenze der Legasthenie. Geht man vom statistischen Normbegriff aus, so würde man bei einem Prozentrang von 15,6 die untere Grenze des Normbereiches festsetzen. Denn bis hierhin liegen alle Fälle unter minus 1 Standardabweichung vom Mittelwert.

Der Praktiker ist bis zu diesem Punkt zu Recht verwirrt. Er ist sich im unklaren darüber, welcher Autor nun recht hat. Die unterschiedlichen Kriterien sind mit erheblichen Konsequenzen verbunden. Stimmt man VALTIN in ihrer Arbeit von 1971 zu, dann sind Legastheniker alle Kinder, die einen IQ über 90 und einen Prozentrang unter 5 haben. Dies sind 3,75 % der Gesamtbevölkerung. Stimmt man BIGLMAIER (1973) zu, dann sind Legastheniker alle diejenigen Kinder, die einen IQ von größer als 90 und einen Prozentrang unter 9 haben. Dies sind 6,75 %. Stimmt man VALTIN (1973) zu, dann sind Legastheniker alle Kinder mit einem IQ größer als 90 und einem Prozentrang kleiner als 15. Dies sind 20 % der Gesamtbevölkerung. Stimmte man der Projektgruppe Hannover und ihrer Definition zu, dann sind Legastheniker alle Kinder mit einem IQ zwischen 85 und 115 und einem Prozentrang im DRT unter 15, d.h. 10 % aller Kinder.

Nach den Erfahrungen der Praxis wird man dagegen von einer tatsächlichen Zahl von zwischen 4 und 8 % in der Grundschule ausgehen können – wenngleich es auch starke regionale Unterschiede gibt.

Die in der Definition Maria LINDERS (1951) angedeutete Beziehung zwischen Rechtschreib- und Lesevermögen und der Intelligenz drückt sich in diesen Grenzwertziehungen aus. Die Ergebnisse unserer im 2. Teil berichteten Untersuchungen (vgl. Tab. 1) und Arbeiten von WILKENS (1974) wiesen jedoch numerisch so geringe Korrelationen zwischen Intelligenz und Rechtschreibung aus, daß man die Annahme einer *engen* Koppelung von Rechtschreibleistung und Intelligenz zurückweisen muß – man könnte sogar fragen, ob die routinemäßige Durchführung eines Intelligenztests überhaupt sinnvoll ist.

Die Definition Maria LINDERS legt weiter eine Koppelung von Lesen und Rechtschreiben nahe. In der Praxis findet sich deshalb oft der Hinweis, daß die Durchführung eines Rechtschreibtests zur Feststellung einer Legasthenie genüge, da sich daraus die Leseleistungen abschätzen ließen.

Wenn diagnostische Rechtschreibtests stellvertretend für Lesetests (die zugegebenermaßen sehr viel schwieriger durchzuführen sind) eingesetzt werden sollen, um *Legasthenie* (eigentlich Leseschwäche) diagnostizieren zu können, dann muß man gerade bei Legasthenikern eine hohe Korrelation zwischen Leseleistung und Rechtschreibleistung erwarten. In unserer Untersuchung von 72 Legasthenikern zeigte sich jedoch, daß zwischen Leseverständnis (dies ist zugegeben nur ein Aspekt der Leseleistung) und Rechtschreibleistung nur eine Korrelation von −0,30 bestand (nur 10% gemeinsame Varianz). Dies scheint zu wenig, um die Definition von Maria LINDER zu stützen. Es wäre nur allzu verständlich, wenn der Praktiker an dieser Stelle der Überlegungen seine Verwirrung äußern würde. So viele Wissenschaftler, so viele Meinungen!
Der Praktiker wird nach einer Regel suchen, wie er sich objektiv Aufklärung darüber verschaffen kann, ob das lese- oder rechtschreibschwache Kind tatsächlich auffällig ist oder nicht. Die Faustregeln der Praxis, das in etwa nämlich Rechenleistungen als Intelligenzleistungen und Rechtschreib- und Leseleistungen als legastheniespezifische Leistungen anzusehen seinen (wer also im Rechnen gut und im Lesen und Rechtschreiben schlecht ist, kann ein Legastheniker sein) verfangen offensichtlich nicht. Man wird dem Praktiker nur bedingt eine Lösung empfehlen können. Er kann die diagnostischen Rechtschreibtests in der Reihe der Deutschen Schultests zur Definition einer *Rechtschreibschwäche* anwenden. Darüber hinaus sollte er einen standardisierten Lesetest, wie z.B. den Züricher-Lese-Test von GRISSEMANN oder die Bremer-Lesetests von NIEMEYER (1975) anwenden. Die Anwendung eines Intelligenztests durch Nicht-Psychologen kann nicht mehr empfohlen werden. Dies ist auch deshalb sicher richtig, weil Intelligenzleistungen in sehr starkem Maße schichtenabhängig sind, sich aber gerade in den unteren Sozialschichten gehäuft Rechtschreibschwächen finden. Allenfalls könnte man eine Rechtfertigung für die Durchführung eines Individual-Intelligenztests (nicht eines Gruppentests) darin sehen, daß Kinder mit höherer Intelligenz mit höherer Sicherheit Therapieerfolge erlangen werden. Die bittere Konsequenz dieser Aussagen wäre aber – da Kinder höherer Testintelligenz gehäuft in den höheren Sozialschichten zu finden sind – daß Kinder höherer Sozialschichten relativ größere Therapiefortschritte machen würden. Im Zeitalter der Diskussionen um kompensatorischere und emanzipatorischere Erziehung kann dies nicht Ziel einer pädagogischen Maßnahme sein.

Fassen wir bis hierhin zusammen, so fällt auf, daß in der Begriffsbildung zuerst von einer *Leseschwäche* unabhängig von der Intelligenz die Rede war, daß danach in der Diskussion die Abhängigkeit von der Intelligenz den Begriff ausmachte, und daß durch die Definition von Maria LINDER, die z. Zt. in der Bundesrepublik überwiegt, eine Koppelung von Intelligenz, Lese- und Rechtschreibleistungen angenommen wird. Dazu scheint bei vielen Autoren die Frage unklar, ob Legasthenie quasi als individuelle „Krankheit" anzusehen sei, oder ob ungünstige soziale Bedingungen die Ausprägung der Legasthenie entscheidend verursachen.
Diese Ansichten sind von besonderer Bedeutung für eine Behandlung der Legasthenie. Ist Legasthenie Krankheit, die zudem an spezifischen Zeichen zu erkennen ist, dann sind diese spezifische Zeichen am Kind zu therapieren. Ist Legasthenie aber nicht Krankheit, sondern Versagen der Umwelt, dann muß die Umwelt verändert werden (LRS als Grundschulkrankheit führt zur Forderung nach einer grundlegenden Veränderung der Grundschule).

1.2. Symptomatik der Legasthenie

Für lese-rechtschreib-schwache Kinder werden sehr unterschiedliche Symptomatiken geschildert. Auch hier ist es interessant, die verschiedenen Ansätze zu betrachten. Man kann dabei einen medizinischen, einen psychologischen und einen pädagogischen Ansatz unterscheiden. Werden lese-rechtschreib-schwache Kinder unter *medizinischem* Aspekt betrachtet, so schiebt sich die Nähe zwischen funktionalen Hirnstörungen und der Werkzeugschwäche im Lesen und Rechtschreiben in den Vordergrund. In psychiatrischen Kliniken untersuchte Kinder, die zudem oft primär wegen des Verdachts funktionaler Hirnstörungen untersucht wurden, zeigen gehäuft Konzentrationsschwäche, soziale Kontaktstörungen, spezifische motorische Störungen und vor allem Störungen im Erwerb der Schriftsprache. Viele dieser Kinder sind als Legastheniker bezeichnet worden. Es hat sich generell die Hypothese daraus ergeben, daß frühkindliche Hirnschädigung und Legsthenie in einem ursächlichen Zusammenhang stehen. Interessant ist, sich zu vergegenwärtigen, welche Stichprobe in einer medizinischen Klinik untersucht wird. Soziale Unterschichten finden weniger häufig den Weg in solche Institutionen. Man wird also annehmen können, daß die medizinischen Untersu-

chungskollektive im Bereich dieser „Legasthenie" im wesentlichen aus den Ober- und Mittelschichten stammen. Schwere Störungen sind dann eindeutig diagnostizierbar und es wird niemand bezweifeln, daß bei einer differenzierten Diagnostik in einer medizinischen Klinik die Zusammenhänge zwischen hirnorganischen Störungen und Lese-Rechtschreib-Schwäche als Werkzeugstörungen deutlich sind.
Im *psychologischen* Ansatz zur Untersuchung des Problems finden sich Übereinstimmungen zwischen der Legasthenie und bestimmten Eigenarten der gesprochenen und geschriebenen Sprache. Unter diesem Gesichtspunkt spielen weniger pathologische Persönlichkeitsvariationen, sondern bestimmte Aspekte der schriftsprachlichen Äußerung eine Rolle. GUNDLACH, LANGHEINRICH und KEMMLER zeigten darüber hinaus, daß zwischen guten und schlechten Rechtschreibern unterschiedliche Ergebnisse in bezug auf bestimmte Fehlerarten wie Wortauslassungen, Wortverstümmelungen, Wortsetzungen und Wortvorstellungen auftreten. KEMMLER hat 1968 in „Erfolg und Versagen in der Grundschule" darauf hingewiesen, daß die Rechtschreibleistungen ein entscheidendes Merkmal zur Unterscheidung von guten und schlechten Grundschülern darstellen und daß im Zusammenhang damit soziale Faktoren eine sehr große Rolle spielen.
Bei den *pädagogischen* Untersuchungen wurden naturgemäß die schulischen Leistungen besonders betont. Bei KERN steht der Reifungsaspekt und die Leistungen im Lesen und Rechtschreiben im Vordergrund, bei anderen Autoren geht es um das Verhältnis der Schulleistungen zueinander. Im grundschulpädagogischen Bereich wird gezielt das Verhältnis von Rechnen zu Lese- und Rechtschreibleistungen u. ä. untersucht.
Im *sonderpädagogischen* Bereich findet sich eine Betonung der Aspekte der Lateralität (Legastheniker als Linkshänder), der Aspekte der Persönlichkeit (Legastheniker als Verhaltensgestörte usw.). Problematisch wird bei dem von der Sonderpädagogik aufgezeigten Ergebnis einer erhöhten psychischen Labilität und einer Neigung zu Verhaltensstörungen der Schluß, daß derartige emotionale Störungen sowohl als *Folge*erscheinung der Krankheit „Legasthenie" als auch als deren Ursache angesehen werden. Man spricht von primärer (Lese-Rechtschreib-Schwäche) und sekundärer Symptomatik (emotional-soziale Störungen). Es ist sicher nicht von der Hand zu weisen, daß ein dauernder Mißerfolg im Lesen und Rechtschreiben und die darauf folgende dauernde Bestrafung durch Lehrer und Eltern zu Verhaltensstörungen bei den Kindern

führen *kann,* dennoch kann man nicht eindeutig sagen, daß diese Koppelung von Lese-Rechtschreib-Schwäche und Mißerfolg zu emotional-sozialen Störungen führen *muß.*

Unter gymnasial-pädagogischen Aspekt interessiert wiederum weniger die Persönlichkeit des Kindes, dafür mehr die Abfolge der Leistungen im schriftsprachlichen Bereich. Hier wird die Frage diskutiert, ob es für Legastheniker angemessen sei, als erste Fremdsprache Englisch oder Latein zu erlernen. Diese Frage kann unter dem krankheitspsychologischen Aspekt nicht beantwortet werden, denn wenn Legasthenie eine an Buchstaben oder Wörter gebundene Krankheit ist, die mit einer spezifischen Merkschwäche verbunden ist, dann müßte sie sich bei Englisch oder Latein völlig gleich auswirken. Unter lernpsychologischem Aspekt wird man allerdings sagen müssen, daß Legasthenikern der Erwerb der lateinischen Sprache leichter fallen könnte, weil dieser Sprache von der Umwelt weniger Bedeutung zugemessen wird. Hier kann ein Legastheniker sich mit geringerem Preis Erfolgserlebnisse einkaufen, die ihm beim Englischen sehr viel schwerer gemacht werden. Dies ist aber zugegebenermaßen nur ein schwacher Ansatz zu einer Theorienbildung.

Unter dem Gesichtspunkt der ausgewählten Stichproben ist die Divergenz zwischen medizinischen und psychologischen Untersuchungen einerseits und pädagogischen Untersuchungen andererseits auffällig. Pädagogische Untersuchungen beschäftigen sich im wesentlichen mit sehr großen Kollektiven von Grundschülern, die aus allen sozialen Schichten stammen. Medizinisch-psychologische Untersuchungen beschäftigen sich mit auffälligen Kindern, die einem Arzt oder Psychologen vorgestellt wurden. Wir werden also festhalten müssen, daß es sich bei medizinisch-psychologischen Untersuchungen eher um Kinder der sozialen Mittelschicht als um Kinder der sozialen Unterschicht handeln wird. Die Ergebnisse der jeweiligen Untersuchungsansätze werden trotz gleicher Bezeichnung der Untersuchungsgruppe („Legastheniker") nicht voll miteinander vergleichbar sein.

Ich kann dies aus der eigenen Forschungspraxis belegen. Während ich in einer ersten Untersuchung zusammen mit Erika SCHUCK (1971) bei Kindern der sozialen Oberschicht (Landerziehungsheim) psychomotorische und visuomotorische Störungen bei Legasthenikern fand, konnte dies bei der vorwiegend aus den sozialen Unterschicht stammenden Stichprobe in Hannover nicht repliziert werden. Wenn man so will, ist

Legasthenie als Krankheit eher in den sozialen Oberschichten konzentriert, während Legasthenie als Umweltdeprivation eher bei den unteren Sozialschichten aufzufinden ist.
Faßt man versuchsweise in einem Überblick über die verschiedenen Beschreibungsansätze der Literatur alle wesentlichen Hypothesen in einem idealtypischen Bild zusammen, so wird man folgendes Bild „des Legasthenikers" gewinnen:
Legastheniker sind im Lesen und im Rechtschreiben in ihren Schulleistungen auffällig unterdurchschnittlich, in den anderen Schulleistungen jedoch relativ dazu gut. Von ihrer Persönlichkeit her sind die Kinder weniger stabil (im Sinne von Störungen des sozialen und des Anpassungsverhaltens), sowie ängstlicher und erregter als andere Kinder. Verschiedene Untersucher betonen, daß sich bei Legasthenikern sprachliche Störungen finden, die sich sowohl bei der Lautwahrnehmung als auch bei der Trennung von Lauten zeigen können. Daneben liegen Untersuchungen nahe, daß auch akustische Störungen (mangelnde Lautunterscheidungsfähigkeit – Lautblindheit) eine Rolle spielen. Des weiteren finden sich Linkshänder, linksäugige Kinder und Kinder mit gekreuzter Dominanz unter den Lese-Rechtschreibschwachen. Sowohl im allgemeinen motorischen Entwicklungsstand, als auch vor allem in der Feinmotorik und in der Koordinationsfähigkeit sollen Legastheniker besonders auffällig sein. Es sollen sich bei ihnen minimale Hirnfunktionsstörungen gehäuft finden, die am visuellen Gedächtnis und an visuo-motorischen Leistungen erkannt werden sollen. Legastheniker sind konzentrationsschwach, motivationsgestört und antriebsarm. In der sozialen Umwelt finden sich sozio-kulturelle Benachteiligungen, die Kinder stammen im wesentlichen aus der sozialen Unterschicht, aus Familien mit niedrigen Einkommen, wenig Wohnraum und hoher Kinderzahl.

1.3. Sprache und Legasthenie

Eine theoretische Verbindung zwischen den verschiedenen Symptombildern der Lese-Rechtschreib-Schwäche stellt die Frage des Grades der aktiven und passiven Sprachbeherrschung dar. Die Koppelung zwischen Sprache, Lese- und Rechtschreib-Leistung wird vor allem in der DDR auf diagnostischem und therapeutischem Wege betont (Becker 1963 und Kossow 1970) wobei dort als Therapie quasi ein Neulernen sprachlicher Koppelungen eingesetzt wird. Geht man davon aus, daß bei den Sozialisationsbedingungen der sozialen Unterschicht gerade die Frage der im Elternhaus verwendeten Sprachmodelle und des Sprachverhaltens eine entscheidende Bedeutung besitzt, dann wird klar, warum bei einer Koppelung von Sprachleistungen an Sozialisationsbedingungen in den unteren Sozialschichten (restringierter Code) Sprachstörungen und damit Lese-Rechtschreib-Störungen gekoppelt auftauchen können. Wurde bislang die unmittelbare Koppelung von Lese- und Rechtschreibleistungen an Intelligenz bezweifelt, so scheint uns unzweifelhaft, daß es eine enge Koppelung zwischen Sprachleistungen und Lese- und Rechtschreib-Leistungen gibt.

Eine beispielhafte Untersuchung dieser Richtung stammt von Gerlind SCHAARSCHUCH (1972). Sie untersuchte in 2. Klassen von den Lehrern als sprachauffällig gemeldete Kinder mit Hilfe der Sprachtests von Niemeyer. In mündlichen Instruktionen wurde den Lehrern das Symptom und die Arten der verschiedenen Dyslallien beschrieben, des Stotterns, des Polterns, des Dysgrammatismus und des Agrammatismus. Danach wurden die Kinder mit dem Bremer Artikulationstest untersucht. 53 Kinder aus einer großen Stichprobe 2. Klassen wurden als sprachauffällig bezeichnet. Sie wurden mit einem diagnostischen Rechtschreibtest (DRT 2) einem Lesetest (LT 2) sowie mit einem allgemeinen Intelligenztest (CMM) untersucht. In 84 % aller untersuchten Fälle zeigten sich Übereinstimmungen zwischen Lehrerurteil über Sprachauffälligkeit und Ergebnis im Bremer-Nachsprechtest. Bei den 53 als auffällig bezeichneten Kindern wurde Rechtschreibleistung und Leseleistung gemessen. Dabei konnte nachgewiesen werden, daß bei artikulationsgestörten Kindern im Bereich des Rechtschreibens *alle* aus der Literatur berichteten Schwergrade des Rechtschreibversagens mehr als doppelt so oft auftraten als nach den Normtabellen zu erwarten waren. Leseschwäche trat bei artikulationsgestörten Kindern aber *nicht* gehäuft auf. Die Werte entsprachen den Normwerten. Versagen im Rechtschreiben und im Lesen kann also kombiniert auftreten – dies scheint selten – kann aber auch isoliert voneinander auftreten – wahrscheinlich häufiger. Offensichtlich ist die mangelnde Möglichkeit, eine der beiden Schwächen auszugleichen, schichtenspezifisch: Kinder mit der kombinierten Lernstörung entstammen ausnahmslos der sozialen Unterschicht. Die Ergebnisse von SCHAARSCHUCH sprechen dafür, daß Mittelschichtkinder eher die Möglichkeit haben, Schwächen in der Leseleistung auszugleichen.

Ursächlich für die Entstehung einer Leseschwäche sind Mängel in der Fähigkeit Laute akustisch richtig zu diskriminieren.
Ergebnis dieser Untersuchung ist, daß von einer unmittelbaren *Koppelung* von Lese- und Rechtschreibfehlern nicht mehr gesprochen werden kann, daß aber eine Koppelung von sprachlichen Leistungen, sozialschichtenspezifischen Merkmalen und der Lese- und Rechtschreibleistung vorliegt.

2. Projektbericht Hannover: Phase I – Diagnostik der Lese-Rechtschreibschwäche*

Karl-Dieter Schuck und Dietrich Eggert

In den folgenden Abschnitten soll der Rahmen und einige wichtige Ergebnisse der Untersuchung zur Diagnose der Legasthenie geschildert werden. Der interessierte Leser möge der genannten Literaturangabe (EGGERT und SCHUCK 1973) weitere Einzelheiten entnehmen.

2.1. Ablauf der Untersuchung

In einer ersten Erhebung zur Auswahl der Kinder der Hauptuntersuchung wurden 273 Schüler dritter Klassen aus 27 Schulen Hannovers mit 6 Gruppentestverfahren untersucht. Dabei wurden folgende Persönlichkeits- und Leistungsbereiche erfaßt: Intelligenz (BT 2–3), Rechtschreiben (DRT 3), Neurotizismus und Extraversion (HANES), Angst (KAT), allgemeine Schulleistungen (AST 3) und Handdominanz (HDT). Für die untersuchten Kinder wurden zudem einige demographische Daten, wie Alter, Geschlecht und Beruf des Vaters erhoben. Aus dieser Stichprobe wurden alle Kinder mit Intelligenzquotienten zwischen 85 und 115 und einem Prozentrang im Diagnostischen Rechtschreibtest von unter 15,6 als lese-rechtschreibschwach bezeichnet und in die Versuchs- bzw. Experimentalgruppe (N = 72) aufgenommen. In die Vergleichs- bzw. Kontrollgruppe (N = 48) wurden jene Kinder aufgenommen, die ebenfalls einen Intelligenztestwert zwischen 85 und 115 erreichten, jedoch im Rechtschreiben einen Prozentrang von größer als 15,6 erzielten und nach den Merkmalen Alter, Geschlecht und Sozialstatus mit den Kindern der Experimentalgruppe nach Mittelwerten und Streuungen parallelisiert waren.
Mit den so ausgewählten insgesamt 120 Kindern wurden eine Reihe

* Eine ausführliche Darstellung findet sich bei: EGGERT und SCHUCK 1973, Z. f. Heilpäd., 24, 8, S. 655–674.

von Einzeltest zur Erfassung des motorischen Entwicklungsstandes, der Lateralität, der Sprachentwicklung (Lautartikulation und Lautdiskrimination) und der Sehschärfe durchgeführt und in einer Elternbefragung mit einem standardisierten Interviewbogen Merkmale des sozialen Hintergrundes der Familien von 80 Kindern erfaßt.

Im Verlauf mehrerer Informationsabende wurden Lehrer und Eltern über die Struktur und die Zielsetzungen der Untersuchung informiert und um ihre Mithilfe gebeten. Auf der Seite der Eltern entwickelten sich daraus im Verlauf der Therapiephase Elternkreise, bei denen wir mehrere

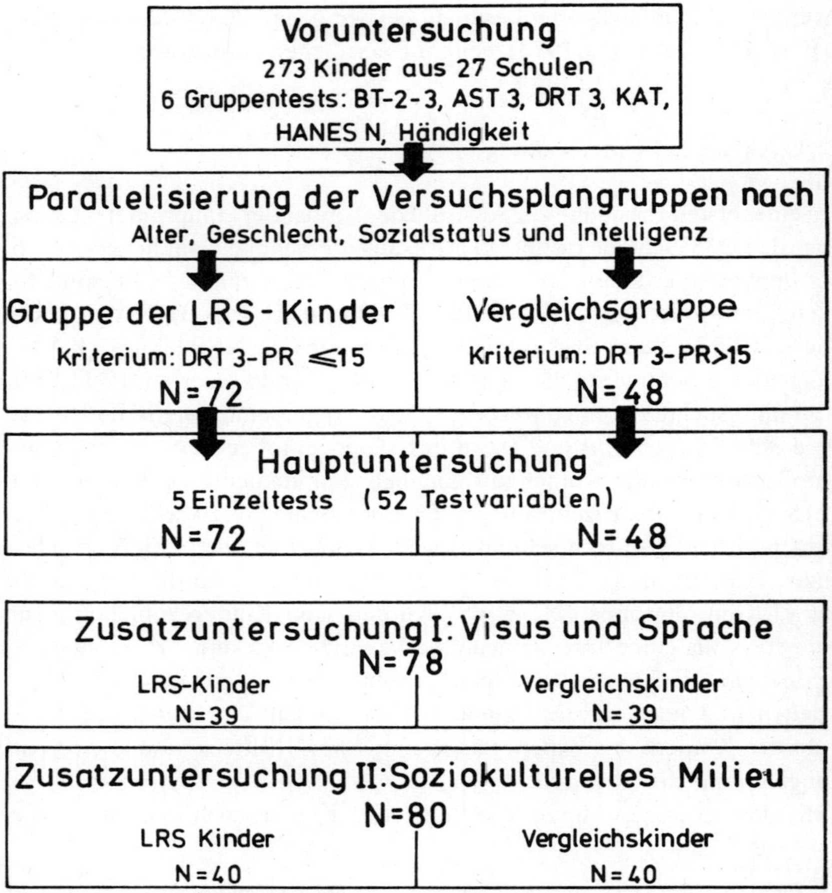

Abbildung 1: Untersuchungsplan 1

Male über das Problem der Legasthenie, den Aufbau der von uns durchgeführten Behandlungsprogramme und die Fortschritte der Kinder berichteten. Mit zunehmender Therapiedauer zeigten sich die Eltern immer aufgeschlossener, so daß wir den Eindruck gewannen, daß ein wesentlicher Effekt der Therapie in Einstellungsänderungen der Eltern gegenüber ihren Kindern liegen dürfte. Es schien damit angedeutet, daß eine Förderung der Kinder allein bei einem so multikausalen Syndrom wie der Legasthenie nicht ausreicht, sondern auch die nächsten Bezugspersonen der Kinder betreut werden müßten (siehe hierzu Kap. 3).
Die Einführung der Lehrer in den Versuchsplan und die geplanten Behandlungsprogramme hatten zwar für die lese-rechtschreibschwachen Kinder der Experimentalgruppe, die in der Therapiephase von uns als weitere Kontrollgruppe *nicht* betreut wurden (siehe Kap. 3.2.), einen positiven, für die Kontrolle der von uns initiierten Behandlungseffekte allerdings einen negativen Aspekt. Es zeigte sich nämlich, daß bis zum Ende des Projektes die Lehrer der von uns nicht behandelten, als Kontrollgruppe der Therapie gedachten Kinder sehr häufig in Kenntnis der Funktion dieser Kinder in unserem Versuchsplan unsystematische Förderungsmaßnahmen durchführten, die eine abschließende Bewertung des relativen Erfolgs der Therapie erschwerten.

2.2. Ergebnisse des testpsychologischen Vergleichs zwischen Legasthenikern und Nicht-Legasthenikern

Fassen wir die Ergebnisse des diagnostischen Teils der Untersuchung zusammen, so ergibt sich folgendes Bild (vgl. Tab. 1 S. 36).
Entgegen den Erwartungen unterscheiden sich die lese-rechtschreibschwachen Kinder nicht nur in Rechtschreib- und Leseleistungen, sondern auch in allen anderen untersuchten Schulleistungsbereichen von den Vergleichskindern. Selbst im Zahlenrechnen, das nach Erfahrungen von Praktikern oft als relative Stärke der Legastheniker bezeichnet wird, erreichten die lese-rechtschreibschwachen Kinder eindeutig schlechtere Ergebnisse als die Vergleichsgruppe. Diese Ergebnisse stützen nicht die Annahme, daß es sich bei der Legasthenie um eine isolierte Minderleistung im Lesen und Rechtschreiben handelt. Die Befunde sprechen eher dafür, daß bei einer operationalen Definition der Legasthenie, so wie wir sie verwendet haben, hauptsächlich Kinder erfaßt werden, die in

Tabelle 1: Übersicht über die Unterschiede zwischen LRS- und Vergleichsgruppen in den einzelnen Tests.

Testvariablen			LRS-Gruppe N	LRS-Gruppe X̄	LRS-Gruppe s	Vergleichsgruppe N	Vergleichsgruppe X̄	Vergleichsgruppe s	p
	BT 2–3	IQ	72	100,64	7,32	48	101,58	7,27	>.05
Schule	DRT	RW	72	31,24	4,21	48	16,90	5,82	<.001
Schule	AST	Leseverständnis	72	8,03	2,40	48	9,38	2,29	<.01
Schule	AST	Wortschatz	72	12,03	3,38	48	12,79	3,28	>.05
Schule	AST	Zahlenrechnen	72	17,79	5,27	48	21,00	6,84	<.01
Schule	AST	Textaufgaben	72	5,93	2,38	48	7,98	3,00	<.001
Schule	AST	Rechtschreibung	72	9,99	3,29	48	12,83	3,40	<.001
Schule	AST	Gesamt	72	53,76	9,20	48	63,98	12,30	<.001
Persönlichkeit	HANES	Neurotizismus	72	17,96	7,91	48	17,33	8,40	>.05
Persönlichkeit	HANES	Extraversion	72	10,01	2,53	48	10,29	2,97	>.05
Persönlichkeit	HANES	Lügenskala	72	6,85	2,66	48	6,47	2,98	>.05
Persönlichkeit		KAT	72	7,00	3,75	48	6,48	3,95	>.05
		BENTON	72	5,06	1,71	48	5,24	1,52	>.05
Sprache		Lautdiskrimination	39	5,62	3,20	38	3,18	2,28	<.01
Sprache		Lautartikulation	39	14,82	7,10	38	6,29	3,41	<.001
Umwelt		Zahl der Kinder	40	3,28	1,69	40	2,48	1,22	>.05
Umwelt		Stellung in der Geschr.	40	2,43	1,26	40	1,70	1,07	<.01
Umwelt		Einkommen (Index)	38	358,61	192,30	38	399,82	153,04	>.05
Umwelt		Wohnung (Index)	40	99,83	35,98	40	100,80	31,41	>.05
Motorik		Kreise Punktieren	72	53,21	8,03	48	53,35	7,98	>.05
Motorik		LOS-KF 18	72	10,28	2,82	48	10,40	2,66	>.05
Motorik	PPMS	1 Springen	72	3,26	1,36	48	3,21	1,64	>.05
Motorik	PPMS	2 Kraus-Weber	72	1,64	0,70	48	1,77	0,59	>.05
Motorik	PPMS	3 Kreis u. ger. Linie	72	2,89	0,88	48	3,31	0,62	<.01
Motorik	PPMS	4a Rhythm. Schreiben	72	5,65	1,83	48	6,23	1,69	<.05
Motorik	PPMS	4b Reproduktion	72	5,61	1,98	48	6,06	1,90	>.05
Motorik	PPMS	4c Orientierung	72	6,92	1,51	48	7,13	1,72	>.05
Motorik	PPMS	4 Gesamtsumme	72	18,18	4,20	48	19,42	4,31	<.05
Motorik	PPMS	1–4 Gesamtsumme	72	25,97	5,69	48	27,71	5,44	<.05
Motorik	HMKTK	1a Hand – rechts	72	25,51	10,80	48	24,69	12,08	>.05
Motorik	HMKTK	1b Hand – links	72	19,15	10,89	48	23,46	13,39	>.05
Motorik	HMKTK	2a Fuß – rechts	72	20,90	8,25	48	22,96	8,40	>.05
Motorik	HMKTK	2b Fuß – links	72	22,35	7,53	48	23,75	8,41	>.05
Motorik	HMKTK	3a Visuelle Kontrolle vorwärts	72	28,35	2,77	48	29,00	2,14	>.05
Motorik	HMKTK	3b Visuelle Kontrolle rückwärts	72	20,92	6,25	48	22,06	4,76	>.05
Motorik	HMKTK	3c Visuelle Kontrolle seitwärts	72	18,88	2,53	48	19,96	0,29	>.05
Motorik	HMKTK	4a Fuß rechts	72	14,24	6,24	48	14,69	7,12	>.05
Motorik	HMKTK	4b Fuß links	72	14,61	6,50	48	14,44	7,47	>.05
Motorik	HMKTK	5 Bodenlatte	72	37,61	13,36	48	40,63	13,20	>.05
Motorik	HMKTK	6 Kasten	72	75,07	17,18	48	80,02	14,74	>.05
Motorik	HMKTK	1–6 Gesamtsumme	72	302,14	61,33	48	316,94	58,65	>.05
Motorik		Händigkeit – rechts	72	151,83	40,55	48	156,42	32,02	>.05
Motorik		Händigkeit – links	72	120,49	38,81	48	126,96	31,51	>.05

allen Schulleistungsbereichen Minderleistungen zeigen. Danach ist es nicht ohne weiteres möglich, ein isoliertes Schulleistungsversagen als charakteristisch für Legastheniker anzusehen und zwischen einem partiellen und einem generalisierten Schulversagen zu unterscheiden.
Es ist nun zu fragen, welche weiteren Persönlichkeits- und Leistungsmerkmale mit der generalisierten Schulleistungsschwäche der von uns definierten Legasthenikern verbunden sind.

In den Persönlichkeitsfragebogen zeigte sich, daß nur extrem schwache Rechtschreiber mit einem PR < 5 im DRT neurotischer sind als andere Kinder. Obwohl damit eine allgemeine neurotische Störung sich nicht finden ließ, fand sich zumindest in den Extrembereichen eine enge Beziehung zwischen der Zunahme der Fehlerzahl im Rechtschreiben und dem Ansteigen der Neurotizismus- und Angstwerte in den entsprechenden Persönlichkeitsfragebogen. Eine große Anzahl von Fehlern im Rechtschreibtest ist somit häufig mit ausgeprägteren neurotischen und Angsttendenzen verbunden, so daß hier die Frage entsteht, ob die niedrigen Rechtschreibleistungen die Ursachen der neurotischen Tendenzen sind oder ob die neurotischen Tendenzen zu erhöhten Fehlerzahlen führen. Möglicherweise liegt hier ein Kreisprozeß in dem Sinne vor, daß die jeweiligen Folgen niedriger Rechtschreibleistungen (z. B. Bestrafung) zu einer weiteren Verunsicherung der Kinder führen und diese wiederum die Rechtschreibleistungen negativ beeinflußt.

In den Motoriktests fanden sich nur in 3 von 26 Testwerten Unterschiede zwischen Legasthenikern und Vergleichskindern und zwar in den Aufgaben, die vor allem die Raumorientierung und die Schreibmotorik überprüfen.

Im Benton-Test fanden sich keine Hinweise dafür, daß bei Legasthenikern eine erhöhte Frequenz von Störungen des visuellen Gedächtnisses als eventuelle Folge einer minimalen Hirnschädigung vorliegt.

Im Bereich der Lateralität, d. h. der Seitigkeit von Leistungen des Auges und der Extremitäten, ergaben sich ebenfalls *keine* Unterschiede zwischen lese-rechtschreibschwachen und Vergleichskindern. In beiden Gruppen traten gleich häufig Linkshänder, Linksäuger und Fälle von

gekreuzter Dominanz (z. B. Linksäuger-Rechtshänder-Linksfüßer) auf.
Diese Ergebnisse widersprechen zwar den Befunden der vorangegangenen Untersuchung bei Kindern, die hauptsächlich aus der sozialen Mittel- und Oberschicht stammten (EGGERT und SCHUCK 1971), deuten jedoch darauf hin, daß Lese-Rechtschreibschwäche bei einer hinsichtlich des Sozialstatus anders strukturierten Stichprobe (vermehrt Kinder aus der sozialen Unterschicht) wie der unsrigen, nicht nachweisbar mit Hirnfunktions- und anderen neurologischen Leistungsstörungen gekoppelt ist; es dürfte sich statt dessen hier eher um noch näher zu klärende psychologische Mechanismen handeln.

Bezüglich der Sprachleistungen, der Lautartikulation und -diskrimination ergaben sich unerwartet hohe Differenzen zwischen beiden Gruppen. In der Bremer Nachsprechprobe zeigten sich die lese-rechtschreibschwachen Kinder den Kindern der Vergleichsgruppe eindeutig unterlegen.

Die Ergebnisse zum sozio-kulturellen und sozio-ökonomischen Hintergrund zeigten weniger im Globalvergleich der LRS-Gruppe mit den Kontrollkindern als in der Gegenüberstellung der „extrem schwachen" Rechtschreiber (PR 0–5) mit der Gruppe der „guten" Rechtschreiber (PR 26–99) bemerkenswerte Ergebnisse.
LRS-Kinder haben danach in der Regel mehr Geschwister, sie stehen höher in der Geschwisterreihe (d. h. sie sind eher die jüngeren Kinder ihrer Familien), kommen seltener aus Ein- oder Zwei-Kind-Familien, ihre Familien verfügen über ein niedrigeres Pro-Kopf-Einkommen und über weniger Wohnraum.
In dem von uns durchgeführten Interview wurden nur die erwähnten und noch andere relativ einfach und eindeutig erfaßbare Bedingungen des sozialen Hintergrundes der Familien erfragt; wesentlichere, eventuell von ökonomischen Bedingungen abhängige Faktoren des Interaktionsstils von Eltern und Kindern und Faktoren der Anregungsbedingen in den Familien konnten nicht erfaßt werden. Wenn aber schon einfache, vordergründige Daten über den sozialen Hintergrund von guten und schlechten Rechtschreibern deutliche Unterschiede zwischen Extrem-Gruppen zeigen, wird klar, daß familiäre Bedingungen, die teilweise an

die Schichtenzugehörigkeit und damit die ökonomische Lage einer Familie gebunden sind, schulische Leistungen stark determinieren.
Interessant wäre es hier der Frage nachzugehen, wie weit die gefundenen sozio-ökonomischen Unterschiede der Familien schlechter und guter Rechtschreiber die Interaktion der Familienmitglieder und die Zuwendungsdichte der Eltern zum betreffenden Kind beeinflussen. Denkbar wäre, daß mit steigender Kinderzahl die Zuwendungsmöglichkeiten der Eltern rein zeitlich abnehmen und damit die Wahrscheinlichkeit der Zunahme von Leistungsstörungen aufgrund von Zuwendungsdefiziten steigt.
Neben solchen Spekulationen über die eigentlich bedeutsamen Variablen der familialen Umgebung wurde in unseren Ergebnissen, wie schon bei VALTIN (1970) und NIEMEYER (1972) deutlich, daß ein Problem lese-rechtschreibschwacher Kinder in sozio-kulturellen und familiären Benachteiligungen liegt.

2.3. Zusammenhänge zwischen den Tests

Bisher haben wir uns nur mit den Unterschiedenen *zwischen* den LRS- und den Vergleichskindern in den einzelnen Testvariablen beschäftigt und zum Teil bemerkenswerte Unterschiede in den Ausprägungshöhen der einzelnen Variablen gefunden. Darüberhinaus sind für eine umfassende Interpretation strukturelle Merkmale des Interkorrelationsgefüges der Testvariablen in beiden Gruppen von Bedeutung.
In Tabelle 2 werden die Interkorrelationen ausgewählter Testvariablen für Experimental- und Vergleichsgruppe vergleichend gegenübergestellt. Die Abbildung 2 erläutert die einzelnen Bereiche der Korrelationsmatrix und erlaubt die Zuordnung der Ergebnisse zu bestimmten Leistungsbereichen, Persönlichkeitsvariablen und Umweltbedingungen.
Wesentlich für die Interpretation der Korrelationsmatrix ist die Frage, wie weit die in den Feldern zusammengefaßten Variablen miteinander und mit Variablen außerhalb dieser Felder korrelieren. Werden unabhängige Bereiche der Leistungen, der Persönlichkeit und des sozialen Milieus durch die zusammengehörigen Variablen erfaßt, so müßten innerhalb der Felder mehr signifikante Korrelationen als außerhalb auftreten.

Tabelle 2: Korrelation ausgewählter Testvariablen

	Vergleichsgruppe (Nicht - LRS) / Experimental-gruppe (LRS-Kinder)		IQ	SCHULE							PERSÖNLICHKEIT		SPRACHE		UMWELT				MOTORIK			
			13	14	16	17	18	19	20	21	22	25	27	28	29	30	31	32	37	38	41	58
IQ	BT-2-3	13		.10	.03	.13	-.02	.14	-.02	.06	.17	.00	-.13	.03	-.28	-.03	.07	.16	.12	.30 s.	.15	.17
SCHULE	DRT 3	14	-.05		-.32 s.	-.29 s.	-.19	-.38 s.	-.65 s.s.	-.51 s.s.	.24	.13	.12	.15	.32	.33 s.	-.31	-.27	.01	-.10	-.17	-.18
	AST - LV	16	.02	-.30 s.s.		.24	.15	.21	.53 s.s.	.52 s.s.	.16	.15	.10	13	-.10	.11	.21	.13	-.16	.26	.09	.07
	AST - WS	17	-.15	-.28 s.	.35 s.s.		.14	.33 s.	.20	.52 s.s.	.14	-.05	-.19	.01	-.34 s.	-.17	.28	.40 s.s.	.26	.31 s.	.27	.25
	AST - ZR	18	-.10	.12	-.03	-.10		.48 s.s.	.13	.77 s.s.	-.20	-.15	-.11	.21	.14	.14	-.03	.08	-.12	-.02	.00	-.05
	AST - TA	19	.01	-.30 s.s.	.25 s.	.22	.21		.37 s.s.	.74 s.s.	-.16	-.19	-.09	.16	-.05	.08	.18	.23	.16	.01	.00	.07
	AST - RS	20	.00	-.27 s.	.11	.22	.07	.08		.59 s.s.	.03	-.01	-.25	-.07	-.07	.07	.17	.08	-.13	.22	.17	.20
	AST - Gesamt	21	-.10	-.29 s.	.48 s.s.	.54 s.s.	.61 s.s.	.56 s.s.	.52 s.s.		-.07	-.12	-.17	.15	-.06	.05	.18	.23	-.02	.18	.13	.12
PERSÖNLICHK.	HANES N	22	-.15	.02	.07	.10	-.09	-.02	.07	.02		.61 s.s.	.03	-.12	.01	.11	.04	-.07	.28	.24	.25	.27
	KAT	25	.02	.07	.05	.00	-.05	.05	.10	.04	.35 s.s.		.13	-.24	-.09	-.04	.01	-.02	.28	.02	.03	.11
SPRACHE	Laut-Diskrimin.	27	-.23	.06	.24	.13	-.08	.18	-.11	.05	-.23	.02		.27	.14	.11	-.23	-.24	-.22	-.41 s.	-.53 s.s.	-.59 s.s.
	Laut-Artikulat.	28	-.05	-.18	.32	-.12	-.16	.04	-.06	-.07	-.05	.19	.57 s.s.		.29	.21	-.18	-.06	-.29	-.25	-.20	-.25
UMWELT	Anzahl der Geschwister	29	.16	.30 s.	-.31 s.	-.38 s.	-.05	-.49 s.s.	-.13	-.40 s.s.	-.14	-.18	-.25	-.23		.63 s.s.	-.43 s.s.	-.62 s.s.	-.30	-.17	-.16	-.18
	Stelle in der Geschw.-Reihe	30	.17	.31	-.29	-.20	-.03	-.35 s.	-.27	-.34 s.	-.06	-.05	-.32	-.38 s.	.83 s.s.		-.11	-.37 s.	-.17	-.10	-.13	-.09
	Einkommens-index	31	.07	-.24	.24	.34 s.	.05	.19	.09	.27	.02	-.17	-.01	.20	-.63 s.s.	-.53 s.s.		.62 s.s.	.18	.04	.10	.17
	Wohnungsindex	32	.01	-.31 s.	-.05	.31 s.	.03	.25	-.01	.17	-.06	-.12	-.10	-.08	-.70 s.s.	-.51 s.s.	.51 s.s.		.15	.10	.13	.15
MOTORIK	PPMS 3	37	.21	.00	.08	.23 s.	.00	.02	.05	.13	.16	-.03	-.16	-.07	-.19	-.07	.27	.13		.21	.30 s.	.40 s.s.
	PPMS 4a	38	.18	-.04	-.02	.00	-.05	-.14	.04	-.05	.25 s.	.00	-.02	.12	.31 s.	.30 s.	-.27	-.27	.28 s.		.88 s.s.	.81 s.s.
	PPMS Σ4	41	.15	-.04	-.05	.07	-.15	-.12	.03	-.09	.20	-.05	-.12	.06	.22	.30 s.	-.22	-.17	.42 s.s.	.86 s.s.		.95 s.s.
	PPMS-Gesamt	58	.18	-.05	.04	.09	-.13	-.13	.07	-.06	.19	-.05	-.14	.06	.20	.30 s.	-.15	-.16	.53 s.s.	.80 s.s.	.96 s.s.	

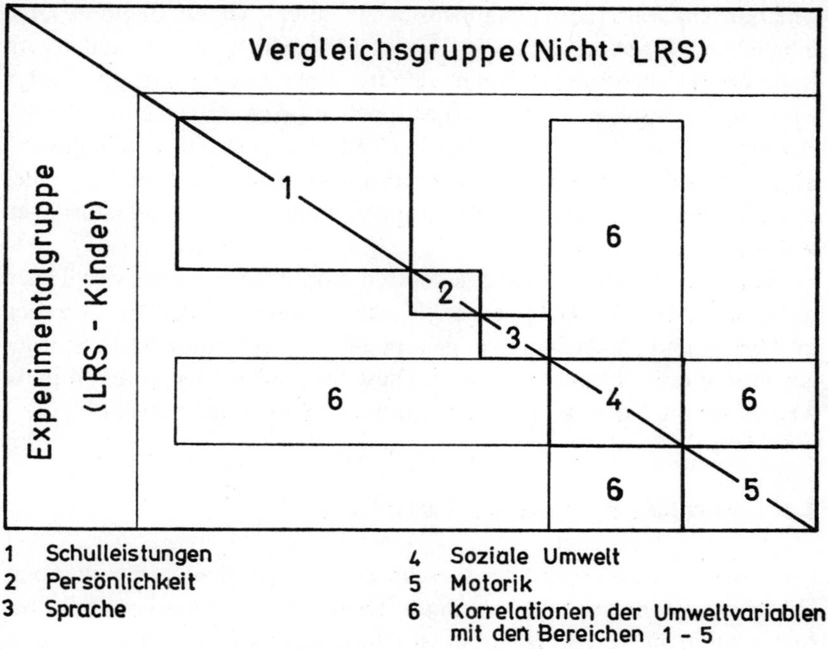

Abbildung 2: Schemazeichnung zur Erläuterung der Korrelationsmatrix (Tabelle 4).

Es zeigt sich, daß fast alle Korrelationen innerhalb der 5 Bereiche bei der LRS- und der Vergleichsgruppe signifikant sind. Interessanterweise treten, von zwei Werten abgesehen, außerhalb der Felder 1–5 bei der LRS-Gruppe nur noch Korrelationen im Feld 6 auf. Damit wird wiederum deutlich, daß gerade bei den von uns erfaßten Legasthenikern Merkmale des sozio-kulturellen Milieus mit Merkmalen des Leistungsverhaltens verbunden sind. Eine ähnliche Wechselwirkung zwischen Sozialstatus und Merkmalen des Leistungsverhaltens gibt es bei der Vergleichsgruppe nicht. Das wesentliche Unterscheidungskriterium zwischen der Leistungsstruktur der LRS- und der Vergleichsgruppe ist damit die Tatsache, daß bei der LRS-Gruppe Bedingungen des sozio-kulturellen Hintergrundes die Ausprägung der Testleistungen statistisch bedeutsam mitbestimmen, ein Faktum, das bei der Vergleichsgruppe nicht zu beobachten ist.

Nach den Korrelationsmustern der Tabelle 2 sind Kopplungen der LRS mit Störungen in verschiedenen Persönlichkeits- und Leistungsbereichen denkbar und differentialdiagnostisch zu unterscheiden. In der *ersten* möglichen Kopplung tritt die Rechtschreibschwäche verbunden mit weiteren Schulleistungsdefiziten auf. Bei einer *zweiten* Gruppe finden wir Lese-Rechtschreibstörungen gekoppelt mit Angst und Neurotizismus. Bei einer *dritten* Gruppe werden Lese-Rechtschreibschwächen zusammen mit isolierten Koordinationsstörungen beobachtet und in einer *vierten* Gruppe treten Sprachstörungen und Schulleistungsstörungen verbunden auf.

Es wären nun noch die verschiedensten Kopplungen dieser vier Typen denkbar, z. B. eine Gruppe von Kindern, die ein partielles Versagen im Lesen- und Rechtschreiben gekoppelt mit visu-motorischen Störungen und Sprachstörungen aufweist. Diese denkbaren Symptomkomplexe weisen auf die Notwendigkeit einer differenzierten Diagnostik hin.

2.4. Gewichtung der einzelnen Variablen

Eine relative Gewichtung der verschiedenen Variablen wurde über eine Diskriminanzanalyse vorgenommen. Dieses Auswertungsverfahren berücksichtigt die Interkorrelation der Variablen und bestimmt, in welchen Merkmalen sich LRS- und Vergleichsgruppe am deutlichsten voneinander unterscheiden.

Tabelle 3: Standardisierte Gewichtszahlen ausgewählter Tests in der Diskriminationsanalyse.

Stellung in der Geschwisterreihe	Laut-Artikulation	KAT	AST-Gesamt	PPMS-Gesamt	Laut-Diskrimination	HANES N	Einkommensindex
.0136	.0052	.0020	-.0017	-.0012	-.0008	-.0001	.00002

Die Vorzeichen der Gewichtszahlen sind abhängig von den zugrundeliegenden Rohwertskalen; bei der Interpretation der relativen Gewichtigkeit der Variablen können daher die Vorzeichen vernachlässigt werden.

In den in der Tabelle 3 und der Abbildung 3 dargestellten Ergebnissen zeigt sich, daß vor allem die Stellung in der Geschwisterreihe zur Trennung der Gruppen am deutlichsten beiträgt; danach folgen die Lautartikulation, der Angstwert und die allgemeine Schulleistung. Möglicherweise bietet diese deskriptive Darstellung der Gruppenunterschiede einige Hinweise auf die Gewichtigkeit einiger Verursachungsmomente der LRS.

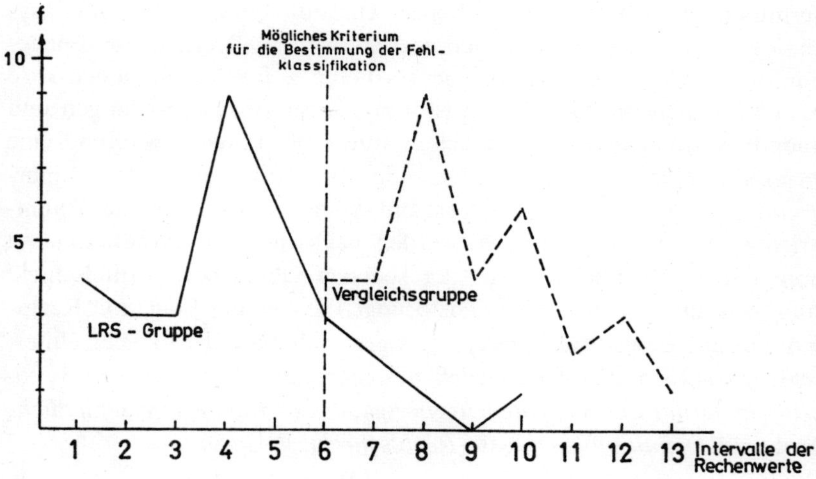

Abbildung 3: Darstellung der Rechenwerte für LRS- und Vergleichsgruppe
Der Überschneidungsbereich beider Verteilungen bestimmt nicht die Fehlklassifikationen; diese sind abhängig vom verwendeten Kriterium. Wird das Ende der Verteilung der Vergleichskinder als Kriterium gewählt, ergeben sich 7 Fehlklassifikationen (10,7 % von 65 Fällen).

Eine mögliche Interpretationslinie wäre aus dieser statistischen Analyse abzuleiten: Kinder, die unter eingeschränkten sozioökonomischen Bedingungen aufwachsen, haben in der Regel Eltern, die über einen geringen Differenziertheitsgrad der Sprache verfügen. Daraus entsteht möglicherweise eine erniedrigte Fähigkeit zur Lautdiskrimination bei den Kindern. Hier könnte deutlich werden, wie ein Zuwendungsdefizit zu einem Sprachdefizit führen kann, was letztlich bei den Kindern eine unsichere Handhabung sprachlicher Symbole bewirkt. Diese Kinder müssen sich zudem in der Schule in einem Sprachmilieu bewegen, das ihnen fremd ist, sie verunsichert und leicht zu Verständnisschwierigkeiten

zwischen Lehrer und Kind führt. Lehrer interpretieren mangelndes Verständnis sehr häufig als Unvermögen der Kinder und verstärken so im Sinne einer „self-fulfilling-prophecy“ die Mißerfolgsmotivation der Kinder. Das Ergebnis dieses Prozesses sind nicht selten schulische Minderleistungen.
Diese Interpretationskette findet eine starke Verankerung in unseren Daten, dürfte allerdings nur für unausgelesene Kollektive schulleistungsschwacher Grundschüler gelten. Für Kindergruppen, die schon unter der vermuteten Fragestellung einer Legasthenie zur medizinischen oder psychologischen Untersuchung überwiesen werden, dürfte diese Entstehungsgeschichte des Schulversagens seltener zutreffen. Bei ihnen wird man zusätzlich funktionale Hirnstörungen, motorische Störungen und andere Auffälligkeiten als Ursachen annehmen müssen, während eine sozio-kulturelle oder familiäre Grundproblematik eher in den Hintergrund tritt. Kinder mit im Vordergrund stehenden Störungen der Raumorientierung und der Motorik werden nach dieser Interpretation mit hoher Wahrscheinlichkeit aus der sozialen Ober- bzw. Mittelschicht stammen, die Kinder mit Sprachstörungen und in der Folge mit Rechtschreib- und Lesestörungen werden dagegen eher aus der sozialen Unterschicht kommen. *Zuwendungsdefizite gegen Kapazitätsdefizite in Wechselwirkung mit der Schichtenzugehörigkeit, das wären unterschiedliche Wege zur Definition einer Lese-Rechtschreibschwäche.*

2.5. Konsequenzen für die Diagnostik

Fassen wir die Ergebnisse des diagnostischen Teils des Untersuchungsprogramms zusammen, so ergeben sich für die praktische Fragestellung, welche diagnostischen Kategorien für eine Diagnose der Lese-Rechtschreib-Schwäche herangezogen werden sollten und welche Tests verwendet werden sollten, vier Antworten:

1. *Die empirischen Ergebnisse legen nahe, die klassische Definition von Maria Linder (Inkongruenz von Begabungshöhe und Lese-Rechtschreibleistungen) in Frage zu stellen.* Intelligenz scheint in sehr viel geringerem Maße die Rechtschreibleistungen zu bestimmen, als bislang angenommen wurde. Dafür treten sprachliche Störungen eher in den Vordergrund und sollten routinemäßig diagnostisch erfaßt werden. Unser Vor-

schlag ist es daher, weniger Wert auf eine umfangreiche Intelligenzdiagnostik zu legen und dafür Lautartikulation und -diskrimination und den aktiven bzw. passiven Wortschatz zu erfassen. Aus diesen Leistungen können auch sehr viel einfacher Konsequenzen für eine besondere Förderung gezogen werden, als es bei üblichen Intelligenztests der Fall ist. Da jedoch eine Intelligenzprüfung häufig unvermeidlich ist, sollte beachtet werden, daß gerade Legastheniker bei verschiedenen Aufgabenarten von Intelligenztests benachteiligt sind und beim Unterschreiten eines kritischen Grenzwertes (z. B. IQ 90 bzw. 85) eine Nachuntersuchung mit einem anders konzipierten Test unumgänglich ist. Uns scheint daher im Hinblick auf die Chance eines lese-rechtschreibschwachen Kindes, gefördert zu werden, die Unterlassung einer Intelligenzuntersuchung sinnvoller als deren Durchführung zu sein, vor allem, weil besonders Intelligenztests oft unkritisch durchgeführt und als Selektionsinstrument benutzt werden können.

2. *Die Durchführung eines diagnostischen Lesetests scheint uns unumgänglich* (z. B. Züricher Lesetest, besser noch die fundierter normierten und objektiver zu interpretierenden Lesetests des Verlags Beltz oder die Bremer Lesetests), da eine weniger enge Beziehung zwischen Rechtschreib- und Leseleistungen besteht, als man nach herkömmlichen Definitionen vermuten würde (r = 0,30 bis 0,32).

3. *Für eine Diagnostik wäre damit folgende Testabfolge zu wünschen:* die Durchführung eines diagnostischen Rechtschreibtests, eines diagnostischen Lesetests und eines Sprachtests. Daneben sollten Informationen über das häusliche Erziehungsmilieu und die sozio-ökonomische Lage der Eltern eingeholt werden, sowie nach Möglichkeit die allgemeinen Schulleistungen mit einem der Schulklasse entsprechenden Test geprüft werden. Erst danach könnten Intelligenztests und andere Verfahren sinnvoll sein, wobei allerdings die Frage zu stellen wäre, ob deren Anwendung nicht Schulpsychologen vorbehalten sein sollte. In deren Aufgabenbereich würde dann auch die Frage der Feststellung einer eventuellen emotionalen oder sozialen Störung fallen, die sicher bei einem Teil der Kinder eine bedeutsame Rolle für das Zustandekommen und Aufrechterhalten der Symptome spielt (Wir hatten aus den Daten gesehen, daß mit steigender Fehlerzahl im Rechtschreibtest auch eine deutliche Tendenz zum Anstieg von Angst und Neurotizismus festzustellen war).

4. *Die Frage nach den Grenzwerten für eine Abgrenzung von Lese-Rechtschreibschwäche gegen schlechte Rechtschreib- oder Leseleistungen ist eher eine Frage, wie viele Kinder man mit welchen Mitteln gezielt in wie vielen Gruppen fördern kann, als eine Frage, wann eine schlechte Schulleistung aufhört und wo eine spezielle Störung (LRS) beginnt.* Von daher betrachtet wird jede Grenzziehung zu einen Problem, das dann zu fatalen Folgen führen kann, wenn ein Kind gerade eben den kritischen Grenzwert nicht erreicht und deshalb nicht in eine Fördergruppe aufgenommen wird, obwohl es tatsächlich gefördert werden sollte.

Für die Zwecke wissenschaftlicher Untersuchungen könnte man folgende Abgrenzungen vorschlagen:

Rechtschreibleistung schlecht:	Prozentrang kleiner als 25 in einem diagnostischen Rechtschreibtest
Rechtschreibschwäche:	Prozentrang kleiner als 15,6 in einem diagnostischen Rechtschreibtest
Leseleistung schlecht:	Prozentrang kleiner als 25 in einem diagnostischen Lesetest
Leseschwäche:	Prozentrang kleiner als 15,6 in einem diagnostischen Lesetest
Lese-Rechtschreibschwäche:	Prozentränge von kleiner als 15,6 sowohl im diagnostischen Rechtschreib- als auch im diagnostischen Lesetest

Will man den Begriff der Legasthenie als Bezeichnung für besonders schwere Störungen aufrechterhalten, so könnte man ihn für Lese- und Rechtschreibleistungen mit Prozenträngen unter 9 oder 5 verwenden. Diese Trennungen sind aber eher für das wissenschaftliche Arbeiten sinnvoll, als für die praktische Beantwortung der Frage, welches Kind gefördert werden sollte.

Bei jeglicher Verwendung von Testwerten als Grenzen einer Diagnose bzw. Förderungszuweisung sollte beachtet werden, daß in einen Testwert nicht nur das Leistungsvermögen eines Kindes eingeht, sondern auch situative Bedingungen einfließen. Wenn ein Kind eine kritische Grenze in einem Intelligenz- oder Schulleistungstest nicht erreicht, darf der Diagnostiker nie sicher sein, daß dieses Kind unter anderen Bedingungen diese Grenze nicht doch erreicht oder überschritten hätte. Verantwortungsvolle Diagnostik in diesem Bereich heißt Kontrolle der

Ergebnisse mit anderen Tests immer dann, wenn von den Testwerten wichtige Entscheidungen für die Schullaufbahn und damit für den weiteren Lebensweg von Kindern abhängen.

Abschließend soll noch ein weiterer Aspekt der Verwendung von Grenzwerten speziell bei Schulleistungstests erwähnt werden: Alle verfügbaren Schulleistungstests wie z. B. der DRT in seinen Versionen für 2., 3., 4. und 5. Klassen wurden zum Teil bereits vor 10 Jahren repräsentativ für die Bundesrepublik normiert (kaum ein Schulleistungstest ist jünger als 3 Jahre). Man wird mit Recht annehmen, daß sich gerade in den letzten Jahren eine erhebliche Veränderung des Stellenwertes und der Betonung von bestimmten Schulleistungen ergeben hat, was sich zwangsläufig in einer Normenverschiebung auswirken muß. Außerdem muß bedacht werden, daß alle Schulleistungstests „repräsentativ" normiert sind, was unter Umständen nichts weiter heißt, als daß den Testnormen hypothetische Mittelwerte und Streuungen einer Population zugrundeliegen, für die es in konkreten Stichproben keine Realisation gibt. So ist es z. B. nicht verwunderlich, daß es bei einer Totalerhebung in einem Schulaufsichtskreis bei Hannover in 4. Klassen mit dem DRT 4–5 zu außerordentlich bedenklichen Ergebnissen kam: Alle kritischen Grenzwerte (PR 25, PR 20, PR 15, PR 10, PR 5) waren um bis zu 20 Fehlerpunkte verschoben. Die erfaßten 951 Kinder machten im Schnitt ca. 15 Fehler mehr als man es bei der „repräsentativen" Normierung des Tests beobachten konnte. Hätte man hier übliche Prozentranggrenzen für definitorische Absichten verwendet, wären in einzelnen Schulen bis zu 70 % aller Kinder als Legastheniker bezeichnet worden (Beulshausen und Schuck 1975).

3. Projektbericht Hannover: Phase II – Erfolgskontrollen eines psychomotorischen und eines kognitiv-verbalen Behandlungsprogramms der Lese-Rechtschreibschwäche

Dietrich Eggert, Karl-Dieter Schuck und Axel-Jan Wieland

3.1. Problemstellung: Therapiemöglichkeiten der Lese-Rechtschreibschwäche

Die Behandlung der Lese-Rechtschreibschwäche erfolgt zur Zeit auf sehr unterschiedliche methodische und organisatorische Weise. Die Betreuung reicht von vermehrtem Übungsangebot und ergänzendem Nachhilfeunterricht an den Nachmittagen bis hin zur Einrichtung von Legastheniker-Kleinklassen und -fördergruppen. An Behandlungsmethoden finden sich Kombinationen von allgemeinen Lernhilfen, speziellen Übungen im Lesen und Rechtschreiben und gezielte Übungen der bei Legasthenikern als gestört angenommenen Funktionen („Funktionelles Üben"). Verbreitet sind auch Konzentrationsübungen, Koordinations- und Orientierungshilfen, Übungen zur Schulung des visuellen Gedächtnisses und des optischen und akustischen Differenzierungsvermögens. Neuere Ansätze (DETZKIES 1971, TREMPLER 1971) sind auch psycho- oder verhaltenstherapeutisch orientiert. Wichtige Grundsätze der Legastheniker-Betreuung mit gründlichen methodischen Überlegungen finden sich bei TAMM (1970), der vor allem Fragen der Motivation in den Vordergrund stellt (s. auch H. und R. MEYER, 1971). Welche dieser Betreuungsformen am wirksamsten sind, läßt sich vor allem deshalb, weil über die Erfolge dieser Therapien sehr unterschiedliche Ergebnisse vorliegen und exakte Erfolgskontrollen zwar angestrebt, aber noch nicht veröffentlicht wurden, noch nicht mit hinlänglicher Sicherheit sagen.
Um den relativen Wert zumindest zweier unterschiedlicher Behandlungskonzepte einmal gegeneinander abwägen zu können, wurden aus der Reihe möglicher Trainingsverfahren die beiden nachfolgend näher erläuterten Trainingsverfahren ausgewählt. Aus personellen und orga-

nisatorischen Gründen mußte darauf verzichtet werden, ein Kontrastprogramm durchzuführen, in dem ausschließlich allgemeine Persönlichkeitsmerkmale modifiziert werden sollten (es war an eine Orientierung an verhaltenstherapeutische oder spieltherapeutische Modelle gedacht) und keinerlei Lese- und Rechtschreibtraining irgendeiner Richtung erfolgen sollte.*
Ebenso mußte der Plan aufgegeben werden, ein auf die Defizite der Rechtschreibung und des Lesens ausgerichtetes Programm ausschließlich leistungsgebundener Trainingsverfahren – also ein gezieltes Lese- und Rechtschreibtraining ohne weitere Hilfen durchzuführen.

3.2. Der Plan der Untersuchung

Die Fragestellungen des zweiten Teils der Untersuchung lassen sich wie folgt formulieren:

1. Ein Training von schulisch orientierten Leistungen trägt zur Behebung von LRS verschiedener Ätiologie soviel bei, daß andere Persönlichkeitsbereiche *nicht* berücksichtigt werden müssen. („Die beste Maßnahme gegen LRS ist das Training von Lesen und Schreiben".)
2. Trainingsmethoden ohne Berücksichtigung von Lesen und Schreiben beheben ursächliche Mängel (die z.B. im Bereich der Raumwahrnehmung liegen könnten) und führen dadurch und durch eine Stabilisierung der Gesamtpersönlichkeit zu einer Lernübertragung (Transfer) auf die Lese-Rechtschreibleistung, die zu einer Besserung des Gesamtbildes führt. („Solange man das Symptom LRS nicht mehr übt, wird jede andere bekräftigende Aktivität zu einer Steigerung der Lese-Rechtschreibleistung führen").
3. Eine Kombination symptomorientierter (1.) und persönlichkeitsorientierter (2.) Trainingsverfahren übertrifft die Wirksamkeit der je einzelnen Verfahren.

Die Überprüfung dieser Fragestellung sollte eingebettet in eine Langzeitstudie mit Vortest, Zwischen- und Abschlußtest erfolgen. An der Untersuchung nahmen zwei Gruppen lese-rechtschreibschwache Kinder als

* Ausführliche Darstellung in Eggert, Schuck, Wieland (1973).

*Trainings*gruppen, eine Gruppe lese-rechtschreibschwacher Schüler als *Kontroll*gruppe und eine Gruppe *nicht* lese-rechtschreibschwacher Kinder als *Vergleichs*gruppe teil.
Im Schema stellt sich der Versuchsplan wie folgt dar:

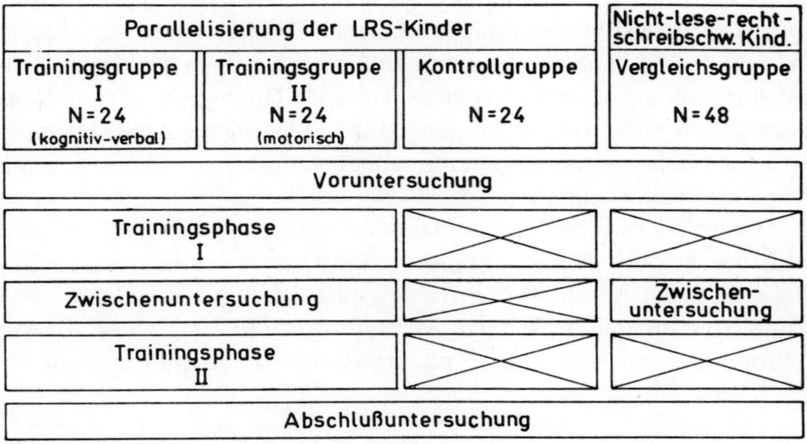

Abbildung 4: Untersuchungsplan 2

Die Kinder der Trainings-, Kontroll- und Vergleichsgruppen stammen aus dem ersten Untersuchungsabschnitt. Die Kinder der Experimentalgruppe wurden lediglich für diesen Untersuchungsabschnitt in drei, im Hinblick auf die Mittelwerte und Streuungen der Kontrollvariablen (Alter, Geschlecht, Intelligenz und Sozialstatus) parallele Gruppen eingeteilt. Die Feststellung der Testleistung bestand in der Übernahme der Ergebnisse aus der Vor- und Hauptuntersuchung des ersten Untersuchungsabschnitts.
In der Trainingsphase I wurde mit der Trainingsgruppe 1 in zwei Untergruppen zu je 12 Kindern das kognitiv-verbale Training durchgeführt, während die Trainingsgruppe 2, ebenfalls in zwei Untergruppen zu je 12 Vpn das psychomotorische Training erhielt. Die Kinder der Kontroll- und Vergleichsgruppe wurden nicht trainiert.
Nach 14 Doppelstunden vom März bis September 1971 wurde ein Zwischentest durchgeführt, bei dem nur die trainierten Kinder und die Kinder der Vergleichsgruppe mit einigen ausgewählten Tests der Voruntersuchung (DRT3, HANES und HMKTK, Aufg. 5 + 6) untersucht werden konnten.

Nach einem weiteren Trainingsabschnitt von 12 Doppelstunden, Sept. 1971 bis Febr. 1972, wurde der Abschlußtest bei allen an der Untersuchung beteiligten Kindern der Experimental-, der Kontroll- und der Vergleichsgruppe durchgeführt.
In dieser, mit dem Abschlußtest beendeten Trainingsphase II, wurde jeweils in beiden Trainingsgruppen ein gemischt motorisches und kognitiv-verbales Training durchgeführt. In beiden Gruppen betrug der Zeitanteil der motorischen und kognitiv-verbalen Übungen in diesem Zeitraum jeweils 50 %. Bei der Trainingsgruppe I betrug der Anteil kognitiv-verbaler Elemente während der gesamten Laufzeit der Therapie somit 75 %, der motorische Anteil 25 %, bei der Trainingsgruppe II war es umgekehrt, hier wurde 75 % der Gesamttrainingszeit motorisch trainiert und 25 % kognitiv-verbal. Mit dieser Kombination der Trainingsverfahren sollte nach Abschluß der Trainingsphase I eine Beurteilung *reiner* Trainingsmethoden und nach Abschluß der Trainingsphase II eine Effizienzkontrolle *gemischter* Trainingsverfahren durchführbar sein.

3.3. Beschreibung der beiden Therapieverfahren

Ein Schwerpunkt der ganzen Untersuchung lag in der Entwicklung und Erprobung eines in der Legastheniker-Betreuung bisher noch nicht verwendeten Therapieverfahrens, welches als psychomotorische Übungsbehandlung durchgeführt wurde. Parallel dazu wurde in Anlehnung an die gegenwärtige Praxis der LRS-Behandlung in den Schulen ein als kognitiv-verbal zu bezeichnendes Trainingsprogramm zusammengestellt. Dieses Programm enthält neben Lese- und Rechtschreibtraining Elemente des „funktionellen Übens". Entscheidend für die Aufstellung dieser Trainingsform war die Überlegung, daß *eine Auswahl* von in der Praxis verwendeten Verfahren *in ihrer Wirksamkeit* beurteilt werden sollten. Dieses Programm stellt also keine *Neuentwicklung* von Trainingsmethoden dar, sondern lediglich eine – allerdings sachlich begründete – Auswahl bestehender Verfahren. Damit ist die Einschränkung verbunden, daß nach der Durchführung dieses Trainings keine speziellen Aussagen über den Wert *einzelner Materialien* möglich sind, gegeben ist lediglich die Möglichkeit der generellen Aussagen im Vergleich zum psychomotorischen Training.

Das Ziel dieses Ansatzes war die Zusammenfassung vorhandener Materialien zu einem Programm, das von Lehrern ohne spezielle Ausbildung relativ leicht mit den Mitteln der Schule nachvollzogen werden kann.

3.3.1. Das kognitiv-verbale Trainingsprogramm

Ausgehend von den beim Lesen und Schreiben geforderten Leistungsfunktionen (s. dazu: Handbuch des Deutschunterrichts und Grundlagenliteratur, z. B. Bleidick 1966, Kern 1966, Schubenz 1966, Schwartz 1964 und Warwel 1967) wurde ein Trainingsplan aufgestellt der folgende Funktionsbereiche umfaßt:

a. visuelles Gedächtnis
b. Diskrimination und Artikulation
c. logisches Denken
d. Konzentration und Tempo

Methodisch wurde dabei so vorgegangen, daß diese Funktionen aus drei Richtungen trainiert wurden: Über das Lesen, über das Rechtschreiben und über den Bereich des „funktionellen Übens" (vergl. Hunger-Kaindlstorfer 1967).
Der Aufbau des Trainings läßt sich schematisch wie folgt darstellen.

	visuelles Gedächtnis	Diskrimination und Artikulation	Logik	Tempo und Konzentration
Lesetraining				
Rechtschreibtraining				
funktionelles Üben		///////		

Abbildung 5: Schematische Darstellung der Trainingsrichtungen und -bereiche
Das schraffierte Feld in der Tafel zeigt an, daß in diesem Bereich eine Kombination von Trainingsmethode und Trainingsweg nicht möglich ist (man kann Diskrimination und Artikulation nicht „funktionell" üben).

Dem *Lesetraining* lag der „Leselehrgang des Pädagogischen Zentrums" (1971) zugrunde.
Ein entscheidendes Kriterium für die Auswahl dieses Materials war neben der Vielfalt der Arbeitsformen und -mittel und der auf die Kin-

der motivationsfördernd wirkenden guten graphischen Gestaltung die Tatsache, daß der Lehrgang weder rein synthetisch noch rein ganzheitlich aufgebaut ist. So konnte die für uns sonst problematische Vielfalt der Methoden im Erstleseunterricht in den hannoverschen Grundschulen, aus denen unsere Versuchspersonen kamen, unberücksichtigt bleiben. Positiv an dem Material ist weiterhin, daß häufig zwischen Einzel-, Partner- und Gruppenarbeit gewechselt werden kann. Da es uns nicht darum ging, einen vollständigen Leselehrgang aufzubauen, sondern vielmehr darum, deutliche Fehlleistungen im schriftsprachlichen Raum zu kompensieren, wurden aus der Fülle des Materials nur diejenigen Items verwendet, die geeignet erschienen, die Weiterentwicklung der oben genannten Funktionen zu fördern.

Trainingsrichtung Rechtschreiben: Die hauptsächlichen Leistungsdefizite bei LRS-Kindern finden sich in der Rechtschreibleistung. In der Trainingsrichtung Rechtschreiben wird also direkt am „Symptom" gearbeitet. Das oben dargestellte Schema der Funktionsbereiche und Trainingsrichtungen versucht die verschiedenen in der Literatur berichteten z. T. divergenten Vorstellungen über die für die Rechtschreibleistung nötigen kognitiven Funktionen zu berücksichtigen (s. a. BEINLICH, 1963, INGENKAMP 1967).
Die Grundlagen für die Arbeit in diesem Bereich bildet das „Material für gezieltes Rechtschreibtraining (MGR)" von R. MÜLLER (1969). Im MGR scheinen wesentliche Ansätze eines modernen Rechtschreibunterrichts berücksichtigt zu sein. Zwar geht der Autor davon aus, daß das MGR, wie der Name schon sagt, „gezielt", d. h. auf Fehlerschwerpunkte eines Schülers ausgerichtet, eingesetzt wird, doch läßt sich aus der großen Zahl der angebotenen Übungen ohne weiteres ein ganzer – nicht einzeln zielorientierter Lehrgang – konzipieren. Für die Zwecke dieser Untersuchung ließ sich genügend Material finden. Dabei erwies sich die Form des Materials als Lose-Blatt-Sammlung als besonders günstig. Im Bereich des Rechtschreibtrainings waren Übungen zu „Konzentration und Tempo" nur Trainings*prinzip*, nicht eigener Trainings*bereich,* da sie sich hier nur am Material der drei Funktionsbereiche „visuelles Gedächtnis" (Merktraining im MGR), „Diskrimination und Artikulation" (Wahrnehmungstraining im MGR) und „logisches Denken" (Regeltraining im MGR) durchführen ließen.

Trainingsrichtung „Funktionelles Üben“: Um die für das Lesen und Schreiben geforderten Grundfähigkeiten auch mit Materialien zu trainieren, welche die Kinder nicht an die z. T. frustrierenden – weil mit ständigen Mißerfolgen verbundenen – Schultechniken erinnern, wurde die Trainingsrichtung „Funktionelles Üben“ in den Plan mit aufgenommen, ohne damit allerdings auch die theoretischen Grundlagen HUNGER-KAINDELSTORFERS (1967) mit zu übernehmen. Viele Übungen dieses Bereichs weisen Spielcharakter auf, wodurch das Training immer wieder aufgelockert und die Schulatmosphäre vermieden werden konnte. Das für diesen Bereich verwendete Material besteht aus Spielen, Arbeitsvorlagen, Bildern und Rätseln. Es ist im Fachhandel erhältlich, z. T. didaktisch so gut aufbereitet, daß damit eine hohe Motivation erreicht werden kann. (In der Literatur finden sich vielfach Hinweise auf geeignetes Material, besonders in H. und R. MEYER, 1971, INGENKAMP 1967.)
In der hier berichteten Untersuchung wurden für den Bereich „visuelles Gedächtnis“ überwiegend Bilderlottos und Memories eingesetzt, die Logik wurde durch einen nach dem „matema-Begriffsspiel“ entwickelten Lehrgang geschult. Zur Steigerung von Konzentration und Tempo dienten hauptsächlich „Schmiedebergs Konzentrations- und Orientierungsübungen“.
Psychomotorisches Training:
Eine ausführliche Darstellung des psychomotorischen Trainings erfolgt im 4. Kapitel des Buches (vgl. S. 73ff.).

3.4. Formaler Aufbau des Tranings in beiden Trainingsgruppen

Das kognitiv-verbale und das psychomotorische Training fand in je zwei Gruppen mit je 12 Kindern (also insgesamt 4 Gruppen) zweimal wöchentlich (montags und donnerstags von 15.00–16.00 Uhr) in den Klassen und Turnhallen zweier zentral gelegener Volksschulen in Hannover statt. Mit Zustimmung des Schulamtes waren die Klassenlehrer gebeten worden, den betreffenden Kindern an den Übungstagen möglichst wenig Hausaufgaben aufzugeben, da die Kinder durch zusätzliche z. T. recht lange An- und Abmarschwege an diesen Tagen ausgelastet schienen. Die Eltern der Kinder waren vor Beginn der Untersuchung, und gesondert noch einmal vor Beginn des Trainings, in Elternbriefen

und Elternabenden über die Ziele des Projekts unterrichtet worden. Die Mitarbeit der Eltern ist u. E. ein ganz wesentlicher Faktor einer solchen Untersuchung, denn Effekte können nur dann stabil das Verhalten der Kinder beeinflussen, wenn das gesamte Erziehungsmilieu (Schule, Eltern und Trainingsgruppe) abgestimmt fördernd wirkt.
Die Arbeit in jeder Trainingsgruppe wurde von zwei Übungsleitern ausgeführt. Sie wechselten sich in der Durchführung des Trainings ab. Der jeweils „freie“ Übungsleiter führte ein genaues Protokoll der Stunden, gab Hilfestellung und kontrollierte die Arbeitsergebnisse mit. Diese Regelung war getroffen worden, um ein möglichst standardisiertes Übungsleiterverhalten zu erzielen und besondere – auch geschlechtsspezifische (ein Team bestand immer aus einem männlichen und einem weiblichen Übungsleiter) – Übungsleitereffekte zu kontrollieren.

3.5. Zwischenuntersuchung nach der Trainingsphase I

In der Zwischenuntersuchung wurden nur die Kinder der Trainingsgruppen untersucht, die regelmäßig zu den Trainingsstunden erschienen waren. Dies waren bei der Trainingsgruppe 1 (kognitiv-verbal) 15 und bei der Trainingsgruppe 2 (psychomotorisch) 16 Kinder.
Eine Überprüfung der Mittelwerte und Streuungen der Kontrollmerkmale ergab keine Unterschiede zwischen den (geschrumpften) Trainingsgruppen und der Vergleichsgruppe. Zum Nachweis möglicher Trainingseffekte wollten wir uns auf drei Auswertungsmethoden stützen:

1. Zunächst sollten Mittelwerte und Streuungen in den vier Tests (DRT 3, HANES, HMKTK 5 und 6) in Vor- und Zwischentest ermittelt werden. Die Veränderung der Testwerte von Vor- zu Zwischentest sollte für jede Trainingsgruppe und Vergleichsgruppe getrennt mit Hilfe entweder eines t-Tests für Paardifferenzen oder des Wilcoxontestes überprüft werden.

2. Da von einigen Autoren die Veränderungen der Varianzen nach einer Trainingsphase als Nachweis des Trainingseinflusses selbst dann akzeptiert werden, wenn Mittelwertsdifferenzen nicht nachweisbar sind, wurde mit Hilfe des t-Tests für korrelierende Varianzen überprüft, ob sich die Varianzen des Zwischentests in den Testkriterien von denen des Vortests überzufällig unterschieden (Edwards 1972).

3. Selbst wenn nachweisbar ist, daß sich Mittelwerte und Streuungen der Trainingsgruppen von Vor- zu Nachtest im statistischen Sinne verändert haben, kann diese Veränderung allein auf der Testwiederholung oder auf der trainingsunabhängigen Entwicklung des gemessenen Merkmals beruhen. Um eine Aussage darüber machen zu können, welche Anteile der Veränderung der Testwerte von Vor- zu Zwischentest auf das durchgeführte Training zurückführbar sind, wurde die Veränderung von Vor- zu Zwischentest in den Trainingsgruppen mit den Veränderungen in der normalen Vergleichsgruppe verglichen, da auch diese Gruppe (Nicht-LRS) sowohl der Testwiederholung als auch der natürlichen Entwicklung in der Zwischenzeit unterlag.
Ein solcher Vergleich ist möglich, wenn für jede Versuchsperson eine Differenz der individuellen Testwerte zwischen Vor- und Zwischentest gebildet wird. Auf diese Weise ergeben sich für jede Gruppe jeweils neue Meßwertreihen, nämlich die Differenzenverteilungen. Diese Verteilungen der Differenzen sind nun nach Klärung der Verteilungsformen mit dem t-Test oder den Man-Whitney-U-Test statistisch zu überprüfen. Durch entsprechende Vergleiche der Versuchsplangruppen miteinander werden Aussagen möglich, ob sich die Trainingsgruppen von Vor- zu Zwischentest in *anderer* Weise verändert haben und ob die Veränderung von Vor- zu Zwischentest bei den beiden Trainingsgruppen *in statistischem Sinne* unterschiedlich voneinander abgelaufen ist.

3.5.1. Die Ergebnisse im diagnostischen Rechtschreibtest

Tabelle 4 zeigt, daß in beiden Trainingsgruppen und in der Vergleichsgruppe eine erhebliche Reduktion der mittleren Fehlerzahl im DRT vorliegt. Bei der kognitiv-verbal trainierten Gruppe ist die Abnahme im Mittel um 7,4 Fehler am größten, bei der Vergleichsgruppe mit 3,55 mittleren Fehlerpunkten am geringsten; die Fehlerreduktion ist in allen Gruppen statistisch signifikant. Die Verbesserungen von Vor- zu Zwischentest sind bei der kognitiv-verbal trainierten Gruppe und der Vergleichsgruppe auf dem 0,1 %-Niveau, bei der motorisch trainierten Gruppe auf dem 1 %-Niveau signifikant. Trotz höheren mittleren Leistungsgewinns im Vergleich zur nicht-trainierten Gruppe ist das Ergebnis der motorisch-trainierten Gruppe deswegen nur auf einem weniger scharfem Niveau abzusichern, weil die Zahl der Vpn weniger als die Hälfte der Vergleichsgruppe ausmacht.

Tabelle 4: Ergebnisse im DRT 3 in Vor- (I) und Zwischenuntersuchung (II)

Statistische Fragestellung		LRS-Gruppe: Kogn.-verbales Training		LRS-Gruppe: Motorisches Training		Vergleichsgruppe	
		I	II	I	II	I	II
	N	15	15	16	16	48	48
	$\bar{X}$	33,33	25,93	32,31	27,44	16,90	13,35
	s	5,60	8,74	4,41	8,64	5,83	6,30
	$r_{I/II}$	0,81		0,80		0,78	
	Diff. I/II	7,40		4,87		3,55	
Vergleich der Mittelwerte in den Zeitpunkten I u. II	$t_{korr.}$	5,36		3,38		6,05	
	p	< 0,001		< 0,01		< 0,001	
Vergleich der Varianzen in den Zeitpunkten I u. II	$t_{korr.}$	2,81		4,51		0,85	
	p	< 0,01		< 0,001		> 0,05	
Vergleich der Veränderungen (Überprüfung der Differenzenverteilungen)	U-Test	Kogn.-verbales Training gegen Vergleichsgruppe		Motorisches Training gegen Vergleichsgruppe		Kogn.-verbales Training gegen motor. Training	
	z	1,96		0,68		1,21	
	p	< 0,05		> 0,05		> 0,05	

Der Vergleich der Varianzen im Vor- und Zwischentest (mit dem t-Test für korrelierende Varianzen) zeigt, daß bei den trainierten Gruppen eine signifikante *Vergrößerung* der Varianzen stattgefunden hat, während bei der Vergleichsgruppe im Vor- und Zwischentest nahezu identische Varianzen vorliegen.

Demnach hat sowohl das kognitiv-verbale wie auch das motorische Training zu einer Leistungsdifferenzierung innerhalb der Gruppen geführt und zwar in der motorisch trainierten Gruppe in höherem Maße ($p < 0,001$) als bei der kognitiv-verbal trainierten Gruppe ($p < 0,01$).
Eine solche Leistungsdifferenzierung ist möglicherweise damit erklärbar, daß die trainierten Kinder in unterschiedlicher Weise auf das Training ansprachen. Offensichtlich gibt es Kinder, die auf Grund des Trainings sehr große Fortschritte im Rechtschreiben zeigen, während andere Kinder nur sehr wenig von dem entsprechenden Training profitieren.
Bei der motorisch trainierten Gruppe liegt nahezu eine *Verdoppelung der Streuung* vor, womit angedeutet sein kann, daß in der Motorikgruppe eine Gruppe von Kindern ganz besonders gut, eine andere Gruppe aber schlechter auf das Training angesprochen hat.
Die Übersichtstabelle 5 faßt die Ergebnisse der Tabelle 4 und der restlichen Tests der Zwischenuntersuchung zusammen, in dem für jeden der drei Auswertungsschritte die signifikanten Ergebnisse gekennzeichnet werden.

Tabelle 5: Zusammenfassung der Ergebnisse des Zwischentests

	Vergleich von Vor- und Zwischenuntersuchung			Vergleich der Varianzen in Vor- u. Zwischenuntersuchung			Vergleich der Veränderungen		
	Tr. I	Tr. II	VG	Tr. I	Tr. II	VG	A	B	C
DRT 3	s. s.	s. s.	s. s.	s. s.	s. s.	-	-	s.	-
HANES N	-	-	s. s.	-	-	-	-	-	-
HMKTK Aufg. 5	s. s.	s. s.	s. s.	-	-	s.	-	-	s. s.
HMKTK Aufg. 6	s. s.	s. s.	s. s.	-	-	s. s.	-	s. s.	s. s.

Tr. I = Kognitiv-verbal trainierte LRS-Gruppe (N = 15); A = Vergleich der Gruppen Tr. I und Tr. II
Tr. II = Motorisch trainierte LRS-Gruppe (N = 16); B = Vergleich der Gruppen Tr. I und VG
VG = Vergleichsgruppe (N = 48); C = Vergleich der Gruppen Tr. II und VG
s. = signifikant ($p < 0{,}05$); s.s. = sehr signifikant ($p < 0{,}01$)

3.5.2. Die Ergebnisse im HANES

In allen Gruppen verringerte sich die neurotische Tendenz.

Tabelle 6: Ergebnisse im HANES N in Vor- (I) und Zwischenuntersuchung (II).

Statistische Fragestellung		LRS-Gruppe: Kogn.-verbales Training		LRS-Gruppe: Motorisches Training		Vergleichsgruppe	
		I	II	I	II	I	II
	N	15	15	16	16	48	48
	$\bar{X}$	16,80	13,80	18,06	14,68	17,33	13,06
	s	8,32	8,20	9,78	7,54	8,39	8,72
	$r_{I/II}$	0,34		0,38		0,62	
	Diff. I/II	3,00		3,38		4,27	
Vergleich der Mittelwerte in den Zeitpunkten I u. II	$t_{korr.}$	1,22		0,38		4,01	
	p	>0,05		>0,05		<0,001	
Vergleich der Varianzen in den Zeitpunkten I u. II	$t_{korr.}$	0,06		1,06		0,34	
	p	>0,05		>0,05		>0,05	
Vergleich der Veränderungen (Überprüfung der Differenzenverteilungen)	U-Test	Kogn.-verbales Training gegen Vergleichsgruppe		Motorisches Training gegen Vergleichsgruppe		Kogn.-verbales Training gegen motor. Training	
	z	0,40		0,40		0,80	
	p	>0,05		>0,05		>0,05	

Lediglich für die Vergleichsgruppe ist diese Veränderung von Vor- zu Zwischentest signifikant. Der Vergleich der Varianzen sowie der Veränderungen von Vor- zu Zwischentest zeigt, daß beobachtbare Effekte jeweils in allen drei Gruppen vorliegen. Damit hat sich ein spezifischer Effekt einer der Trainingsrichtungen hinsichtlich der Veränderung der neurotischen Tendenz nicht feststellen lassen.

3.5.3. Die Aufgaben 5 und 6 des HMKTK

Hinsichtlich der mit den Aufgaben 5 und 6 des HMKTK gemessenen motorischen Leistungsfähigkeit konnten sich alle Gruppen von Vor- zu Zwischentest auf dem 1%-Niveau signifikant verbessern. Dabei zeigten erwartungsgemäß die motorisch trainierten Kinder den größten Leistungsanstieg. Dieses Ergebnis entspricht sinngemäß den Ergebnissen im DRT. Im HMKTK erzielte diejenige Gruppe von Kindern den größten Leistungsgewinn, bei denen in der Trainingsphase der Fähigkeitsbereich geübt worden war (nämlich Motorik) der im nachfolgenden Test der Zwischenuntersuchung gemessen wurde.
Zum Vergleich der Veränderungen der motorischen Leistungswerte von Vor- zu Zwischentest läßt sich für beide Aufgaben in gleicher Weise feststellen, daß beide Trainingsgruppen gleichgerichtete, nicht unterscheidbare Leistungsverbesserungen zeigten, wenn auch der Leistungsgewinn der motorisch trainierten Gruppe durchweg relativ größer war.

3.6. Die Abschlußuntersuchung

3.6.1. Stichprobengröße und Testverfahren

In der Abschlußuntersuchung sollten alle Kinder der Trainingsgruppen, die regelmäßig zu den Therapiestunden erschienen waren, sowie alle noch erreichbaren Kinder der Kontroll- und Vergleichsgruppen untersucht werden. Insgesamt wurden in der Abschlußuntersuchung 95 Kinder noch einmal getestet (Trainingsgruppe 1: N = 18, Trainingsgruppe 2: N = 16, Kontrollgruppe: N = 18, Vergleichsgruppe: N = 43). Waren im Zwischentest nur die Rechtschreibleistung, Tendenz zu neurotischem Verhalten und das grobmotorische Bewegungsverhalten überprüft worden, wurden jetzt in der Abschlußuntersuchung *alle* Leistungsbereiche erfaßt, die sich in der 1. Hauptuntersuchung als differentialdiagnostisch relevant erwiesen. Eingesetzt wurden: der diagnostische Rechtschreibtest, der allgemeine Schulleistungstest (dem Schulalter der Kinder entsprechend für 4. Klassen), Kreise Punktieren, Purdue-Perceptual-Motor-Survey, Item 5 und 6 des Hamm-Marburger-Körperkoordinationstest für Kinder, der Hand-Dominanz-Test, der Kinder-Angst-

Test, die Hamburger Neurotizismus- und Extraversionsskala, sowie der Bremer Artikulations- und Lautdiskriminationstest. Darüberhinaus wurde noch der bisher verwendete Intelligenztest (BT 2/3) erneut durchgeführt, um eine Abschätzung der Intelligenzentwicklung im Untersuchungszeitraum zu ermöglichen.
Neben den objektiven Testverfahren wurden in der Abschlußuntersuchung auch Befragungen der Eltern und Lehrer der in die Untersuchung mit einbezogenen Kinder durchgeführt. Es kamen jeweils standardisierte Interviews zur Anwendung.

3.6.2. Die Ergebnisse der Abschlußuntersuchung

3.6.2.1. Die Rechtschreibleistungen

Im DRT als Maß für die Veränderung der Rechtschreibleistungen erreichte die Trainingsgruppe 1 vom Vortest zum Abschlußtest die höchste mittlere Verbesserung, sie betrug 11,11 Mittelwertspunkte. Danach folgte die Trainingsgruppe 2 mit einer mittleren Verbesserung von 9,56 Fehlerpunkten, die Kontrollgruppe mit einem Mittelwertsanstieg um 9,23 und die Vergleichsgruppe mit einem Anstieg von 6,63 Fehlerpunkten. *Danach verbesserte sich die Rechtschreibleistung derjenigen Kinder am meisten, die zu 75 % kognitiv-verbal und zu 25 % motorisch trainiert wurden.* Erstaunlich ist, daß sich die Trainingsgruppe 2 (75 % motorisch, 25 % kognitiv-verbal) hinsichtlich ihrer Verbesserungsrate nicht deutlicher von der Kontrollgruppe unterscheidet.

3.6.2.2. Die Motorik

Das Bild, das sich hinsichtlich der motorischen Leistungen der einzelnen Gruppen abzeichnet, ist, wie schon im Zwischentest, nicht einheitlich.
Im Kreise-Punktieren (Feinmotorik) wurde der Leistungszuwachs der Trainingsgruppe 2 (75 % Motorik + 25 % kognitiv-verbales Training) vom Leistungszuwachs aller anderen Gruppen übertroffen. Offenbar war das angebotene psychomotorische Training wenig dazu geeignet, feinmotorische Fertigkeiten zu fördern (mittlerer Leistungszuwachs: Trainingsgruppe 1: 5,11, Trainingsgruppe 2: 1,19, Kontrollgruppe: 3,5, Vergleichsgruppe: 6,77).

Dagegen erzielte die Trainingsgruppe 2 im PPMS den höchsten und im KTK den zweithöchsten Leistungszuwachs. Beide Tests erfordern eher grobmotorische und koordinative Fertigkeiten.

3.6.2.3. Die Sprache

Das bemerkenswerteste Ergebnis zeichnet sich hinsichtlich der Laut-Artikulation ab. Vergleichbar sind hier allerdings nur die Leistungsveränderungen bei den Trainingsgruppen und der Vergleichsgruppe; Kinder der Kontrollgruppe wurden bezüglich der Laut-Artikulation nicht untersucht.

Bei den Traningsgruppen nahm die Fehlerhäufigkeit ab und zwar bei der Trainingsgruppe 1 um durchschnittlich 2,5 und bei der Trainingsgruppe 2 um 3,81 Punkte. Gleichzeitig nahm aber die Fehlerhäufigkeit in der Vergleichsgruppe um 2,44 Punkte *zu* (alle Unterschiede signifikant).

Dies ist ein Hinweis darauf, daß die durchgeführten Trainingsverfahren und hier besonders in der Kombination 75 % Motorik, 25 % kognitiv-verbal sehr intensiv eine positive Beeinflussung der Sprachleistungen bewirkten.

Erklärbar ist dieser Leistungsanstieg möglicherweise mit einer im Verlauf der Therapie eingetretenen Festigung des Selbstwertgefühls und einer damit verbundenen Erhöhung der Äußerungsbereitschaft der Kinder.

Gestützt wird dieser Interpretationsansatz durch die Ergebnisse des folgendes Bereiches.

3.6.2.4. Persönlichkeit

Im KAT (Angst) und im HANES (neurotische Tendenz) erzielten die trainierten Gruppen jeweils eine *größere* Reduktion der Punktwerte als die Kontroll- und Vergleichsgruppe.

Im KAT betrug die Abnahme der Angstpunktwerte bei der Trainingsgruppe 1: −3,17, bei der Trainingsgruppe2: −2,25, bei der Kontrollgruppe: −0,91 und bei der Vergleichsgruppe −1,14. Die entsprechenden Werte lauten für die Neurotizismusskala des HANES: Trainingsgruppe 1: −4,56, Trainingsgruppe 2: −6,48, Kontrollgruppe: −1,30 und Vergleichsgruppe: −3,19.

Obgleich sich in einzelnen Untersuchungsbereichen für die Versuchsgruppen unterschiedliche Veränderungsraten ergaben, zeigte in Mittelwerten und Streuungen der Testwerte im Abschlußtest bei den LRS-Gruppen keine auffallend hohen Unterschiede.

Tabelle 7: Veränderungen der Testleistungen (I = Vortest, III = Abschlußtest).

		TRAININGSGRUPPEN				KONTROLLGRUPPEN			
		kognitiv-verbal		psychomotorisch		Legasth.-Kinder		Nicht-Legasth.	
		I	III	I	III	I	III	I	III
	N	18	18	16	16	18	18	43	43
DRT (Fehler)	$\bar{X}$	33,00	21,89	32,31	22,75	29,67	20,39	17,07	10,44
	s	4,93	6,98	4,41	8,60	2,66	8,24	5,76	5,70
	Differenz	11,11		9,56		9,28		6,63	
	r	0,66		0,70		0,57		0,74	
	t / df	8,97 / 17		6,03 / 15		5,57 / 17		10,42 / 42	
	p	< .001 s.s.s.		< .001 s.s.s.		< .001 s.s.s.		< .001 s.s.s.	
AST (nicht interpretierbar, da 2 Tests)	$\bar{X}$	52,83	50,17	50,31	47,25	55,72	52,50	63,58	59,33
	s	7,56	11,37	9,91	10,99	9,63	9,90	12,66	15,97
KP	$\bar{X}$	53,39	59,50	55,81	57,00	52,56	56,06	53,53	60,30
	s	7,34	10,24	9,67	10,91	8,03	8,22	8,04	9,33
	Leistungszuwachs	6,11		1,19		3,50		6,77	
	r	0,62		0,52		0,26		0,60	
	t / df	3,20 / 17		0,47 / 15		1,50 / 17		5,65 / 42	
	p	< .001 s.s.s.		> .10 n.s.		< .10 n.s.		< .001 s.s.s.	
$PPMS_4$	X	17,39	19,17	17,25	20,25	19,00	19,67	19,05	19,49
	s	4,06	2,98	4,81	2,77	4,17	0,31	4,38	4,06
	Leistungszuwachs	1,78		3,00		0,67		0,44	
	r	0,44		0,03		0,48		0,33	
	t / df	1,97 / 17		2,19 / 15		0,71 / 17		0,59 / 42	
	p	< .05 s.		< .025 s.		> .10 n.s.		> .10 n.s.	
HMKTK Σ	X	309,89	363,89	301,87	362,69	305,61	374,28	320,23	369,39
	s	69,23	50,00	62,75	74,30	46,59	47,47	56,54	54,29
	Leistungszuwachs	54,00		60,82		68,67		49,16	
	r	0,88		0,86		0,77		0,84	
	t / df	6,61 / 17		6,41 / 15		9,13 / 17		10,26 / 42	
	p	< .001 s.s.s.		< .001 s.s.s.		< .001 s.s.s.		< .001 s.s.s.	
Laut-Artikulat.	X	15,25	12,75	16,00	12,19			6,71	9,15
	s	6,84	6,66	8,05	5,01			3,79	4,72
	Differenz	-2,50		-3,81				+2,44	
Laut-Diskrimin.	X	6,00	5,06	5,44	4,56			3,24	3,03
	s	3,88	3,11	2,83	2,45			2,36	2,38
	Fehlerabnahme	0,94		0,88				0,21	
KAT	$\bar{X}$	8,61	5,44	6,69	4,44	7,06	6,11	6,12	4,98
	s	3,60	4,71	4,77	4,13	2,88	3,43	3,70	3,75
	Reduktion d. Angstpunkt.	3,17		2,25		0,95		1,14	
	r	0,60		0,23		0,47		0,67	
	t / df	3,50 / 17		1,62 / 15		1,23 / 17		2,47 / 42	
	p	< .001 s.s.s.		< .10 n.s.		> .10 n.s.		< .01 s.s.	
HANES N	X	18,06	13,50	18,06	11,63	17,44	15,94	16,40	13,21
	s	8,12	9,61	9,78	11,53	6,84	7,95	8,17	9,31
	Reduktion d. N-Punkte	4,56		6,43		1,50		3,19	
	r	0,53		0,63		0,52		0,47	
	t / df	2,23 / 17		2,77 / 15		0,87 / 17		2,31 / 42	
	p	< .025 s.		< .01 s.s.		> .10 n.s.		< .025 s.	

Danach und zusammen mit den Ergebnissen der Eltern- und Lehrerbefragung erscheint es fraglich, die Kontrollgruppe als echte Kontrollgruppe zu bezeichnen. Es gibt Hinweise dafür, daß auch die Kontrollgruppenkinder auf Initiative der Eltern und Lehrer wegen der bevorstehenden Entscheidung zur weiteren Schullaufbahn nach Ende der 4. Klasse, in der sich alle Kinder befanden, ein, wenn auch unspezifisches Training und erhöhte Zuwendung vom Lehrer erhielten. Diese Tatsache reduziert die Aussagekraft der Vergleiche zwischen den Therapie- und Kontrollgruppen.

3.6.2.5. Die Ergebnisse der Eltern- und Lehrerbefragung

Mit Hilfe eines Fragebogens für die Eltern der trainierten Kinder, der für die Befragung der Lehrer der nicht-trainierten LRS-Kinder durch zwei Zusatzfragen ergänzt wurde, sollte zum einen abgeklärt werden, ob man bei der Gruppe der nicht-trainierten LRS-Kinder noch von einer im Sinne des Versuchsplanes echten Kontrollgruppe sprechen konnte; zum anderen sollte der subjektive Eindruck der Eltern und Lehrer über mögliche Therapie-Effekte, sowie die Einstellung der Kinder zur Schule und zur Schularbeit und die Einstellungen der Eltern und Lehrer zu den Kindern und ihren Schulleistungen überprüft werden. Bei der Elternbefragung stellte sich heraus, daß ca. 65 % der Eltern der überwiegend kognitiv-verbal trainierten Kinder und 75 % der Eltern der vorwiegend psychomotorisch geförderten Kinder mit der Therapie *sehr* zufrieden waren; dies dürfte als Erfolg der Betreuungsarbeit gewertet werden. Ebenfalls als Erfolg muß gewertet werden, daß nach Ansicht der Eltern 65 % der Kinder der kognitiv-verbalen Gruppe und 81 % der Psychomotorik-Gruppe ihre *Schulleistungen* allgemein verbessert haben. Die Lehrer der betreffenden Kinder gaben an, daß sich *im Lesen* immerhin 88 % der trainierten Kinder deutlich verbessern konnten, gegenüber 38 % der nicht trainierten. Unveränderte Leseleistungen zeigten nur 12 % der Therapiekinder, während es bei den Kindern der Kontrollgruppe 50 % waren. Verschlechtert haben sich keine trainierten, wohl aber 12 % der nicht trainierten Kinder.
Bei den Veränderungen im *Rechtschreiben* zeigte sich, daß gestützt auf die Ergebnisse der Klassenarbeiten und die Zensuren, bei 58 % trainierter, gegen 19 % nicht trainierter Schüler eine ablesbare Verbesserung der Rechtschreibleistung eingetreten ist, bei 33 % der Kinder der

Experimentalgruppe und bei 62 % der Kontrollgruppe lese-rechtschreibschwacher Schüler weder positive noch negative Veränderungen eingetreten sind, während sich 19 % der nicht trainierten und 9 % der trainierten Schüler verschlechterten.

Im *Rechnen* konnten sich nach Meinung der Lehrer 39 % der Kinder mit Übungsbehandlung und nur 19 % der Kinder ohne spezielles Training verbessern.

Diese Ergebnisse der Befragung zeigen deutlich, daß die in den Trainingsgruppen betreuten Kinder subjektiv wesentlich besser nach Abschluß der Betreuung beurteilt wurden als es von den objektiven Ergebnissen her zu erwarten wäre.

Tab. 8a: Einschätzung der Veränderung durch die Eltern und Zufriedenheit der Eltern mit der Therapie bei der kognitiv-verbal (KV; N = 17) und der psychomotorisch (PM; N = 16) train. Gruppe

Veränderungen		-3		-2		-1		0		1		2		3		U-Test
		f	f%	f	f%	f	f%	f	f%	f	f%	f	f%	f	f%	
Verhältnis des Kindes zu den Eltern	KV	-	-	-	-	-	-	14	82,3	1	5,9	-	-	2	11,8	U =135 z =0,05
	PM	-	-	-	-	-	-	13	81,3	-	-	2	12,5	1	6,2	p>.05 n.s.
Verhältnis zur Schule	KV	1	5,9	-	-	1	5,9	9	52,9	2	11,8	2	11,8	2	11,8	U = 83,5 z = 1,98
	PM	-	-	-	-	-	-	5	31,3	3	18,7	4	25,0	4	25,0	p< .05 s.
Schulleistungen	KV	1	5,9	-	-	-	-	5	29,4	4	23,5	2	11,8	5	29,4	U = 133,5 z = 0,87
	PM	-	-	1	6,2	-	-	2	12,5	2	12,5	6	37,5	5	31,3	p> .05 n.s.
Zufriedenheit mit der Therapie	KV	3	17,6	-	-	2	11,8	1	5,9	1	5,9	4	23,5	6	35,3	U = 132 z = 0,15
	PM	-	-	1	6,2	-	-	3	18,7	3	18,7	5	31,3	4	25,0	p> .05 n.s.

Tab. 8b: Zusammenfassung von Werten der Tab. 8 a KV = kognitiv-verbal trainiert (N = 17); PM = psychomotorisch trainiert (N = 16)

Veränderungen		negativ		keine (indifferent)		positiv	
		f	f %	f	f %	f	f %
Verhältnis des Kindes zu den Eltern	KV	-	-	14	82,3	3	17,7
	PM	-	-	13	81,3	3	18,7
Verhältnis zur Schule	KV	2	11,8	9	52,9	6	35,3
	PM	-	-	5	31,3	11	68,7
Schulleistungen	KV	1	5,9	5	29,4	11	64,7
	PM	1	6,2	2	12,5	13	81,3
Zufriedenheit mit der Therapie	KV	5	29,4	1	5,9	11	64,7
	PM	1	6,2	3	18,7	12	75,1

Tab. 8c: Angaben der Eltern der kognitiv-verbal (KV; N = 17) und der psychomotorisch (PM; N = 16) trainierten Kinder im Interview und Angaben der Lehrer der Kinder der Legastheniker-Kontrollgruppe (LK; N = 16) im Fragebogen

FRAGEN		f	f%	f	f%	f	f%	f	f%	f	f%	f	f%	f	f%
Lehrerwechsel		ja		nein				1mal		2mal		3mal		mehr als 3m.	
	KV	8	47,1	9	52,9			5		1		1		1	
	PM	6	37,5	10	62,5			5		-		-		1	
	LK	6	37,5	10	62,5			6		-		-		-	
Kind erzählt vom Lehrer		nichts		mehr		weniger		Gutes		mehr Gutes		Gutes u. Schl.		Schlechtes	
	KV	5	29,4	-	-	1	5,9	6	35,3	2	11,8	1	5,9	2	11,8
	PM	2	12,5	-	-	2	12,5	5	31,3	5	31,3	1	6,2	1	6,2
	LK														
Kind erzählt von der Schule		nichts		mehr		weniger		Gutes		mehr Gutes		Gutes u. Schl.		Schlechtes	
	KV	4	23,5	3	17,6	1	5,9	4	23,5	2	11,8	1	5,9	2	11,8
	PM	2	12,5	-	-	1	6,2	5	31,3	5	31,3	1	6,2	2	12,5
	LK														
Veränderung in der Einstellung des Kindes zur Schule		ja		nein				positiv		negativ					
	KV	7	41,2	10	58,8			7		-					
	PM	7	43,7	9	56,3			6		1					
	LK	1	6,2	15	93,8			-		1					
Veränderung der Handschrift des Kindes		ja		nein				verbessert		verschlecht.					
	KV	9	52,9	8	47,1			5		4					
	PM	10	62,5	6	37,5			7		3					
	LK	2	12,5	14	87,5			2		-					
Veränderung der Schulleistung im Lesen		verbessert		unverändert		verschlecht.		Zeugnis		allg. Eindruck		Klassenarb.			
	KV	16	94,1	1	5,9	-	-	5		12		-			
	PM	13	81,3	3	18,7	-	-	5		11		-			
	LK	6	37,5	8	50,0	2	12,5	5		11		-			
Veränderung der Schulleistung im Rechtschreiben		verbessert		unverändert		verschlecht.		Zeugnis		allg. Eindruck		Klassenarb.			
	KV	9	52,9	6	35,3	2	11,8	6		1		10			
	PM	10	62,5	5	31,3	1	6,2	6		-		10			
	LK	3	18,8	10	62,5	3	18,8	2		3		11			
Veränderung der Schulleistung im Rechnen		verbessert		unverändert		verschlecht.		Zeugnis		allg. Eindruck		Klassenarb.			
	KV	6	35,3	9	52,9	2	11,8	7		1		9			
	PM	7	43,7	9	56,3			4		-		12			
	LK	3	18,8	10	62,5	3	18,8	4		4		8			
Zusätzliche Förderung des Kindes		ja		nein				Schularbeit.		Nachhilfe		Musikstunde		Heilgymnast.	
	KV	10	58,8	7	41,2			10		2		1		1	
	PM	10	62,5	6	37,5			8		-		-		3	
	LK	11	68,7	5	31,3										
Ist das Kind selbständiger geworden?		ja		nein				norm. Entw.		wenig. ängstl.		aufgeschloss.		reger i. Unt.	
	KV	14	82,4	3	17,6										
	PM	12	75,0	4	25,0										
	LK	8	50,0	8	50,0			2		1		1		2	

Damit scheint eines der wesentlichen Ziele der therapeutischen Bemühungen erreicht worden zu sein. Es war beabsichtigt, nicht nur die Ausfallserscheinungen im Lesen und Rechtschreiben zu beheben, sondern es sollte über das Training eine Stärkung des Selbstwertgefühls und damit eine Änderung bestimmter Interaktionsmechanismen erreicht werden. Inwieweit in den Trainingsgruppen dieses Ziel erreicht wurde, zeigt

sich darin, daß das Verhältnis der Eltern zu den Kindern, der Kinder zur Schule, zu ihren Altersgefährten und Lehrern eine positive Entwicklung erfahren hat. Es zeichnet sich für die beiden trainierten Gruppen z. B. die Anbahnung eines besseren Lehrer-Schüler-Verhältnisses an, die Kinder hatten vermehrt sozialen Kontakt zu Gleichaltrigen, beides jeweils verstärkt in der Gruppe mit überwiegend psychomotorischer Therapie. Die Lehrer der nicht trainierten LRS-Kinder konnten dagegen kaum Änderungen im Verhältnis der Kinder zu ihnen und der Schule feststellen. Allgemein als selbständiger und emotional gefestigter bezeichneten Eltern und Lehrer 79 % der Kinder mit spezifischem und 50 % der Kinder mit unspezifischem Training.
Zusammenfassend kann man feststellen, daß im Urteil der Eltern und Lehrer der Erfolg der beiden Trainingsverfahren weit effektiver war, als es nach den Ergebnissen des Abschlußtests vor allem im Vergleich mit der nicht speziell trainierten Gruppe der LRS-Kinder den Anschein hat.

3.6.3. Die Interpretation der Ergebnisse

Betrachtet man die Ergebnisse des Zwischen- und Abschlußtests unter dem Gesichtspunkt der durch das Training angestrebten Verbesserung der Rechtschreibleistung und der Stabilisierung der Persönlichkeit, so zeigt sich, daß bereits nach zwei relativ kurzen Trainingsperioden eine feststellbare Veränderung eingetreten ist. Beim Vergleich der Trainingsgruppen im Zwischentest wird deutlich, daß beide eine Verbesserung ihrer Rechtschreibleistung erzielen konnten (d. h. statistisch sehr signifikant weniger Rechtschreibfehler als im Vortest machten) und das diese Tendenz sich bis zum Abschlußtest fortsetzte. Der als Tendenz festgestellte höhere Leistungsanstieg in der Rechtschreibleistung der kognitiv-verbalen Gruppe könnte zunächst einmal als Hinweis auf eine höhere Effizienz dieses Verfahrens angesehen werden. Eingeschränkt wird diese Aussage aber durch die Tatsache, daß im kognitiv-verbalen Training mit dem Material gearbeitet wurde, das z. T. auch Bestandteil der Testitems war (MGR). Wenn dennoch *keine* signifikante Verbesserung gegenüber den motorisch trainierten LRS-Kindern im Zwischentest eingetreten ist, so ist das – mit aller gebotenen Vorsicht – als Beweis der Wirksamkeit des psychomotorischen Trainings zu werten. Gestützt wird diese

Aussage noch durch die auf dem 1 %-Niveau gesicherte signifikante Änderung der Varianzen der psychomotorisch trainierten Gruppe. Aus Einzelanalysen der Daten des Zwischen- und Abschlußtests zeigt sich, daß einige Versuchspersonen der psychomotorischen Gruppe entweder therapie-resistent waren (ihre Rechtschreibleistung hat sich nicht verbessert) oder daß in einem Fall sogar so etwas wie eine Kontra-Indikation eingetreten ist. Ein als erethisch zu bezeichnender Junge verschlechterte sich von Test zu Retest bedeutend. Als Konsequenz daraus scheint sich zu ergeben, daß – wie schon in Teil I dargestellt – keineswegs *jede* Art von Training für *alle* LRS-Kinder geeignet ist, sondern daß vorher eine differenzierte Diagnostik erforderlich ist.
Weitergehende quantitative Aussagen lassen sich – auch wegen der kleinen Stichproben – nicht treffen. An bemerkenswerten qualitativen Befunden konnte im Zwischen- und Abschlußtest beobachtet werden, daß sich das Sozialverhalten vor allem der psychomotorisch trainierten Kinder mit jeder Trainingsstunde deutlich verbesserte, die Leistungsbereitschaft zunahm und bei vielen Kindern eine Stärkung des Selbstbewußtseins feststellbar war.
Einige Eltern berichteten schon nach dem Zwischentest spontan, daß ihre Kinder insgesamt ausgeglichener wirkten und besser für die Aufnahme der Leistungsanforderungen in der Schule motiviert waren. Diese positive Entwicklung hielt bis zum Abschlußtest an.

3.7. Probleme der Fortführung des Versuchsplanes

Die Darstellung der Mittelwerte und Streuungen der Testwerte der einzelnen Versuchsplangruppen in den verschiedenen Variablen zeigt eine überraschend parallele Entwicklung. Zwar läßt sich aus den Differenzenverteilungen von Test zu Abschlußtest für die meisten Leistungsbereiche eine fast immer signifikante Leistungssteigerung ablesen, jedoch betrifft diese Leistungssteigerung mit einem hohem Übereinstimmungsgrad *alle* Gruppen, also auch die Gruppe der nicht spezifisch trainierten lese-rechtschreibschwachen Schüler. So ist also die Verbesserung der Leistungen nur schwer als ein Erfolg der beiden Trainingsverfahren zu interpretieren, ein großer Teil dieser Leistungsverbesserung muß als Folge einer altersentsprechenden Entwicklung und allgemeiner Förderung angesehen werden.

Lediglich bei der Überprüfung der Tendenz zu neurotischem Verhalten konnte durch einen deutlichen Rückgang der Neurotizismuswerte, am stärksten ausgeprägt bei der Gruppe der psychomotorisch trainierten Kinder, ein statistisch zu sichernder Erfolg der beiden Trainingsverfahren registriert werden.

Wichtig ist es nun, eine Erklärung zu suchen für die Verringerung der relativen Leistungssteigerung bei den trainierten Kindern in der zweiten Trainingsphase nach dem Zwischentest.

Besonders negativ scheint sich auf die trainierten Kinder der Wechsel der Übungsleiter ausgewirkt zu haben. Nach Abschluß der Trainingsphase I mußten alle Trainingsleiter ausgewechselt werden, weil die Zeit des Studiums für die Übungsleiter der 1. Phase abgelaufen war, es ergab sich nicht einmal die wünschenswerte Möglichkeit durch wenigstens einen Übungsleiter pro Gruppe personelle Konstanz herzustellen. Gerade bei den Kindern der Experimentalgruppen, die z.T. schon länger dauernde ungünstige schulische Erfahrungen hinter sich hatten, scheint die Reaktion auf den Therapeutenwechsel besonders heftig gewesen zu sein. So mußten einige Übungsleiter der 2. Phase feststellen, daß es ihnen während der ganzen Trainingszeit nicht gelungen war, einen vollständig befriedigenden therapeutischen Bezug zu den Kindern herzustellen.

Das hat u. E. für die Praxis der Legastheniker-Betreuung die Konsequenz, daß mit der erfolgversprechenden Durchführung eines Trainings nicht wechselnde Lehrkräfte beauftragt werden sollten, sondern das in einer intensiven, je nach Schwergrad des Leistungsversagens über eine längere Zeit andauernden Betreuungszeit zunächst ein enger personaler Bezug zwischen Lehrer und Schüler hergestellt werden muß, um dem Kind die für den Erfolg erforderliche emotionale Stabilität zu geben.

Wäre nicht die z. T. völlig parallele Entwicklung der Leistungen auch bei den untrainierten LRS-Kindern, könnte die gleichmäßige Verbesserung bei den Experimentalgruppen der therapierten Kinder und der Gruppe der nicht lese-rechschreibschwachen Schüler durchaus als Erfolg bewertet werden. Es hat sich nämlich in der Praxis immer wieder gezeigt, daß Kinder, die im Lesen und Rechtschreiben versagen, nicht nur im Bereich dieser beiden Kulturtechniken, sondern auch allgemein in ihren Schulleistungen immer mehr nachlassen, so daß sich der Abstand zwischen ihnen und den im Lesen und Schreiben besser Leistungsfähigen immer mehr zu ihren Ungunsten vergrößert. Das endet in aller Regel bei der ein- oder mehrmaligen Wiederholung bestimmter Klassen. So kann also die Tatsache, daß die von uns betreuten Kinder im Trainingszeitraum nicht nur nicht weiter abgerutscht sind, sondern sich spürbar verbesserten, als Erfolg angesehen werden.

Es bliebe also zu untersuchen, wodurch die Zunahme der Testwerte bei der sog. Kontrollgruppe, (der LRS-Kinder, die nicht in eine Trainingsgruppe aufgenommen werden konnten) erklärbar wird. Diese Frage führte entscheidend dahin, daß im Anschluß an die Durchführung der Abschlußuntersuchung eine Befragung der Eltern und Lehrer der betroffenen Kinder stattfand, die u. a. auch die Frage klären sollte, wodurch in welchem Ausmaß die Kinder zusätzliche Förderung erhalten hatten.

Die Auswertung dieser Fragenkomplexe macht deutlich, daß die Rolle der Kontrollgruppe für die untrainierten LRS-Kinder eigentlich nicht mehr zutreffend war. Es steht außer Frage, daß die Eltern der Kontrollgruppen-Kinder, von der Diagnose in Kenntnis gesetzt, besonders im Hinblick auf die nach dem vierten Schuljahr zu entscheidende Frage nach einem möglichen Wechsel zu einer weiterführenden Schule, Initiativen entwickelten, um ihre Kinder gezielter zu fördern. Aus der Kontrollgruppe, die eigentlich im Sinne ihrer Funktion keinerlei zusätzliches Training hätte erhalten dürfen, wurde so eine Gruppe von Kindern, die alle mehr oder weniger intensiv ein unspezifisches Trainingsprogramm durchliefen.

Dieses Training erwies sich zwar im Test als gleichwertig, im Urteil der Lehrer und Eltern – und damit entscheidend für die Schullaufbahn der Kinder – war die Durchführung der beiden Trainingsprogramme wesentlich effektiver.

Es stellt sich hier die grundsätzliche Frage, ob es im Bereich der Schule und der Schulleistungen von und bis zu einem gewissen Schulalter, besonders um die Zeit schullaufbahnbestimmender Entscheidungen, sinnvoll ist, eine Gruppe von Kindern als Kontrollgruppe zu definieren, in der Hoffnung, mögliche Therapie-Effekte dann im Vergleich nachweisen zu können. Der Einfluß unkontrollierbarer Fördermaßnahmen ist in bestimmten Abschnitten der Schulzeit einfach nicht abzuschätzen.

3.8. Abschließende Diskussion

Es läßt sich herausstellen, daß sich die beiden Behandlungsmethoden in bezug auf die Verbesserung der Rechtschreibleistungen nur unwesentlich voneinander unterscheiden. Damit kann man annehmen, daß ein spezifisches Training der Symptome (gezieltes Üben von Lesen und Rechtschreiben) zu keinem spezifischen Erfolg führt. Die psychomotorische Trainingsrichtung (ohne Lese- oder Rechtschreibübungen) führt ebenfalls zu einer Reduktion der Fehlerzahl im Rechtschreiben. Genausowenig führt aber ein motorisches Training zu einer eindeutigen motorischen Verbesserung der so trainierten Gruppe (auch die kognitiv-verbale Gruppe machte motorische Fortschritte). Für beide Therapiekonzepte muß also festgehalten werden, daß ihre spezifischen Effekte sehr viel geringer waren, als man im voraus annehmen konnte. Damit sind ihre Effekte auf eher allgemeine Wirkungen zurückzuführen, was als relativer Vorteil der psychomotorischen Trainingsrichtung angesehen werden kann, weil hier viel eher allgemein persönlichkeitsstabilisierende und sozial relevante Veränderungen erwartet werden können (und nach den subjektiven Berichten der Eltern auch eingetreten sind). Es scheint also gerechtfertigt, von einem relativ höheren Erfolg der psychomotorischen Trainingsrichtung zu sprechen.
Eine Konsequenz dieser ersten Erfahrungen für die Praxis führt uns zur Empfehlung, nach Möglichkeit in einem Behandlungsplan für LRS-Kinder wie folgt vorzugehen:

1. Zusammenstellung von verschiedenen Gruppen nach diagnostischen Kriterien (s. Teil I) und Training nach verschiedenen Methoden.
2. Weniger Betonung schulisch gebundener Trainingsinhalte, dafür mehr Betonung allgemeiner persönlichkeitsstabilisierender Beziehungen (Zuwendung und Bestätigung). Nach Meinung der Autoren bietet ein psychomotorisches Training eher als ein kognitiv-verbal orientiertes Vorgehen eine solche Möglichkeit.

4. Die Theorie der psychomotorischen Übungsbehandlung – Die Begründung des Trainingsverfahrens

Axel-Jan Wieland

Ausgehend von der im zweiten Teil dargestellten empirischen Längsschnittuntersuchung zur Diagnose und Therapie der Legasthenie wurde in nun fast dreijähriger Arbeit ein Trainingsprogramm zusammengestellt, das in seiner hier vorliegenden Form nicht nur die therapeutische Entsprechung empirisch ermittelter diagnostischer Kriterien darstellt, sondern auch in der praktischen Erprobung den Bedingungen der täglichen Betreuungspraxis so angepaßt wurde, daß es von vielen LRS-Lehrern reproduziert und mit Aussicht auf Therapie-Erfolg durchgeführt werden kann.
Vor dem Hintergrund empirischer Untersuchungen zum Problem der Legasthenie (s. d. Valtin, 1973), weniger spezifisch aber auch bedingt durch die zu beobachtende Zunahme der Zahl nicht lerndisponierter Kinder in unseren Schulen, gewinnt die hier dargestellte Form psychomotorischen Trainings an Bedeutung, weil sie geeignet ist, gerade in den Bereichen Übungsanreize zu vermitteln, in denen sich einerseits die Legastheniker als belastet erweisen, zum anderen aber durch ungünstige Umwelteinflüsse (u. a. Einschränkungen der Spielmöglichkeit und motorischen Entfaltung, nervliche Belastung, Lärm) auch die Erziehung vieler anderer Schüler zunehmend defizitär wird. Nicht nur zur Rehabilitation lernbeeinträchtigter Legastheniker kann psychomotorisches Training dienen, die damit zu vermittelnden kognitiven und sozialen Lerninhalte können und sollten auch im normalen Unterricht der Grundschule genutzt werden.

4.1. Definition und Abgrenzung

Die Inhalte der psychomotorischen Übungsbehandlung werden in den folgenden Abschnitten näher erläutert. An dieser Stelle soll lediglich versucht werden zu definieren, was unter Psychomotorik zu verstehen ist.

Alle Autoren meinen mehr oder weniger scharf umrissen den Zusammenhang zwischen Psyche und Soma, jedoch nicht in der Form eines Dualismus, sondern als sich gegenseitig bedingende Komponenten einer Funktionseinheit. Die Motorik ist eines der konstitutiven Elemente der Psyche, während umgekehrt die Psyche mit ihren mentalen und affektiven Aspekten den motorischen Ausdruck determiniert.

Die Bezeichnung „Psychomotorische Übungsbehandlung" für das vorliegende Trainingsprogramm ist, wenn man die wohl allgemein anerkannte Definition von G. ROSSEL (zit. nach DECKER, in EGGERT und KIPHARD 1972) zugrundelegt, nach der psychomotorische Erziehung „die Erziehung zur mentalen Kontrolle über den motorischen Ausdruck im Hinblick auf ein beherrschtes Bewegungsverhalten" (S. 85) sein soll, nicht genau für das zutreffend, was mit diesem Training bei den LRS-Kindern erreicht werden soll. Unser Anliegen ist, wie nachstehend näher erläutert wird, nicht so sehr die Verbesserung des motorischen (Bewegungs-) Verhaltens der Kinder, sondern vielmehr das Training der bewußten und unbewußten Sinneswahrnehmung. Dadurch heben wir uns auch ganz entscheidend von der allgemeinen Leibeserziehung, der Gymnastik und der Rhythmik ab. Wenn sich in unserem Trainingsprogramm immer wieder Elemente finden lassen, die wir aus diesen Disziplinen übernommen haben, kommt diesen Übungsformen und -abläufen ausschließlich eine Trägerfunktion zu. Dies um so mehr, als wir die Leistungskomponente fast immer gestrichen oder total verändert haben (s. Kap. Leistungsmotivation).

Unser Ansatz wäre unter der Bezeichnung „sensumotorisches Training" exakter zu definieren, weil damit sowohl die sensorische Kontrolle der Bewegung, als auch die der im Laufe der Bewegungen hervorgerufenen Eigenreize und schließlich die im Bewegungsverhalten zu beobachtende Koordination unterschiedlicher sensorischer Systeme erfaßt wäre.

Da unser Übungsaufbau jedoch nur eine Variation des allgemeineren psychomotorischen Trainings darstellt, die Bezeichnung „Sensumotorik" (auch „Sensomotorik"), außerdem für den von PIAGET (1969) beschriebenen Entwicklungsschritt der „sensomotorischen Intelligenz“ gewissermaßen reserviert und damit für unseren Sachverhalt zu eng definiert ist (s. Abschnitt über das basale Training), halten wir an der Bezeichnung „Psychomotorische Übungsbehandlung“ fest.

4.2. Die psychomotorische Übungsbehandlung als basales Training

Die Hypothesen zum visuomotorischen und audiomotorischen Symptomkreis der Legasthenie im Sinne gestörter oder unterentwickelter Funktionen können auch nach der im Anschluß an die Kontroverse zwischen L. Schenk-Danzinger und R. Valtin (1970) geführten Diskussion nicht als eindeutig falsifiziert oder verifiziert angesehen werden. Aus den in der Hannover-Untersuchung gefundenen Daten ist jedoch zu erkennen, daß LRS-Kinder gehäuft durch eine Beeinträchtigung ihrer Sprachentwicklung belastet sind. So waren die von uns untersuchten LRS-Kinder in der sprachlichen Artikulation und der auditorischen Diskrimination den Kindern der Vergleichsgruppe eindeutig unterlegen (Eggert, Schuck, Wieland 1973). Damit wurden Ergebnisse aus vergleichbaren Untersuchungen bestätigt (Kossakowski 1961, R. Becker 1967, R. Valtin 1971 und Niemeyer 1974).
Auch die Variablen zur Überprüfung der Raumorientierung, der Schreibmotorik – allgemein der visuomotorischen Koordination – trugen zu ungunsten der LRS-Kinder zu einer eindeutigen Trennung beider Gruppen bei (Eggert, Schuck, Wieland 1973).
Daraus ergibt sich, daß von einer Störung der sensumotorischen Rückkopplung zwischen gesprochener, gehörter und geschriebener Sprache nach wie vor ausgegangen werden muß. Auch wenn man den Einwand gelten lassen will, daß sich legasthenische Störungen nicht *einseitig* im optisch-schreibmotorischen Bereich manifestieren (R. Valtin 1972), rechtfertigt doch die noch bestehende Unsicherheit, welche Bedeutung einer sensumotorischen Insuffizienz beizumessen ist, ein therapeutisches Eingehen auf den Vollzug visueller, akustischer und taktiler Rezeption, Perzeption und Apperzeption.
Wenn Lovell (in Valtin1973) schreibt, „daß sich unsere Forschung offenbar zu sehr auf das Problem der visuellen Wahrnehmung in Beziehung zum Leseversagen konzentriert hat und zu wenig auf Probleme der auditiven Unterscheidungsfähigkeit und der Integration von opti-

schen und akustischen Stimuli“ (S. 90), so muß diese Feststellung unter Einbeziehung neuerer Forschungsansätze mit Sicherheit dahingehend erweitert werden, daß in künftigen Untersuchungen auch der Dimension der taktilen und der kinästhetischen (Kinästhesie – Bewegungsempfindung) Wahrnehmung und deren Verknüpfung mit visuellen und auditiven Sinneseindrücken (z. B. Auge-Hand-Koordination) mehr Beachtung gebührt. Wenn also auch über den Stellenwert, den visuomotorischen oder akustomotorischen Störungen innerhalb der Diagnose der Legasthenie einnehmen noch Uneinigkeit besteht (s. dazu ANGERMAIER 1970) gibt es doch, belegt durch empirische Arbeiten aus der Erforschung der Grundlagen des Lesens und Schreibens, kaum noch Zweifel daran, daß es sich bei dem Prozeß des Erlernens dieser beiden Techniken um einen Vorgang handelt, der weitgehend auf wahrnehmungsabhängigen Leistungen beruht (GRISSEMANN 1967 und KERN 1970). Zwar gibt es auch hier, in dem Streit: „Auge oder Ohr oder Hand“ Differenzen um das führende Element. (Eine zusammenfassende Darstellung dazu findet sich bei SCHMALOHR 1959.) Es geht dabei jedoch mehr um die Wertigkeit, als um die grundsätzliche Bedeutung der Funktionsfähigkeit der visuellen, auditiven, taktilen sowie kinästhetisch-motorischen Analysatoren. Einmütigkeit darüber, daß Lesen und Schreiben nicht unter Umgehung der genannten psychophysischen Prozesse erlernt werden kann, besteht dagegen. Einem systematischen Training aller am Erlernen des Lesens und Schreibens beteiligten Grundfunktionen, der gezielten Steigerung der Wahrnehmungsfähigkeit, kommt zumindest eine stützende Funktion zu.

Im Widerspruch zu vergleichbaren Ansätzen im amerikanischen Sprachraum, die von einer Art „Schichten-Theorie“ hinsichtlich der Entwicklung des Denkens und Lernens ausgehen, nach der sich die „Phase des Denkens“ über die „perzeptuelle Phase“ aus der grundlegenden „motorischen Phase“ entwickelt (KEPHART 1960, GETMAN 1962) folgen wir dabei eher den Thesen PIAGET's (1969), für den sich eine Kontinuität von den niedrigsten Typen der erkenntnismäßigen und motorischen Anpassung bis hin zu den höchsten Denk- und Lernformen ergibt. (Intelligenz wird so zu einem Gesamtbegriff, der die höhere Organisationsform der Erkenntnisstrukturen bezeichnet, gleichsam der gemeinsame Nenner.)

Dem entwicklungspsychologischen Konzept PIAGET's zufolge, vollzieht sich der Prozeß der zunehmenden Differenzierung und Erweiterung der kognitiven Fähigkeiten als hierarchische Abfolge von Entwicklungsstadien, wobei die früheren Lernerfahrungen die Voraussetzungen für das spätere Lernen bilden. So sind also Wahrnehmungsprozesse immer als die Grundlage kognitiver Leistungen zu interpretieren. Das psychomotorische Training, dessen Übungsinhalte ja immer der Erweiterung des motorischen und perzeptuellen Repertoires dienen, kann also als basales kognitives Training insofern angesehen werden, als damit die Aktivierung des für jeden Lernerfolg erforderlichen „sensumotorischen Unterbaues" (PIAGET, 1969) erreicht wird. Durch die Übungsinhalte, die eine Steigerung der motorischen und perzeptuellen Fähigkeiten der Schüler bewirken, erfolgt eine Stabilisierung und Aktualisierung der „elementaren Intelligenz" (PIAGET 1969) zugunsten höherer Organisationsformen der Erkenntnis. Durch die Variationsmöglichkeit in der Schwierigkeit der Anforderung, die durch den Übungsaufbau programmiert werden kann, stellen die Übungen Lernabfolgen dar (GAGNÉ 1969), in denen zunehmend komplexere Lernprozesse stattfinden.

Eine weitgehende Flexibilität im Anspruch ermöglicht es den Kindern, die Übungen an ihr eigenes Fähigkeitsniveau anzupassen.

Wir erachten das psychomotorische Training in der nachstehend erläuterten Systematik also für basal – grundlegend – in zwei Bereichen: Einmal, indem wir ganz allgemein die Grundlagen des kognitiven Verhaltens erweitern wollen, den Kindern durch die Vergrößerung ihres sensumotorischen Repertoires bessere Ausgangspositionen für die von ihnen geforderten, überwiegend verbalen Schulleistungen zu schaffen. Zum anderen wollen wir durch die Schaffung von Lernsituationen im Bereich der bewußten und unbewußten Sinneswahrnehmung stützend und fördernd in den (bei LRS-Kindern gestörten) Prozeß des Erlernens des Lesens und Schreibens eingreifen.

4.3. Transfer-Theorie und psychomotorisches Training

Abgehoben von den im vorstehenden Abschnitt dargestellten Hypothesen über die Steigerung des Leistungsvermögens im Lesen und Schreiben durch die Förderung der basalen Fähigkeiten ist den Ergebnissen vergleichbarer Untersuchungen zufolge (OLIVER 1958, CORDER 1966, KLAUER 1969 und CRATTY1970), auch damit zu rechnen, daß durch ein unspezifisches psychomotorisches Training generalisierbare Lern-

prozesse einsetzen, die sich positiv auf die „kognitiven Strukturen“ (Foppa 1970) und die Persönlichkeitsentwicklung der Kinder auswirken. Allerdings kann man nach unseren Beobachtungen, die den von Klauer berichteten exakt entsprechen (1969, S. 179) nicht generell davon ausgehen, daß alle Übungen für alle in ihrer Lernfähigkeit beeinträchtigten Schüler gleichermaßen förderlich sind. Wie Einzelanalysen unserer Untersuchungsergebnisse ergeben haben (Bove et. al. 1972), traten bei einem Kinde, das ein fast erethisches Verhalten zeigte, sogar negative Trainingseffekte auf. Es muß also vor der Übungsbehandlung sorgfältig überlegt werden, welchen Voraussetzungen beim Kinde mit welchen Übungsformen und Trainingsprinzipien begegnet werden kann. (Leider fehlen hier noch grundsätzliche empirische Belege darüber, bei welchen Behindertengruppen durch ein bestimmtes Training mit welchen Trainings-Effekten zu rechnen ist.)
Für die Anwendung in der Praxis hat das zur Folge, daß unsere Übungsbehandlung als heilpädagogisch orientiertes Verfahren in ihrer Wirksamkeit sorgsam beobachtet werden sollte. Es ist z. B. noch nicht untersucht, bis zu welchem Lebensalter der Schüler mit diesem Verfahren erfolgsversprechend behandelt werden kann. Unsere Erfahrungen beziehen sich alle auf die Arbeit mit Schülern höchstens vierter Grundschulklassen. In der Legastheniker-Betreuung sollte immer dann, wenn sich bei einem Kinde im Zuge des Trainings zunehmende Desintegrationstendenzen zeigen, von einem weiteren Mitwirken in der Gruppe abgesehen und vielleicht zunächst mit gezielter Einzelbetreuung begonnen werden. Es wird gerade im Zusammenhang mit der Überlegung, welche Mechanismen den beobachteten Leistungsanstieg zur Folge gehabt haben können, deutlich, daß eine Reihe von sachlich wichtigen Fragestellungen noch nicht bearbeitet worden ist. So wird es in Folgeuntersuchungen mit multivariaten Versuchsplänen zu klären sein, ob Leistungsanstiege im Schreiben und Lesen auf die Strukturierung des Trainingsmaterial zurückzuführen sind, neuere Untersuchungen zu den Verursachungsmomenten der LRS (Valtin 1972 und Kossow 1972) legen diese Vermutung vor allem für den Bereich der akusto-motorischen Insuffizienz nahe, oder ob, etwa im Sinne der Anspruchsniveauforschung von K. Lewin, eine generelle Leistungssteigerung durch (psycho)motorisches Training zu erwarten ist. Denkbar – auch als Interpretationsmodell für die in unserer Untersuchung beobachtete unterschiedliche Verbesserung der Rechtschreibleistung innerhalb der beiden

Therapie-Phasen – ist auch, daß beide Transfer-Effekte parallel oder mit zeitlicher Verschiebung wirksam werden. So könnte die rasche, im Vergleich zur Kontrollgruppe signifikante Leistungsverbesserung, die von den Kindern im ersten Abschnitt der Therapie erzielt wurde, Produkt des positiven Bezuges zu den Übungsleitern sein, also auf einem sehr generalisierenden Transfer-Effekt fußen. Der langsamere Anstieg in der zweiten Übungsphase, der nach einer Eltern- und Lehrerbefragung auch über die Dauer der Betreuung hin anhielt (MÜTHER und TILLY 1972), könnte – hypothetisch – auf die langsamer wirkende spezifische Einflußnahme auf die Grundlagen des Schreibens und Lesens zurückzuführen sein. Beide Aspekte haben unmittelbare Relevanz für die Arbeit mit LRS-Kindern. Wenn – wie KLAUER aus seinen Ergebnissen folgert – davon auszugehen ist, daß grundsätzlich jeder Lernprozeß, unabhängig von dem verwendeten Material die intellektuelle (auch schulische?) Entwicklung positiv beeinflußt, reduziert sich die Frage nach den Möglichkeiten der Betreuung legasthener Kinder auf die Herstellung eines möglichst positiven therapeutischen Bezuges zwischen Lehrer und Schüler. Zeigt sich jedoch – und hierfür sind Langzeitbeobachtungen die Voraussetzung – daß die spezifische Einflußnahme auf den Wahrnehmungs- und Reproduktionsprozeß den nachhaltigeren und gesicherteren Erfolg bringt, wird den Inhalten der Übungsprogramme das Hauptaugenmerk gelten müssen.

In bezug auf den gegenwärtigen Kenntnisstand ist der Umstand, daß anders als bei den herkömmlichen Trainingsmethoden in der psychomotorischen Betreuung die Möglichkeit der Berücksichtigung beider Aspekte durch bloße Akzentverschiebung gegeben ist, besonders günstig. Eine weitere Perspektive, die hier nur angedeutet werden kann, liegt im Zusammenhang mit der sogenannten Feldabhängigkeit (WITKIN) und den Untersuchungen von GLICK, PORZEMSKY und WAPNER (zit. nach WIEGERSMA in EGGERT und KIPHARD 1972) darin, daß es möglich sein müßte, bei Kindern mit einer zu großen perzeptorischen Abhängigkeit von direkten Einflüssen oder Wahrnehmungsfeldern durch psychomotorische Lernprozesse einen gesicherten Apperzeptionshintergrund zu induzieren. Der entscheidende Ansatz läge hier wohl in der Verknüpfung perzeptuell-kognitiver Prozesse, die den Transfer in den rein kognitiven Bereich begünstigen.

4.4. Die Lernziele der Übungsbehandlung im affektiv-motivationalen Bereich

In der Diskussion über das, was für Erfolg und Versagen in der Schule von Bedeutung sein könnte, wird der Aussage, daß Motivation eine Schlüsselkategorie für Lernerfolg ist, wohl von keiner Seite mehr widersprochen.

Bei einem Kind, dessen bisherige Schullaufbahn überwiegend aus Mißerfolgen bestand – diese Aussage ist für Legastheniker im allgemeinen generalisierbar – läßt sich in dem Bedingungsgefüge von sozialen Fehlverhaltensweisen und schulischer Minderleistung kaum festellen, was Ursache und was Wirkung ist. So ergibt sich für die Therapie dieser Kinder die Notwendigkeit, ein Übungsprogramm bereitzustellen, das sowohl zum Abbau sozialer Fehleinstellungen als auch zum gleichzeitigen Aufbau von Leistungsmotivation und emotionaler Stabilität geeignet ist.

Lesen und Schreiben sind hochintegrative Vorgänge. Daß in so komplexen Abläufen jegliche Minderung der psychischen Stabilität Störungen und Leistungsversagen begünstigt, ist unmittelbar einleuchtend. Oft sind sogar – besonders, wenn die LRS spät als solche erkannt wird – nicht mehr die Schwere des speziellen Leistungsversagens für die schulische Situation bestimmend, sondern die begleitenden Kontaktprobleme und die gestörte Erlebnisverarbeitung, die sog. Sekundärsymptomatik. Auf die sich daraus ergebenden Konsequenzen in der unterrichtlichen Betreuung legasthener Schüler haben besonders Tamm (1970) und H. und R. Meyer (1971) hingewiesen.

Das schulische Verhalten eines Kindes mit gravierenden Schwierigkeiten im Schreiben und/oder Lesen – so wie sie durch die Bezeichnung „LRS" definiert sind – ist ja in aller Regel dadurch gekennzeichnet, daß dieses Leistungsversagen vom Kind als frustierend empfunden wird. Es reagiert auf diesen Zustand genauso, wie es auch sonst auf Frustrationen reagiert, nämlich mit gesteigerter Abhängigkeit, Aggressivität, regressivem oder neurotischem Verhalten und Angst. Das oberste therapeutische Ziel muß also – vor jeder Erwartung einer Leistungssteigerung – in der psychischen Stabilisierung der Kinder gesehen werden.

Diesem Anspruch soll die Therapie unter drei Aspekten gerecht werden:

1. Die Trainingsinhalte sind so ausgewählt, daß es möglich ist, den psy-

chologischen Aspekt der Spannungsabfuhr und der gezielten Bekräftigung in den Vordergrund zu stellen.

2. Die Therapeutenrolle ist so angelegt, daß Verhaltens- und Erlebnisweisen der Kinder in bezug auf eine Änderung ihrer Gefühle und Wahrnehmungen in Richtung auf weniger Bedrohung und weniger Ängstlichkeit bewirkt wird (Tausch 1970).
3. Durch die situativen Anregungsvariablen, die in Struktur und Material der Übungen begründet sind, geht eine starke intrinsische Motivation aus.

Zu 1: Es ist im Verlauf der Therapie zu erwarten, daß die Kinder mit Freude und Gelöstheit reagieren, wenn sich der Übungsleiter gerade am Anfang ganz intensiv darum bemüht, die Stärken eines jeden Kindes aufzuspüren und es seine Schwächen so vergessen läßt. Bezogen auf die Übungsinhalte bedeutet das zunächst konsequent – vor jeder Leistungsforderung – zum Abbau der resignativen Einstellung „ich kann nichts, ich kann mich mit niemandem messen" zu gelangen. Da lustbetontes Agieren das beste Mittel ist, angehäufte Unlust zu bekämpfen, können wir uns hier die sanierenden Auswirkungen spielenden Übens zunutze machen. Der gesamte Übungsaufbau ist so konzipiert, daß er von den Kindern als Spiel aufgefaßt werden kann und „doch die Aufforderung zu einer sich steigernden Leistung in sich schließt" (Hunger-Kaindlstorfer in Ingenkamp 1967, S. 188). Wir gehen dabei in den Anfangsübungen auf u. U. nicht ganz altersadäquate, vergleichsweise recht einfache Innervationsmuster und auf wenig komplexe Übungsabläufe zurück. Wir tun das einmal, um gewährleistet zu sehen, daß wir von einem schon von allen Kindern der Therapiegruppe erreichten Leistungsplateau ausgehen; zum anderen, weil wir erreichen möchten, daß trotz ständig steigender Schwierigkeit in den Übungen ein Großteil der Kinder die Aufgaben auch gegen Ende der Betreuungszeit noch mit Erfolg leisten kann, so daß das angestrebte Prinzip der positiven Verstärkung durchgängig erhalten bleibt. In den Übungsstunden gibt es immer wieder Situationen, die Kinder durch Mimik, Gestik, Worte oder Handlungen zu ermutigen und es damit gerade den Problemkindern zu ermöglichen, selbst bei auftretenden Schwierigkeiten motiviert zu bleiben, sich nicht auszuschließen und nicht ausgeschlossen zu werden.

Zu 2: Dem gewünschten positiven Beziehungsverhältnis zwischen dem Übungsleiter und den Kindern kommt entgegen, daß bei Kindern dieser Altersstufe die Bewegung dafür ein günstigeres Medium darstellt als die Sprache. So lassen sich die Bemühungen, eine emotional warme und angstfreie Situation herzustellen, leichter realisieren.

Zu 3: Die angebotenen Übungen sind für die Kinder so attraktiv, daß sie wie von selbst mitmachen. Auch wenn sie es anfangs gar nicht wollen, lassen sich die Kinder im Verlauf der Übungsstunden in das Spielgeschehen hineinziehen. Die Aufmerksamkeit der Kinder ist dann so gefesselt, daß sie sich mehr und mehr integrieren und ihre in anderen Situationen üblichen Ängste und Hemmungen vergessen.
Die stets neuen und kindgemäßen Übungsinhalte motivieren vor allem ängstliche und gehemmte Kinder zum Aktivwerden und Handeln. Aber auch die mißerfolgsgewohnten hyperaktiven Kinder können es in der offenen und entspannten Spielatmosphäre leichter als in anderen sozialen Situationen wagen, sich dem Risiko des Handelns auszusetzen, ohne Mißerfolg, Ärger, Unannehmlichkeit oder Spott fürchten zu müssen. Aus dem Zusammenwirken von Übungsangeboten, deren spielerisch-sportliche Form die Kinder zu lustbetonter Ausführung motivieren und einem therapeutischen Verhalten des Übungsleiters, das vor allem dadurch gekennzeichnet ist, daß er die Leistungen der Kinder lobt, ermutigende Hilfen und Anweisungen gibt – sich insgesamt partnerschaftlich verhält – entwickelt sich in den Kindern über das Bewußtsein eigener Leistungsfähigkeit eine Steigerung des Selbstbewußtseins und des Selbstvertrauens. So kann es gelingen, auch in den negativ besetzten und blockierten Bereichen des schulischen Lernens neue Leistungsmotivationen aufzubauen.

4.5. Exkurs: Physiologische und neurologische Modellvorstellungen

Die bedeutsame Rolle der psychomotorischen Aktivität in der Entwicklung des Kindes findet in der Psychologie zunehmend Beachtung. Sie ist in einigen Theorien schon integraler Bestandteil der Entwicklungskonzepte (Hurlock 1971, Piaget 1969). Dabei handelt es sich fast immer um deskriptive Erklärungsmodelle, die, sofern sie empirisch sind, auf der Beobachtung des Verhaltens während unterschiedlicher Entwicklungsabschnitte beruhen. Schlüssige – vor allem empirisch überprüfte – Theorien über das, was während der Entwicklung eines Kindes beim Lernen an nervösen Prozessen im Organismus abläuft, liegen z. Zt. noch nicht vor. Bei dem gegenwärtigen Kenntnisstand wären auch alle Hypothesen, die sich auf eine neuro-physiologische Modellvorstellung, z. B. bei der Erklärung der Phänomene „Rechtschreiben" und „Lesen" beziehen, nur Spekulation.

Die für unsere Fragestellung relevanten Theorien und Forschungsansätze aus dem amerikanischen Sprachraum – vorrangig wäre in diesem Zusammenhang wohl die Theorie der „neurologischen Integration" zu nennen, wie sie von DOMAN und DELACATO vertreten wird – gehen als „Hirntrainingslehren" auch mehr oder weniger unspezifisch von der Annahme aus, daß es aufgrund der Integration der neurologischen Prozesse unmöglich ist, eine Gehirnfunktion zu trainieren, ohne damit bis zu einem gewissen Grad auch sämtliche anderen positiv zu beeinflussen.

Die aufgrund physiologischer Forschung als gesichert anzusehende Tatsache, daß häufiger Gebrauch die Durchgängigkeit der synaptischen Zellverbindungen im menschlichen Gehirn steigert, Nichtgebrauch sie dagegen herabsetzt (ECCLES, zit. nach REIN/SCHNEIDER 1956), wird von KIPHARD (in EGGERT und KIPHARD 1972) unter Berufung auf GLEES und LEACH (zit. wie oben) zur Begründung eines Hirnreife-Trainings herangezogen. Danach kann durch gezielte sensumotorische Stimulation das Gehirn sowohl funktionell als auch in seiner chemischen und physiologischen Struktur so beeinflußt werden, daß damit eine erhöhte Leistungsfähigkeit erreicht wird. KIPHARD geht dabei allerdings überwiegend von der Arbeit mit hirngeschädigten Kindern aus, bei denen nicht so sehr die Frage gerichteter Einflußnahme auf bestimmte Intelligenz- oder Schulleistungsdimensionen im Vordergrund steht, sondern vielmehr die Möglichkeit, Behinderten im Aufbau und Verlauf allgemeiner Lernprozesse wirksam Hilfen geben zu können. Die Frage, ob diese Möglichkeiten auch bei hirngesunden und vor allem älteren Kindern besteht, ist noch offen. Ebenfalls offen ist auch die Frage, wie spezifisch in der Wirkung dieses Hirntraining sein kann, ob man davon auszugehen hat, daß sich damit nur sehr generalisierende „Weckreize" hervorrufen lassen oder ob es möglich ist, damit einen gezielten Anstieg kognitiver Fähigkeiten einzuleiten.

Neben dieser Ungewißheit über Transferierbarkeit und spezielle Anwendbarkeit besteht noch Uneinigkeit darüber, bis zu welchem Lebensalter der Kinder ein solches Training unter der Hypothese, strukturverändernd eingreifen zu können, von den physiologischen Voraussetzungen her gegeben ist.

4.6. Der systematische Aufbau des Trainings

Der ursprüngliche Übungsplan für die Betreuung der legasthenen Schüler in den beschriebenen Therapie-Phasen lehnte sich, einem Ansatz KIPHARDS folgend (EGGERT und KIPHARD 1972) an ein kybernetisches Schema des Zentralnervensystems an. Unter der Hypothese, in einem sich selbst regulierenden Rückkoppelungskreis von sensorischem „input", „kognitiver Dekodierung" und motorischem „output" durch Training im Bereich der Sensorik und Motorik einen kognitiven Leistungsanstieg bewirken zu können, waren die Übungen sowohl auf Steigerung der Wahrnehmungsfähigkeit als auch auf Verbesserung des allgemeinen Bewegungsverhaltens ausgerichtet.
Wenn sich in dem Trainingsplan, der der Zusammenstellung der folgenden Übungen zugrunde liegt, als Trainingsrichtung nur noch die Leistungssteigerung der bewußten und unbewußten Sinneswahrnehmung findet, so hat das seinen Grund einmal in dem erläuterten, im Zuge der Erprobung des Therapieverfahrens entwickelten, neuen theoretischen Ansatz. Die „input-output"-Theorie erwies sich dabei als empirisch zu wenig abgesichert und mit neueren Erkenntnissen aus Neurologie und Physiologie zunehmend schwerer in Einklang zu bringen. (Es sei denn, man argumentiert vom Standpunkt eines kompromißlosen Behaviorismus aus und sieht im Zentralnervensystem lediglich die „black box".) Weiterhin war nach dem ersten Plan die Aufstellung der Übungen dadurch sehr erschwert, daß sich eine systematische Trennung zwischen Übungen für den Bereich der Sensorik und den Bereich der Motorik als fast undurchführbar erwies. Beim Training selbst zeigte es sich dann immer wieder, daß es sensorische Vollzüge ohne tragende Motorik genauso wenig gibt, wie es unmöglich ist, koordiniertes Verhalten ohne sensorische Kontrolle bewirken zu wollen. Eine sinnvolle Trennung beider Bereiche war also nicht gerechtfertigt. So wurde für den neuen Übungsaufbau nur die Unterteilung der Sensorik in Adressaten der unbewußten und der bewußten Sinneswahrnehmung übernommen, die Motorik hat hierbei neben ihrer Trägerfunktion noch die Aufgabe,

als Kontrolle für den Ablauf der sensorischen Prozesse zu dienen. Die Übungen sind so zusammengestellt, daß abwechselnd großräumige und großmuskuläre und kleinräumige und feinmotorische Bewegungsabläufe gefordert sind.
Die Tatsache, daß mit dem vorliegenden Übungsprogramm praktische und sehr konkrete Anregungen für die Betreuung von legasthenen Grundschülern gegeben werden, bedeutet nicht, daß damit ein verbindliches und starres Konzept für die unreflektierte Anwendung und Reproduktion gegeben ist. *Keine Methode und kein Programm ist ein Allheilmittel, das bei allen Kindern in gleicher Weise wirksam ist.* Neben den möglichen Gefahren, auf die unter 2.3 hingewiesen wurde, bedeutet eine rein mechanische Übertragung auf andere Kindergruppen, daß der Lehrer sich und die Kinder in bezug auf die Kreativität ungerechtfertigt einengt. Das Programm erlaubt und erfordert durch die Ausarbeitung verschiedener Trainingsprinzipien Variationen des Übungsaufbaus und die Bildung von Übungsschwerpunkten je nach Erscheinungsbild der LRS und der begleitenden und verursachenden Symptome. Je individueller der Übungsleiter von den angebotenen Möglichkeiten Gebrauch macht, um so wirkungsvoller wird seine Hilfe sein. Durch den starken Aufforderungscharakter der Geräte und Spielsituationen ergeben sich für die Kinder Anregungen, die eine größere Zahl von Lösungen einer bestimmten Aufgabe herausfordern.
Nimmt man für die zusammengestellten Übungen, bei denen fast immer die Möglichkeit, sie zu verlieren mit angegeben ist, eine durchschnittliche Übungsdauer von fünfzehn Minuten an, so deckt das Programm bei wöchentlich drei Schulstunden einen Betreuungszeitraum ab, der einem Schuljahr entspricht (40 Wochen). Für einen halbjährigen Intensivkurs reicht das Angebot für täglich eine Übungsstunde.

4.7. Die Trainingsrichtungen

Im Bereich der Sensorik gibt es zwei Arten sensibler Rückkoppelung: exterozeptive und propriozeptive (letztere auch als introzeptiv oder kinästhetisch bezeichnet). Während man unter den Exterozeptoren – den Außenreizempfängern – diejenigen Sinneszellen oder Gruppen von Sinneszellen zu verstehen hat, die durch außerhalb des Körpers ablaufende Ereignisse gereizt werden, liegen die Propriozeptoren – die Innenreizempfänger – im Innern des Körpers und steuern Vorgänge der weitgehend unbewußten Wahrnehmung. Mit den Übungen sollen beide Gruppen, Innenreiz- und Außenreizempfänger, gleichermaßen angesprochen und stimuliert werden. Dabei geht es, obwohl der Trainingsplan die Möglichkeit enthält, sehr gezielt Wahrnehmungs- und Bewegungsverhalten zu involvieren (z. B. indem schreibmotorische Vollzüge großflächig ausgeführt werden), überwiegend um die Entwicklung und Förderung eines mehr fundamentalen Vermögens der Kinder. Geht man hier von den Begriffen „ability“ und „skill“ aus, die FLEISHMAN (zit. nach WIEGERSMA in EGGERT und KIPHARD 1972) in diesem Zusammenhang gebraucht, wobei er mit „ability“ „eine mehr fundamentale Disposition für eine Gruppe von Aktivitäten“ definiert (S. 116), während „skill“ im Zusammenhang mit dem Verrichten einer bestimmten Aufgabe die spezifische Fähigkeit meint, so liegt die Priorität im Programm eindeutig in der Verbesserung der „ability“.

Trotz einzeln angehbarer Zielgruppen, den sensorischen Systemen, ist der übergreifende Zweck der Übungen immer die Integration von Wahrnehmung, Bewegung und Sprache. Sprache und Wahrnehmung entwickeln sich in wechselseitiger Beziehung zueinander: Perzeptives und apperzeptives Training begünstigen die Bildung neuer Begriffe, und diese regen eine differenziertere sprachliche Ausdrucksweise an. Damit aber apperzipiert werden kann, muß der entsprechende sprachliche Ausdruck für einen Begriff, eine Handlung oder eine Beziehung vermittelt worden sein. Sprache verdeutlicht die Eindrücke eines Kindes, stabilisiert sie und gibt ihnen Bedeutung. Gegenwärtig gemachte Erfahrungen können somit früher gewonnenen verglichen, Klassifizierungen vorgenommen und Oberbegriffe gebildet werden (FOSTIG 1972).

Von daher, aber auch aufgrund der neueren Ergebnisse der LRS-Forschung (KOSSOW 1972), wäre die Einbeziehung einer Trainingsrichtung „Sprache“ durchaus gerechtfertigt gewesen. Für die Durchführung eines solchen Trainings, wenn es qualitativ dem Training der anderen Adressaten hätte entsprechen sollen, wären dann aber besonders ausgebildete Fachkräfte erforderlich und das gesamte Training nicht mehr so universell einsetzbar gewesen.

Um der Enge des Zusammenhanges zwischen dem vorgesehenen Training und dem Bereich der Sprachentwicklung dennoch Rechnung tragen zu können, wurde ein für alle Übungen bestimmendes Kriterium die Verbalisierung der Übungsabläufe entweder durch den Übungsleiter selbst oder durch die Kinder, indem sie stets aufgefordert waren zu beschreiben, was sie gerade ausführten oder erlebten. Der Übungsleiter konnte so jede Gelegenheit nutzen, Sprach-, Wahrnehmungs- und motorisches Training im Sinne einer gegenseitigen positiven Beeinflussung zu integrieren.

4.7.1. Kinästhetische Stimulierung

Ein Trainingsprogramm mit dem Ziel der Sensibilisierung des Sensoriums kann selbstverständlich nicht auf das Training der bewußten Sinneswahrnehmung beschränkt sein. Kognitiv effektive Wahrnehmungs- und Vorstellungsprozesse erfordern auch das Einbeziehen des Bereiches der Wahrnehmung, die ihre Information nicht aus der Außen- und Umwelt bezieht, sondern aus dem Organismus selbst. PAWLOW und seine Schüler konnten experimentell nachweisen, daß es im Stellungs-, Kraft- und Lagesinn wichtige innere Analysatoren gibt, die über kinästhetische Reize das Zentralnervensystem (ZNS) ständig über Muskel- und Gelenkbewegungen informieren und so eine wichtige Voraussetzung für koordiniertes Bewegungsverhalten darstellen. Diese körpereigenen Empfindungen sind auch die Grundlagen für eine angemessene Kenntnis des eigenen Körpers, das sogenannte Körperschema, für eine ungestörte Lagewahrnehmung in bezug auf die Hauptrichtungen der Umgebung, vor allem zur Vertikalen, den Gleichgewichtssinn, und für die Orientierung des Organismus zu den räumlichen Beziehungen seiner Umwelt. Darüber hinaus weisen PIAGET und die „Genfer Schule“ darauf hin, daß sich der kognitive Vorgang des Erkennens und Dekodierens eng an das propriozeptive Empfinden der eigenen Motorik anlehnt (Nach SPITZ 1972[3], S. 356).

4.7.1.1. Das Körperschema

Der Begriff des Körperschemas in der hier gemeinten Auffassung umfaßt nicht nur, wie etwa bei FROSTIG (1972), die zwischen Körperschema, Körperbegriff und Körperimago unterscheidet, eine Art völlig unbewußten Koordinationssystems, in das unentwegt Meldungen über die wechselnden Stellungen der einzelnen Glieder zueinander und zum Körperganzen eingehen, sondern bezeichnet als Bewußtsein des eigenen Körpers einen aufgrund multipler sensorischer Wahrnehmung zustandegekommenen kognitiven Prozeß. Dieses, den eigenen Körper als begrenzt und deutlich von der Umgebung unterschieden zu erleben, bezeichnet FISHER (zit. nach WIEGERSMA) als „Body Boundary". CRATTY (1971) sieht in dem Körperschema als der „bodily platform" einen wichtigen Bezugspunkt für zielgerichtetes Bewegungsverhalten. Die Übungen dieses Trainingsabschnitts sollen den Kindern über die Kenntnis von Funktionen verschiedener Körperteile, durch die Konzentration auf bestimmte Bereiche des Körpers und durch die Erfahrung von Bewegungs- und Stellungsmöglichkeiten zu einem größeren Verständnis ihrer eigenen Körperlichkeit verhelfen.

4.7.1.2. Gleichgewichtshaltung

Stand bei den Übungen des vorstehenden Bereichs die Körpererfahrung im Mittelpunkt, geht es bei den Trainingsabläufen zur Steigerung des Gleichgewichtssinns mehr um die Schulung des Lage- und Bewegungsgefühls. Bei den Körperlage- und Bewegungswahrnehmungen spielen neben den Propriozeptoren im Labyrinth des inneren Ohres (Bogengänge, Schnecke, Utriculus und Sacculus, zusammenfassend Vestibularapparat genannt) auch Halte- und Stellreflexe eine Rolle. Daneben greift auch das optische System in die Regelung der Körperstellungen ein. Erst aus dem Zusammenwirken vestibulärer, halspropriozeptiver und anderer somato-sensibler Afferenzen und optischer Steuerung entwickelt sich die Fähigkeit, aufrecht stehen und sich bewegen zu können. Die Halte- und Stellfunktionen gewährleisten so nicht nur einen sicheren Stand, sie bilden auch die Ausgangsposition für die aktive Zuwendung und die Fortbewegung im Raum.

4.7.1.3. Raum-Lage-Orientierung

Bei den Übungen zum Körperschema und zur Gleichgewichtshaltung geht es um einen Vorgang der Introspektion, des Bewußtwerdens innerorganismischer Zustände oder der Empfindung eines nicht weiter reduzierbaren Erlebnisses eines einwirkenden Reizes oder Reizmusters (nach ROHRACHER). Dagegen handelt es sich bei dem Training der Raum-Lage-Orientierung um ein In-Beziehung-Setzen von Gegenständen entweder zu sich selbst – dem Wahrnehmen also – oder zweier oder mehrerer Gegenstände zueinander. Zumindest räumlich steht eine Person ja immer im Zentrum der eigenen Welt und nimmt alle Dinge ihrer

Umwelt in Relation zu sich selbst als hinter, vor, über, unter oder seitlich von sich auf. Ein wichtiger Bestandteil dieser Übungskategorie ist die Klärung und Sicherung der Rechts-Linksbeziehung, nicht, wie in den Übungen zum Körperschema am eigenen Körper, sondern im überwiegend dreidimensionalen Raum in Bezug zum eigenen Körper. Übungen, die zweidimensional die Raum-Lage-Bezeichnungen „innen – außen, davor – dahinter, darunter – darüber, rechts – links" trainieren, helfen den Kindern eventuell bei der im Lesen und Schreiben geforderten optischen Analyse und Differenzierung.

4.7.2. Das Training der bewußten Sinneswahrnehmung

Es bedeutet sicher keine ungerechtfertigte Generalisierung, wenn gesagt wird, daß der Wahrnehmungsprozeß während des ganzen Lebens eng mit der Sprache, dem Denken und dem Gedächtnis verbunden ist. Wenn sich nun, wie oben dargelegt, diese Beziehung selbst für den Bereich der kinästhetischen Wahrnehmung unschwer nachweisen läßt, wird die beim Menschen, als vorwiegend außengeleitetem Wesen, in bezug auf die Funktion der sogenannten „höhreren" Sinne wie Sehen, Hören, Tasten noch eindeutiger sein.
Erfahrungen aus der Arbeit mit behinderten Kindern, bei denen sich durch eine sensorische Behinderung eine Störung der Wahrnehmungsprozesse und damit eine Einschränkung der Informationsaufnahme nachweisen ließ, haben gezeigt, daß es notwendig ist, zwischen Empfindung (sensation) und Wahrnehmung (perception) zu unterscheiden. KIPHART spricht von „peripher-organischen" Sinnesbehinderungen, wenn Störungen in den sensorischen Empfangsorganen der Peripherie vorliegen (in EGGERT und KIPHARD 1972, S. 18). DECKER (wie vorstehend, S. 83) bezeichnet den gleichen Tatbestand in Anlehnung an den französischen Sprachgebrauch als „sensorischen Mangel" und hebt ihn von hypothetischen Anomalien der Wahrnehmung ab, die er „psychomotorische" Störungen nennt. Bei KIPHARD entspricht das den „intermediär-organischen Sinnesbehinderungen", denen er funktionelle Reizleitungsstörungen zu den Wahrnehmungs- und Vorstellungsfeldern der Hirnrinde zugrunde legt. In unserem Übungsaufbau haben wir dieser Zweiteilung Rechnung getragen. Für die visuellen, akustischen und taktilen Analysatoren werden unter der Bezeichnung „funktionelles"

Training“ und „Wahrnehmungstraining“ unterschiedliche Übungen angeboten. Es muß aber gesagt werden, daß die Übungen nicht für die Behandlung organischer oder funktioneller Sinnesdefekte vorgesehen sind; das ist sicher *immer* Sache eines entsprechenden Facharztes. In unseren Übungen geht es um die Verbesserung der Funktionsfähigkeit als der quantitativen Seite des Wahrnehmungsprozesses und die Leistungssteigerung der Perception als dem qualitativen Aspekt.

Die Übungsleiter sollten sich in der Planung ihrer Übungsstunden darum bemühen, gerade am Anfang des Trainings eine Reizüberflutung und Dauerberieselung mit akustischen, visuellen und taktilen Eindrücken zu vermeiden und lieber eine Reizauslese in Form gezielt gesetzter Angebote treffen.

In dem Trainingsplan finden sich nur Übungen zu den Bereichen der optischen, akustischen und taktilen Wahrnehmung, olfaktorische und gustatorische Differenzierungsübungen schienen uns auf der Altersstufe der zu betreuenden Kinder nicht mehr angebracht und von daher zu wenig effizient.

4.7.2.1. Visuelle Wahrnehmung

In dem von Doman und Delcato entwickelten Hirnreifemodell, auf das weiter oben schon eingegangen wurde, hat das Training der visuellen Wahrnehmung seinen besonderen Stellenwert dadurch, daß es in enger Verknüpfung mit der Hypothese des gehäuften gemeinsamen Auftretens von Linkshändigkeit, Linksäugigkeit und gekreuzter Hemisphärendominanz und Leseschwäche gesehen wird. Nach Doman (1967) stellen sich Leseschwächen unausweichlich immer dann ein, wenn sich das dominante Auge nicht auf der auch bei Hand- und Fußbewegungen bevorzugten Seite des Körpers befindet. Abgesehen davon, daß sich für diese Theorie keine statistisch abgesicherten Beweise finden ließen, ist die daraus resultierende Behandlungsmethode, wenn nicht vom ärztlichen, so doch ganz sicher vom pädagogisch-therapeutischen Standpunkt aus eher abzulehnen.

Doman empfiehlt, nach der Feststellung der Lateralitätspräferenzen alle Aktivitäten ausschließlich auf die dominante Körperseite zu konzentrieren und die jeweils subminanten Augen, Hände und Füße total ruhig zu stellen. Und das unabhängig davon, ob sie vor der Festlegung auf Rechts- oder Linksseitigkeit, bei vielleicht gekreuzter Dominanz

gerade das führende Organ waren. In diesem Fall geht er sogar so weit, die Ruhigstellung durch Armschlingen, Augenklappen und Änderung von Gewohnheiten erzwingen zu wollen. Darüber hinaus soll im Umstellungszeitraum auch jegliche tonale Aktivität konsequent unterbunden werden.
Von diesen Ansatz hebt sich das hier angebotene visuelle Trainingsprogramm in zwei entscheidenden Punkten ab. Zum einen geht es uns, besonders beim Augenfunktionstraining, auf keinen Fall darum, in eingeschliffene sensomotorische Vollzüge *ändernd* eingreifen zu wollen; wir meinen, daß auch das wieder im Bedarfsfall Sache eines Facharztes ist. Unser Ziel ist hier vielmehr die bessere Verfügbarkeit der okulomotorischen Vollzüge des monokularen und binokularen Zielverfolgens und Konvergierens, völlig unabhängig davon, welches das dominante und welches das subdominante Auge ist. (Die Kinder beginnen die Übungen stets mit dem von ihnen bevorzugten Auge!) Daß wir dabei ganz bewußt Sinnesreize kinästhetischer, akustischer und taktiler Art zur Verstärkung des Erlebniseindruckes herbeiziehen, ist der zweite Punkt, der uns von DOMANS Training trennt. Besonders deutlich wird diese Reizintegration im Bereich des optischen Wahrnehmungstrainings (Perception), bei dem die optognostischen Übungen, die Such- und Sortieraufgaben, die einen Leistungsanstieg in der visuellen Diskrimination bewirken sollen, immer begleitet sind von verbalen, tonalen oder motorischen Reaktionen der Kinder.

4.7.2.2. Akustische Wahrnehmung

Die Bedeutung des akustischen Wahrnehmungsvermögens für den Menschen zeigt sich z. B. daran, daß Taubstumme im allgemeinen wesentlich schwerere psychische, u. U. noch intellektuelle Störungen aufweisen als Blinde. Nicht nur, daß sie in der sprachlichen Kommunikation, einer spezifisch menschlichen Eigenart, so behindert sind, daß ihnen der Aufbau zwischenmenschlicher Beziehungen bedeutsam erschwert wird, macht das Wesen ihrer Behinderung aus, ihnen bleiben auch ganze Signalsysteme nicht-verbaler Kommunikation mit einer Vielzahl von Informationsmöglichkeiten verschlossen. Gerade der letztgenannte Umstand scheint entscheidend zur Isolation der Taubstummen beizutragen.
Es ist also zu erwarten – auf die besondere Bedeutsamkeit in der Betreuung legasthener Schüler wurde oben schon hingewiesen – daß über die

Verbesserung des Hörvermögens den Kindern Hilfen gegeben werden können, mit der sie umgebenden Welt zunehmend vertrauter zu werden. Sie werden mit neuen Erfahrungen ausgestattet, die sie mit verbalen Bezeichnungen in Verbindung bringen können. Durch Erhöhung der Leistungsfähigkeit der Wahrnehmung steigt so die sprachliche Leistungsfähigkeit; beides gemeinsam kann nur eine fördernde Wirkung auf in der Schule geforderte Denk- und Lernprozesse haben.
Bei den akustischen Übungen gibt es wieder zwei Schwerpunkte: Ein Teil der Aufgaben beschäftigt sich mit dem funktionalen Zusammenhang von physikalischem Reiz und akustischer Wahrnehmung (Erkennen von Ton-Volumen, Klangfarbe, Ton-Frequenz, Tondauer). Das ist der mehr quantitative Aspekt des Hörens; Übungen hierfür finden sich unter der Rubrik „Funktions-Training". Die psychologische Seite des Höraktes, das qualitative Hören, wird durch Übungen unter der Überschrift „Wahrnehmung" abgedeckt. Hier handelt es sich um die bewußte Geräuschidentifizierung mit allgemein akustischen, tonalen und verbalen Elementen.
Die Enge des Zusammenhanges aller Bereiche der Sensorik wird wieder durch die Koppelung der akustischen Phänomene mit optischen und taktilen Sinneseindrücken betont.

4.7.2.3. Taktile Wahrnehmung

„Sinnesempfindungen und Wahrnehmungen bilden die Grundlage und Voraussetzung für die rationale Erkenntnis, für das Denken mit Hilfe der Sprache" (MEINEL 1972, S. 260). Daß daran aktive und passive taktile Vollzüge einen nicht unbeträchtlichen Anteil haben, macht schon unsere Sprache sinnfällig deutlich. Nicht umsonst sagt man von jemandem, dem ein Sachverhalt einsichtig geworden ist, er habe es „begriffen". In allmählichen Aufbau der kindlichen Wahrnehmungs- und Begriffswelt könnte sich die Erkenntnis z. B. darüber, was die Begriffe „hart" oder „weich", „glatt" oder „rau", „eckig", „kantig" oder „abgerundet", „leicht" oder „schwer" inhaltlich bedeuten, nur schwer ohne das Begreifen, Behandeln und Bewegen mit den Händen durchsetzen. Die Grundschulmethodik trägt dem Rechnung, indem immer wieder darauf hingewiesen wird, daß sich Lernprozesse am leichtesten durch den handelnden Umgang mit dem Übungsmaterial einleiten lassen.
In unserem taktilen Wahrnehmungstraining haben wir die organisierten sensorischen Erlebnisse auf den Bereich der Haptik beschränkt. Die Auf-

gaben dienen als Funktionstraining der Handgeschicklichkeit. Dabei wird allerdings wieder im Sinne von „ability“ und „skill“ den grundlegenden alternierenden bimanuellen Koordinationsbewegungen der Vorzug der spezifischen feinmotorischen Bewegungsaufgaben gegeben. Die Schulung der Wahrnehmungsfähigkeit dient dem aktiven Erkennen haptischer Gestalten und Qualitäten. Auf die Einbeziehung somästhetischer Wahrnehmung haben wir fast ganz verzichtet, weil sich hier wieder sehr die Frage nach der Altersangemessenheit der Übungen stellte.

4.8. Die Trainingsprinzipien

Neben den primären Symptomen der Legasthenie, dem mehr oder weniger isoliert von anderen Schulleistungsschwächen auftretenden Versagen im Lesen und/oder Rechtschreiben, werden von zahlreichen Autoren (s. dazu INGENKAMP, Hrsg. 1967) eine Reihe von sogenannten Folge-, Begleit- oder Sekundärsymptomen genannt. Ohne hier darauf eingehen zu können, was dabei Ursache oder Folgeerscheinung ist, kann festgestellt werden, daß das Bild des Legasthenikers, wie es sich Lehrern und Eltern darstellt, davon bestimmt ist, daß sich in aller Regel neben dem eigentlichen Leistungsversagen auch Verhaltensweisen zeigen, die mit reduziertem Arbeitstempo, wenig positiver Arbeitshaltung, emotionaler Labilität, motorischen Störungen (im Sinne unkoordinierter und ungesteuerter Bewegungsimpulse) und gestörtem oder beeinträchtigtem Konzentrations- und Durchhaltevermögen beschreibbar sind.
Da unser Training die Verbesserung der schulischen Situation der betreuten Kinder bewirken soll, ist es unmittelbar einleuchtend, daß wir neben dem Versuch symptomorientiert zu therapieren (s. basales Training), auch bemüht sein müssen, die störenden Begleiterscheinungen abzubauen. Dabei geht es nicht um die Beseitigung der Probleme durch völlige Anpassung; wir wollen vielmehr erreichen, daß die Kinder über motorische und sensorische Übungsabläufe Modelle von Verhaltensweisen entwickeln, die es ihnen erlauben, die in ihnen selbst liegenden Steuerungs- und Regelmechanismen im Sinne einer konfliktfreieren Umweltbeziehung einzutreten.
Auch für die nachstehend einzeln näher erläuterten Trainingsprinzipien gilt übergreifend, daß trotz gegebener Regel immer noch genügend freier Raum für individuelle Lösungen bleiben muß.

4.8.1. Behutsamkeit und Geschicklichkeit

In der Bewegungslehre wird vielfach eine begriffliche Trennung zwischen Geschicklichkeit und Gewandtheit vorgenommen (MEINEL 1972), wobei mit Geschicklichkeit die gute Koordiniertheit feinmotorischer Bewegungen, z. B. der Hand und der Finger, gemeint ist, während mit Gewandtheit die ausgewogenen, gutkoordinierten Bewegungen der Gesamtmotorik bezeichnet werden.

In unserem Zusammenhang steht der Terminus „Geschicklichkeit“ für beide Sachverhalte. Die Übungen dieses Trainingsprinzips sind dadurch charakterisiert, daß sie alle eine große Gebremstheit und Verhaltenheit der Bewegungsführung erfordern. Physiologisch geschieht das durch gleichzeitige Anspannung von Agonisten und Antagonisten, so daß jede Bewegung jederzeit gebremst und gehemmt werden kann. Damit ist zugleich auch eine Voraussetzung für behutsames Umgehen mit sich und den Dingen seiner Umwelt gegeben.

Psychologisch stehen diese Übungen unter der Überschrift „Von der Unbeherrschtheit zur Selbstkontrolle“. Dabei wird davon ausgegangen, daß Selbstbeherrschung als Voraussetzung für sozial angepaßte Verhaltensweisen bis zu einem gewissen Grade trainierbar ist. „Selbstbeherrschung beginnt mit der Bewegungsbeherrschung und ist nur über diese zu erreichen“ (KIPHARD 1970, S. 47).

Das Übungsmaterial ist so strukturiert, daß es den Prinzipien von Selbstkorrektur und Selbstlenkung entgegenkommt. Wir wollen so versuchen, Selbststeuerungs- und Selbstbeherrschungskräfte in den Kindern zu aktivieren. Die Übungen aus dem Trainingsbereich „Behutsamkeit und Geschicklichkeit“ sind innerhalb der Legasthenikerbetreuung besonders für die Schüler geeignet, die durch motorische Unruhe und mangelnde Selbstkontrolle auffällig sind.

4.8.2. Konzentration und Reaktion

In dieser Arbeit wurde wiederholt dargestellt, daß der Schulerfolg eines Kindes nicht allein von seiner intellektuellen Ausstattung abhängt (die sich wiederum nur aufgrund ungestört ablaufender Wahrnehmungsprozesse aktualisieren kann), sondern daß eine Reihe psychischer Faktoren im Sinne von konzentrativer Zuwendung, positiver Einstellung,

Interesse, Motivation, eine mindestens ebenso bedeutende Rolle dabei spielen.

Die Erziehung zu einer konzentrierten und beharrlichen Arbeitsweise nimmt in der Unterrichtspraxis einen breiten Raum ein; bei Schulen, deren Schülerpopulation sich aus behinderten oder vorbelasteten Kindern zusammensetzt, sogar in erhöhtem Maße. Der Schlüssel zum Erfolg jeder Art von Konzentrationsschulung liegt in dem vom Übungsmaterial ausgehenden Aufforderungscharakter, der Lernmotivationen bewirkt. Die Schwierigkeit, sich zu konzentrieren, wird dabei überwunden, indem irrelevante Reize reduziert – ein interessierter Schüler sieht nicht gelangweilt aus dem Fenster – und relevante Stimuli besonders gefördert werden.

Im Bereich des psychomotorischen Trainings ist es bei einiger Phantasie nicht besonders schwer, das Übungsziel, die Aufgabenstellung oder die Wettkampfsituation so zu gestalten, daß sie für die Kinder attraktiv sind und zur Bewältigung geradezu herausfordern. Der Sinn unseres Ansatzes liegt nun darin, daß wir so Verhaltenseinheiten festigen. Der Begriff der Verhaltenseinheit ist in der Lernpsychologie ja dadurch definiert, daß bestimmte Einstellungen und Verhaltenscharakteristika auch bei variablen Inhalten oder Tatbeständen invariant bleiben. Wir erwarten also einen Transfer der gesicherten Verhaltenseinheit „konzentrative Zuwendung“ in den Bereich des allgemeinen schulischen Verhaltens.

Die Steigerung der Reaktionsschnelligkeit ist der sensorisch-kognitive Aspekt dieses Trainingsprinzips. Die Kinder sollen lernen, auf bestimmte sensorische Reize in angemessener Zeit adäquat zu reagieren. Übungsleiter, denen die Betreuung konzentrationsschwacher, besonders langsam reagierender Legastheniker obliegt, sollten vermehrt Übungen dieses Trainingsprinzips durchführen lassen.

4.8.3. Simultan- und Gesamtkörperkoordination

Die Gleichzeitigkeit verschiedener Sinnesempfindungen ist ein konstantes Merkmal menschlichen Verhaltens. So machen auch die meisten Übungen zum Training der bewußten Sinneswahrnehmung die Integration kinästhetischer Erfahrung in die visuelle, auditive oder taktile Wahrnehmung schon durch die dabei auftretenden motorischen Vollzüge erforderlich. Die kinästhetischen Reize wirken dann entweder verstärkend (Richtungshören, Augenmuskelbewegung) oder durch die Gleichartigkeit der Empfindungen stabilisierend auf das jeweilige Reizmuster ein.

Wir haben nun Übungen unter dem Trainingsprinzip „Simultan- und Gesamtkörperkoordination" zusammengestellt, die über diesen mehr oder weniger unbewußt ablaufenden Prozeß der Reizkoppelung hinaus das bewußte Zusammenwirken von zwei oder mehr sensorischen Systemen untereinander oder kombiniert mit motorischen Handlungen erfordert. Ein für alle diese Übungen bestimmendes Kriterium ist die bewußte Kontrolle der Bewegungsabläufe durch das Sensorium oder die gezielte Assoziation zwischen auditiven, visuellen oder taktilen Stimuli. Aufgaben dieser Kategorie scheinen uns, durch die darin enthaltene Möglichkeit durch koordiniertes Wahrnehmungs- und Bewegungsverhalten den Übungserfolg selbst steuern zu können, besonders für den Abbau von Gehemmtheit und Ängstlichkeit, des Gefühls des dauernden Leistungsversagens geeignet zu sein.

Diese Übungen sind besonders für den Legastheniker-Typ geeignet, der dadurch auffällig wird, daß er hilflos den Situationen gegenübersteht, in denen von ihm die Strukturierung eines Handlungsablaufs gefordert ist. Beispiel: Der Lehrer gibt die Anweisung, welche Arbeitsunterlagen gebraucht werden, welche Aufgaben zu erfüllen sind in Form einer Handlungssequenz: Holt raus, schlagt auf, arbeitet mit, achtet auf, usw. Während die Klasse schon arbeitet, ist der von uns gemeinte Legastheniker noch dabei, den ersten Teil des Auftrags zu erfüllen. Typisch für diese Kinder ist das totale Versagen bei allen Gruppen-Ballspielen, die dort geforderte Einstellung auf schnell wechselnde Situationen, stellt die beschriebene Überforderung dar. Diese Schüler sind weiterhin dadurch gekennzeichnet, daß es ihnen nicht gelingt eine gewisse funktionale Ordnung an ihrem Arbeitsplatz herzustellen.

Durch die Form der unter dieser Rubrik zusammengestellten Übungen kann der Schüler in angstfreier Umgebung die raum-zeitliche Strukturierung, beginnend mit sechs einfachen Übungsabläufen trainieren und so zu einer größren Flexibilität und Belastbarkeit gelangen.

4.8.4. Sozial-integrative Übungen

Es gibt kaum eine Auffälligkeit im kindlichen Verhalten, die nicht schon einmal als Ursache, Folge oder Begleiterscheinung der Legasthenie genannt worden ist. Ohne auf die Alternative „Folge oder Ursache" hier näher eingehen zu wollen, kann nur festgestellt werden, daß bei leserechtschreibschwachen Schülern diejenigen, die durch ein negatives Selbstkonzept in ihren sozialen Bezügen beeinträchtigt sind, überwiegen. Dabei finden sich zwischen den Extremen der Regression (Hemmung) und der Aggression (Enthemmung) alle Grade von Fehlverhaltensweisen. Die Konsequenzen sind wissenschaftlich evident: relevante Untersuchungen belegen einen eklatanten assoziativen Zusammenhang zwischen Schulversagen und Delinquenz und sozialer Verwahrlosung (SCHÜLER-SPRINGORUM 1970, SCHUMACHER 1971, AICHHORN 1971).
Unsere sozial-integrativen Übungen, bei denen der Übungsablauf und -erfolg dadurch bestimmt wird, wie es den einzelnen gelingt, sich in der Partner- Dreier- oder Gruppenbeziehung anzupassen, sollen zur Sanierung des sozialen Feldes der Kinder beitragen. Das geschieht einmal durch ein Gruppen-Klima, in dem Sympathie füreinander und helfendes Aufeinandereingehen deutlich positiv beurteilt werden. So werden Staffeln und Wettkämpfe mehr unter dem Gesichtspunkt der Gruppenhilfe für den einzelnen als unter dem Aspekt des Sieges gestartet. Wichtiger als die gute Einzelleistung ist, daß die Gruppe gemeinsam eine Bewegungsaufgabe erfüllt.
Zum anderen sind die Übungen so geplant, daß Mißerfolge weitgehend ausgeschlossen sind. Kein Kind soll sich auch hier in der Rolle des Leistungsversagers bestätigt sehen, oder gar durch sein Ungeschick den Gruppenerfolg gefährden und dadurch zum Außenseiter werden können. Jedes Kind kann im Rahmen dieser Übungen zu Erfolgserlebnissen kommen, die ihm die für sein Selbstwertgefühl so wichtige Achtung und Anerkennung einbringen.
Besonders im Bereich der klinischen Betreuung schwer verhaltensgestörter Kinder hat sich, noch weitgehend unbemerkt von der Sonderpädagogik, gezeigt, welch heilsame Wirkung gezielter Bewegungserziehung zukommt (KIPHARD 1970). KIPHARD schreibt dazu: „Der Bewegungserziehung kommt deshalb eine hervorragende Bedeutung zu, weil das Kind in erster Linie leibhaft reagiert und weil sich durch Übungen im leiblichen Bereich ein besonders guter kindgemäßer Zugang zum

Psychischen eröffnet" (KIPHARD 1970, S. 15). „Bewegungsverbesserung im Sinne einer psychomotorischen Integration bewirkt, namentlich bei jüngeren Kindern, mit der Zeit eine tiefgreifende Verhaltensstabilisierung. Das hat im affektiven wie im Leistungsbereich eine gleichermaßen beruhigende und ausgleichende Wirkung".
Wenn sich auch in manchen Phasen und Übungsituationen besonders unter diesem Übungsaspekt durch den spielenden Umgang mit Übungsmaterialien und -inhalten eine genuin therapeutische Wirkung allein durch das Spielen einstellt, faktisch Spieltherapie betrieben wird, so ist das nur eine Nebenwirkung; denn die Grenzen vom implizit therapeutischen Spielen zur intentionalen Spieltherapie werden in unserem Übungsaufbau nicht überschritten.

4.9. Didaktische und methodische Hinweise

4.9.1. Die Planung von Therapiestunden

Die hier vorliegende Übungs-Sammlung erlaubt die Planung und Durchführung sehr unterschiedlihcer Therapie-Konzepte. Einmal ist eine eher unspezifische, globale Förderung der motorischen und sensorischen Fähigkeiten der Kinder dann denkbar, wenn die Übungen in inhaltlich unsystematischer Reihenfolge so angeboten werden, daß alle motorischen und sensorischen Systeme in gleicher Intensität trainiert werden. Ein gezieltes Training ist sowohl über die Realisierung von Übungsinhalten, als auch von Trainingsprinzipien zu planen. Wenn z. B. in der Legastheniker-Diagnose bestimmte sensorische Ausfälle – akustische Beeinträchtigung etc. – festgestellt werden, kann dann schwerpunktmäßig auf dem Gebiet der akustischen Wahrnehmung in Richtung Kompensation des festgestellten Insuffizienz gearbeitet werden. Ein Eingehen auf die u. U. begleitende, störende Sekundär-Symptomatik kann die gezielte Wahl eines bestimmten Trainingsprinzips, z. B. Abbau von aggressiven Verhaltensweisen, erfordern. Der Therapeut findet in dem Übungsplan zu jedem der vier Trainingsprinzipien bezogen auf je sechs Trainingsrichtungen mindestens acht Übungen, die, falls nötig, leicht durch Variationen ergänzt werden können.
Als weiteres therapeutisches Hilfsmittel kann durch die Planung der Übungssstunden das rhythmische Prinzip von Anpassung und Lösung,

von Dynamik und Ruhe, verwirklicht werden (KIPHARD, 1971). Die die Übungsinhalte tragende Motorik erlaubt sowohl ein phasenhaftes Eingehen auf den kindlichen Bewegungsdrang – einem vitalen Bedürfnis – als auch auf dessen natürliches Gegengewicht, die Ruhe und Entspannung.

4.9.2. Das Therapeutenverhalten

Es ist die besondere Aufgabe des Übungsleiters, gerade am Anfang seines Umganges mit den Kindern durch bewußte Einstellung auf seine Therapeutenrolle zu verhindern, daß die Kinder die Übungsstunden wieder zu sehr mit „Schule“ assozieren. Das kann häufig bedeuten, daß alles Planen und Vorbereiten von Übungsinhalten zurückgestellt werden muß, wenn sich in der Therapie-Situation besondere Bedürfnisse der Kinder artikulieren. Der Übungsleiter muß vor allem seine Lehrerrolle insofern abstreifen, als er wissen muß, daß sich bei den z. T. schwer frustrierten Kindern zunächst um unter Ausschaltung der Leistungsforderung ein Neubeginn erreichen läßt. Wenn es ihm gelingt, den belasteten und gestörten Kindern in den Übungsstunden einen Freiraum zu schaffen, in dem sie unbeeinträchtigt von den üblichen Ängsten und Zwängen neue Umwelt- und Lernerfahrung machen können, steht dem Aufbau neuer Lern- und Leistungsmotivation nichts entgegen.
Dann wird sich in den Therapiestunden die offene und fröhliche Atmosphäre einstellen, die gegenseitiges Vertrauen und helfendes Aufeinandereingehen und damit den Aufbau stabiler Sozialbeziehungen für die Kinder wieder möglich macht.

4.9.3. Flankierende Maßnahmen

Ein abschließendes Wort soll der Bedeutung der Personen gelten, die am Sozialisationsprozeß unserer Therapie-Kinder entscheidend beteiligt sind, allen voran den Eltern.
Wenn man davon ausgeht – und die Erfahrungen lehren, daß man es tun sollte –, daß es für die meisten Familien eine schwere Belastung darstellt, ein legasthenes Kind zu haben, ist zu erwarten, daß alle Beteiligten den Beginn der Therapie dankbar registrieren. Das kann leicht dahin führen, daß sich eine falsche Erwartungshaltung aufbaut, die Kinder

und Therapeuten so unter Leistungsdruck stellt, daß der Erfolg von vornherein in Frage gestellt ist. Am Anfang einer jeden Therapie muß deshalb umfangreiche Elternarbeit stehen. Nicht nur, daß die Eltern über die Probleme ihres Kindes umfassend Aufschluß erhalten – so kann vielleicht schon eine Einstellungsänderung beginnen –, sie sollen auch genau über Ziele, Inhalte und Methoden der Theraphie informiert sein. Gerade bei der hier vorliegenden Form der Betreuung ist es eminent wichtig, über die theorethischen Aspekte Auskunft zu geben, damit nicht Eltern glauben, sie müßten die Therapie so unterstützen, daß sie im Anschluß an die Übungsstunden „richtig" lesen und schreiben üben.
Es wäre wünschenswert, wenn die Eltern an der Durchführung so weit beteiligt würden, daß Interessierte nicht nur als Gäste teilnehmen, sondern auch aktiv die Übungsstunden mittragen könnten, die Eltern könnten so als „Ko-Therapeuten" mitwirken.
Den beteiligten Lehrern, die das Therapie-Kind im normalen Unterricht betreuen, sollte die Kenntnis der Hintergründe und Auswirkungen des Leistungsversagens und der sich daraus ergebenden therapeutischen Ansätze helfen, eine Einstellung zu dem Kind zu finden, die geeignet ist, die Therapie auch im schulischen Bereich abzusichern. Das kann im Idealfall dahinführen, daß der Klassen- oder Fachlehrer die verhaltenstherapeutischen, oder auch inhaltlichen Elemente der Therapie in seinen Unterricht einfließen läßt. Eine enge Kooperation zwischen Therapeut und Klassenlehrern ist in jedem Falle angezeigt.
Die einsetzende Therapie wird in aller Regel sehr rasch dahinführen, daß die Kinder beginnen, eine positivere Haltung ihrer Umwelt gegenüber einzunehmen, mehr Selbstvertrauen zu entwickeln. Das wird ausgleichende Auswirkungen auf ihre Sozialbeziehungen zeigen. Wenn in einem vertrauensvollen Gespräch mit den Klassenkameraden einmal die Probleme und Schwierigkeiten eines LRS-Kindes verbalisiert werden, ist darin eine Maßnahme zu sehen, die diesen Neubeginn wesentlich erleichtert.

4.10. Zusammenfassung

Ausgehend von der Tatsache, daß Sinnesempfindungen und Wahrnehmungen die Grundlage und die Voraussetzung für die rationale Erkenntnis, für das Denken mit Hilfe der Sprache sind, unter Einbeziehung der

Hypothese, daß zwischen einem psychomotorischen Training und generalisierbaren Lernprozessen ein positiver Transfer stattfindet und unter Berücksichtigung nachgewiesener Gesetzmäßigkeiten aus dem Bereich der neurologischen Organisation, wurde ein stark von Aspekten verhaltenstherapeutischer Arbeit geprägtes psychomotorisches Übungsprogramm für die Betreuung legasthener Schulkinder entwickelt.
Wesentliche Teile dieses Programms wurden in einem Langzeitversuch auf Effizienz überprüft und erbrachten in einem Betreuungszeitraum von zweimal zwölf Wochen eine statistisch zusichernde Verbesserung der Rechtschreibleistung der Kinder. Daneben konnte an bedeutsamen qualitativen Ergebnissen, nachgewiesen durch die Aussagen der Lehrer und Eltern der betreffenden Versuchspersonen, eine Verbesserung der Leistungsmotivation und eine allgemeine Stabilisierung der Persönlichkeit bei fast allen betreuten Kindern erzielt werden.
Nach Abschluß der Untersuchung wurde das Programm durch Hereinnahme von Trainingsprinzipien erweitert und modifiziert, die überwiegend an dem Erscheinungsbild der Störungen orientiert sind, die die Legasthenie begleiten. Weitere Übungen wurden hinzugefügt. Das Programm in seiner hier vorliegenden Form bietet dem Lehrer, der lese-rechtschreibschwache Schüler zu betreuen hat, die Möglichkeit, über einen Zeitraum von vierzig Wochen psychomotorische Übungsbehandlung durchzuführen.

5. Das Trainingsprogramm in einzelnen Übungsschritten

Übungen A 1 (1–10)

Trainingsrichtung	Kinästhetische Stimulierung
Unterbereich	Körperschema
Trainingsprinzip	Behutsamkeit und Geschicklichkeit

Übung A 1 (1) — **Erfassen der Rechts-Links-Beziehung am eigenen Körper**

Ü.-Beispiel — Die Kinder sollen den rechten und linken Arm zeigen, mit der rechten Hand das linke Knie fassen usw.; dann werden die Übungen mit geschlossenen Augen wiederholt.

Variation — Übung in kodierter Form: re. Arm = 1, li. Arm = 2, re. Knie = 3, dann 1 an 3 usw.

Ü.-Geräte — keine

Ort — Halle oder Klassenraum

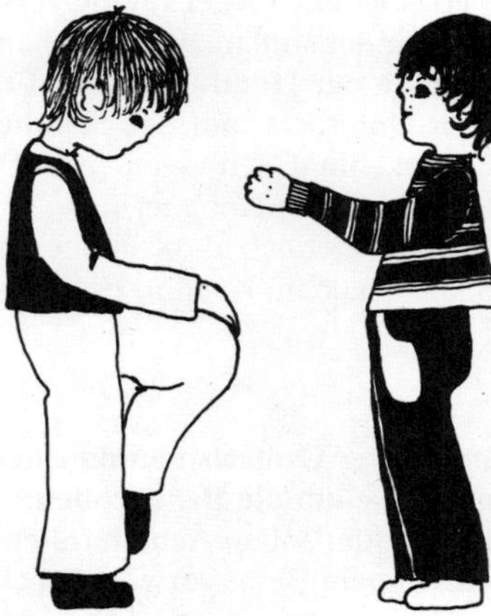

Übung A 1 (2)	**Was können wir alles mit unseren Armen anfangen?**
Ü.-Beispiel	Die Kinder sollen einarmig oder beidarmig, mit offenen oder geschlossenen Augen pendeln (schlenkern, stoßen, schlagen, boxen, kreisen).
Ü.-Geärte	keine
Ort	Halle oder Klassenraum

Übung A 1 (3)	**Auf welche Weise können wir stehen?**
Ü.-Beispiel	Die Füße werden nebeneinandergestellt (hintereinander, gekreuzt, auf die Außen-, Innenkanten, auf die Zehenspitzen, gegrätscht, gespreizt).
Variation	1. Erfindungsübungen 2. wie oben, jedoch *mit geschlossenen Augen*
Ü.-Geräte	keine
Ort	Halle oder Klassenraum

Übung A 1 (4)	**Federspiel**
Ü.-Beispiel	Unbedeckte eigene Körperteile werden nach Angabe (z. B. Nase, Arm, linker Daumen usw.) mit einer Feder gestreichelt.
Variation	1. Dasselbe „blind". 2. Einem „blinden" Partner werden Körperteile gestreichelt, die dieser dann benennen muß. 3. Alle Übungen in kodierter Form.
Ü.-Geräte	Federn
Ort	Halle oder Klassenraum

Übung A 1 (5)	**Verschiedene Gegenstände verschieden tragen.**
Ü.-Beispiel	Die Kinder sollen Sandsäckchen (Keule, Ball, Staffelholz) in der Hand tragen (auf dem Handrücken, auf dem Unterarm, auf der Schulter, auf dem Kopf, im Genick, im Ellenbogen, unter der Achsel, auf dem Knie, auf dem Knöchel).
Variation	wie oben, jedoch als Gruppenspiel in Wettkampfform.
Ü.-Geräte	Sandsäckchen, Keulen, Bälle, Staffelhölzer
Ort	Halle

Übung A 1 (6)	**In leichter Grätschstellung einen Ball auf verschiedene Weise um die Beine rollen.**
Ü.-Beispiel	Die Kinder sollen Achten rollen (um beide Beine herum, um ein Bein, vorwärts, rückwärts).

Variation	Anfangs werden Medizinbälle, dann Gymnastikbälle, dann Schlagbälle verwendet, wobei die Übungen jeweils mit durchgestreckten Knien durchgeführt werden.
Ü.-Geräte	Medizinbälle, Gymnastikbälle, Schlagbälle
Ort	Halle oder Klassenraum

Übung A 1 (7)	**Keulen berühren**
Ü.-Beispiel	Die vor den Kindern stehenden Keulen (je Kind eine Keule) werden mit verschiedenen Körperteilen berührt: Nasenspitze, Ellenbogen, Knie, Ferse.
Variation	wie oben, jedoch 1. mit offenen und geschlossenen Augen, 2. ein Kind macht vor, die anderen vollziehen nach, 3. wie oben, jedoch in codierter Form.
Ü.-Geräte	Eine Keule für jedes Kind
Ort	Halle oder Klassenraum

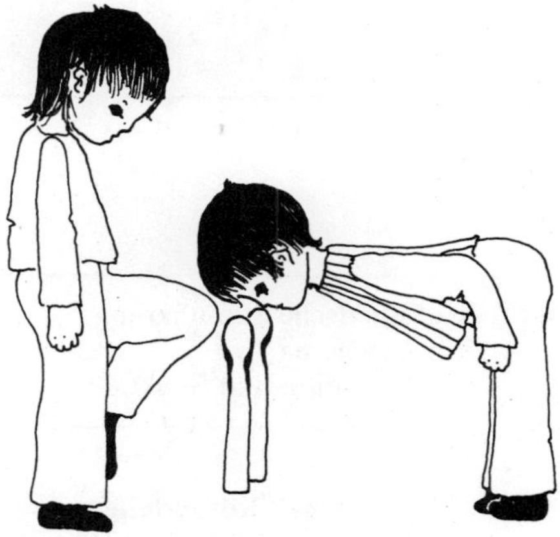

Übung A 1 (8)	**Vierfüßlergang**
Ü.-Beispiel	Die Kinder bewegen sich im Vierfüßlergang (in ‚Bauchlage', ‚Rückenlage').
Variation	wie oben, jedoch versuchen sie dabei auf dem Bauch oder im Genick einen Medizinball zu balancieren.
Ü.-Geräte	Medizinbälle
Ort	Halle

Übung A 1 (9) — **Schlangenspiel**

Ü.-Beispiel	Die Kinder bewegen sich vorwärts (rückwärts) in der Bauchlage, wobei der Bauch den Boden nicht verlassen darf.
Variation	Spiel in Wettkampfform: Zwei Staffeln überwinden kürzere Strecken und niedrige Hindernisse.
Ü.-Geräte	Matten und Kästen
Ort	Halle

Übung A 1 (10) — **Gehen und Hüpfen zwischen den Sprossen einer liegenden Leiter**

Ü.-Beispiel	Die Kinder gehen (hüpfen) zwischen den Sprossen der liegenden Leiter, wobei sie die Sprossen nicht berühren dürfen (nur in jedes zweite Fach treten, rückwärts gehen).
Variation	Spielform: Staffel
Ü.-Geräte	Leiter
Ort	Halle

Übungen A 2 (1–10)

Trainingsrichtung	Kinästhetische Stimulierung
Unterbereich	Körperschema
Trainingsprinzip	Konzentration und Reaktion

Übung A 2 (1) — **„Magnetische" Körperteile**

Ü.-Beispiel	Die Kinder laufen frei im Raum. Auf Zuruf bringen sie blitzschnell den aufgerufenen Körperteil, z. B. Bauch (Po, Kopf, Knie usw.) mit dem Fußboden in Berührung, bevor sie dann weiterlaufen.
Variation	1. Übung codiert, z. B. Bauch = A, Po = B, Kopf = C usw. 2. Gruppenspiel: Ein Teil der Kinder bekommt eine andere Codierung gesagt als der andere. Dabei dürfen sich die Kinder nicht verwirren lassen.
Ü.-Geräte	keine
Ort	Halle

Übung A 2 (2) — **Jedem Körperteil eine Bewegung zuordnen**

Ü.-Beispiel
Die Kinder sollen auf den Namen des betreffenden Körperteils mit der entsprechenden Bewegung reagieren, z. B.: Bein-Kreisen, Arm-Achterschwingen, Kopf-Drehen, Rumpf-Beugen usw.

Variation
1. Übung mit Codierung
2. Übung mit geschlossenen Augen, um die Orientierung am Partner zu verhindern.

Ü.-Geräte
keine

Ort
Halle oder Klassenraum

Übung A 2 (3) — **Gegenläufige Bewegungen ausführen**

Ü.-Beispiel
Der Ü.-Leiter oder ein Kind der Gruppe berührt mit der linken Hand das rechte Auge, die Gruppe macht die spiegelbildliche Bewegung: die rechte Hand berührt das linke Auge.

Variation
1. Codierung
2. die Übung auch mit verbundenen Augen

Ü.-Geräte
keine

Ort
Halle oder Klassenraum

Übung A 2 (4) — **„Komische" Figuren**

Ü.-Beispiel
Der Ü.-Leiter oder ein Kind zeigt auf ein Körperteil, z. B. auf ein Knie, und sagt: „Das sind meine Lippen". Die Kinder der Gruppe zeigen auf ihre Lippen und antworten: „Das sind unsere Knie".

Ü.-Geräte
keine

Ort
Halle oder Klassenraum

Übung A 2 (5) — **Begriffe: vor — hinter — neben, — oben — unten in Beziehung zum eigenen Körper**

Ü.-Beispiel
Ein Kind oder der Ü.-Leiter legt einen Ball hinter (über, neben) sich. Die Gruppe vollzieht es nach.

Variation
Die Anweisungen werden in codierter Form gegeben: hinter = 1, neben = 2. Bei Nennung der Zahl wird der Ball dann in die entsprechende Position gebracht.

Ü.-Geräte
Gymnastikbälle

Ort
Halle oder Klassenraum

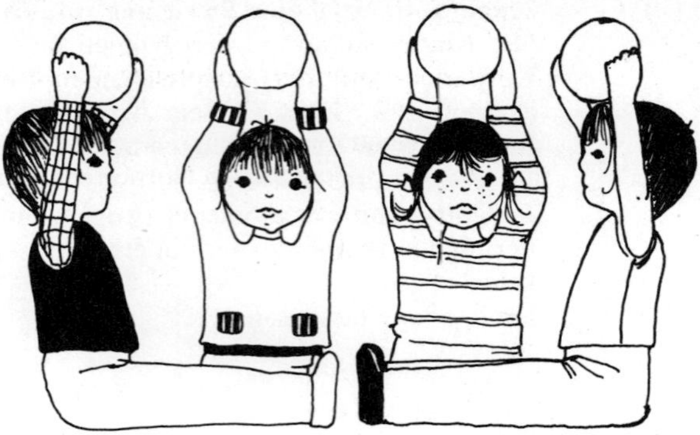

Übung A 2 (6) — **Begriffe: vor — hinter — neben — oben — unten — durch Bewegungen der Beine erleben**

Ü.-Beispiel — Die Kinder liegen auf dem Rücken. Dann sollen sie beide Beine gleichzeitig heben (senken, senkrecht anheben, rechts und links ablegen, Kreise beschreiben usw.).

Variation — Die Bewegungen werden nicht gleichzeitig mit beiden Beinen, sondern abwechselnd (gegenläufig) ausgeführt.

Ü.-Geräte — keine

Ort — Halle

Übung A 2 (7) — **Rechts-Links-Beziehung am eigenen Körper**

Ü.-Beispiel — Die Kinder liegen mit seitgestreckten Armen auf dem Rücken. Dann berühren sie mit dem rechten Fuß die linke Hand (mit dem linken Fuß die rechte Hand, im Wechsel).

Variation — Übung in codierter Form

Ü.-Geräte — keine

Ort — Halle

Übung A 2 (8) — **Bewußter Einsatz verschiedener Teile der Arme und Beine**

Ü.-Beispiel — Auf Kommando wird mit Ellenbogen (Unterarm, Handrücken usw.) auf dem Boden oder auf der Bank getrommelt.

Variation — Codierung

Ü.-Geräte — keine

Ort — Halle oder Klassenraum

Übung A 2 (9)

Bewußter Einsatz verschiedener Körperteile

Ü.-Beispiel Die Kinder erhalten Tambourine und geben sich gegenseitig (paarweise oder in der Gruppe) das Kommando, mit verschiedenen Körperteilen zu trommeln.

Variation Codierung: ein Kind macht vor, alle anderen vollziehen nach.

Ü.-Geräte Tambourin

Ort Halle oder Klassenraum

Übung A 2 (10)

„Der Max soll kreisen!"

Ü.-Beispiel Eine Figur aus selbstklebender Folie wird von den Kindern an einem bestimmten Körperteil, z. B. der Nase (Fingerspitze, Fuß usw.) festgeklebt. Dann soll eine vorgezeigte oder gezeichnete Figur (Spirale, Acht, Dreieck usw. von dem z. B. auf der Nase festgeklebten „Max" nachvollzogen werden.

Variation
1. Größere (kleinere) Figuren, größer — kleiner als die vorgegebenen, werden vorgegeben.
2. Die Bewegungen werden schnell (langsam) ausgeführt.

Ü.-Geräte Figuren aus selbstklebender Folie

Ort Halle oder Klassenraum

Übungen A 3 (1–10)

Trainingsrichtung	Kinästhetische Stimulierung
Unterbereich	Körperschema
Trainingsprinzip	Simultan- und Gesamtkörperkoordination

Übung A 3 (1)

Verschiedene Gangarten am Seil entlang

Ü.-Beispiel Die Kinder sollen sich an einem auf dem Boden liegenden Seil entlangbewegen, z. B. Füße rechts, Hände links (rechter Fuß und linke Hand auf einer Seite, linker Fuß und rechte Hand auf der anderen).

Variation
1. Partner- oder Gruppenübung, wobei einer die Gangart vormacht.
2. Übung auch mit verbundenen Augen.

Ü.-Geräte Zauberschnur oder lange Bleischnur.

Ort Halle

Übung A 3 (2)

„Wir gehen wie die Tiere!“

Ü.-Beispiel Die Kinder schleichen wie die Katzen (hüpfen wie ein Frosch, sich schlängeln, watscheln, galoppieren, waten).

1. Ein Kind macht vor, die anderen ziehen nach.

Variation 2. Einer bewegt sich und die anderen raten, welches Tier er darstellt.

Ü.-Geräte keine

Ort Halle oder Klassenraum

Übung A 3 (3)

Eckige und weiche Bewegungen

Ü.-Beispiel Die Kinder bewegen sich eckig, ruckhaft wie ein Roboter (Astronaut, Taucher).
Weiche, fließende Bewegungen wie ein Indianer (Dieb, Schlange).

Variation Die Kinder erfinden Bewegungen, stellen Figuren dar, die dann erraten werden sollen.

Ü.-Geräte keine

Ort Halle oder Klassenraum

Übung A 3 (4)

Verschiedene Gangarten

Ü.-Beispiel Die Kinder hüpfen zwei-, einbeinig, krabbeln über Straßen (durch Tore, um Hindernisse herum).

Variation wie oben, jedoch müssen die Kinder dabei zwischen den Knöcheln ein Sandsäckchen tragen.
Fußgelenke (locker) fesseln, Knie zusammenbinden.

Ü.-Geräte Zauberschnur, Reifen, Kästen, Sandsäckchen, Springtaue

Ort Halle

Übung A 3 (5)

Treppen steigen

Ü.-Beispiel Aus Gymnastikstäben wird eine „Treppe“ mit breiten „Stufen“ gelegt. Dann sollen die Kinder zunächst in aufrechter Haltung, dann allmählich im Entengang (Hocke) zwischen den Stäben gehen.

Variation Übung mit verbundenen Augen, nachdem die Kinder den Abstand der Stufen mit offenen Augen erlebt haben.

Ü.-Geräte Gymnastikstäbe

Ort Halle

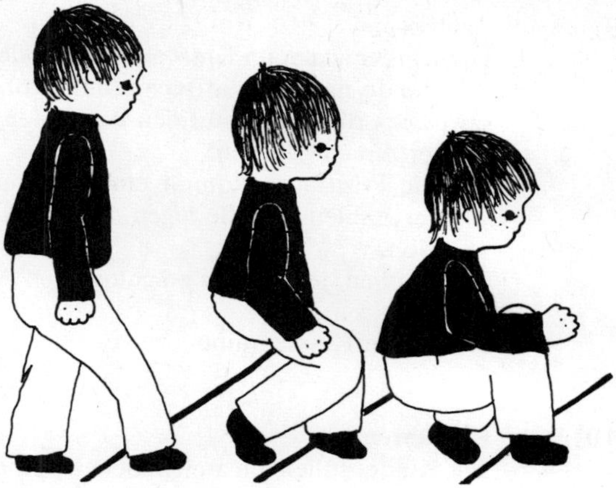

Übung A 3 (6)	**Wandernde Brücken**
Ü.-Beispiel	Die Kinder sollen an den Bänken mit den Füßen auf der Bank und den Händen auf dem Boden entlanglaufen: a) mit dem Bauch nach unten, b) mit dem Bauch nach oben.
Variation	in zwei Gruppen als Wettkampf
Ü.-Geräte	Bänke
Ort	Halle

Übung A 3 (7)	**Drehbrücke**
Ü.-Beispiel	Die Kinder drehen sich in Bauchlage (Rückenlage) über einem liegenden Reifen, indem nur die Hände und Füße den Reifen berühren.
Variation	wie oben, jedoch mit geschlossenen Augen.
Ü.-Geräte	Reifen
Ort	Halle oder Klassenraum

Übung A 3 (8)	**Angewachsene Reifen**
Ü.-Beispiel	Die Kinder sollen einen Gymnastikreifen jeweils so halten, daß er im Kreuz fest anliegt.
Ü.-Geräte	Reifen
Ort	Halle oder Klassenraum

Übung A 3 (9)	**Zahlenspiel**
Ü.-Beispiel	Die Kinder sitzen im Kreis auf dem Boden und sollen die Hände nach Diktat rechts/links von den Beinen (zwischen die Beine) auf den Kopf (den Rücken, die Fußspitzen usw.) legen.
Variation	1. Jede Position bekommt eine Nummer, ein Kind sagt Zahlen an, alle legen die entsprechende Position. 2. wie oben, jedoch mit geschlossenen Augen.
Ü.-Geräte	Bälle
Ort	Halle oder Klassenraum

Übung A 3 (10)	**Radfahren**
Ü.-Beispiel	Die Kinder sollen mit angehobenen Beinen Radfahren
Variation	wie oben, jedoch Tandemfahren: Partner mit Beinen gegeneinander und bewegen die Beine simultan oder gegenläufig, die Arme auf und ab.
Ü.-Geräte	keine
Ort	Halle

Übungen A 4 (1–10)

Trainingsrichtung	Kinästhetische Stimulierung
Unterbereich	Körperschema
Trainingsprinzip	Sozial-integrative Übungen

Übung A 4 (1)	**Bäumchen, wechsle dich**
Ü.-Beispiel	Das Kind, das keinen „Baum“ (Reifen in der Halle, Stuhl im Klassenraum) hat, bestimmt, wie man seinen Baum jeweils erreichen soll, z. B.: a) auf dem rechten/linken Bein hüpfen, b) mit der rechten/linken Hand das rechte/linke Ohr anfassen und laufen, c) beide Hände hinter dem Rücken verschränkt im Schlußsprung hüpfen.
Variation	Bewegungsaufgaben von den Kindern erfinden lassen.
Ü.-Geräte	Reifen oder Stühle
Ort	Halle oder Klassenraum

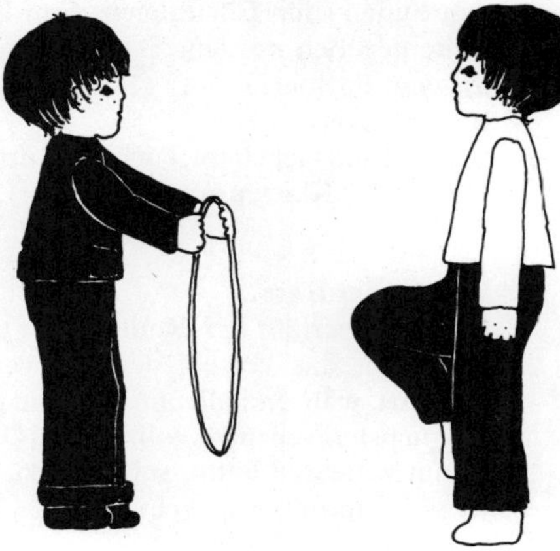

Übung A 4 (2) **Rücken an Rücken**

Ü.-Beispiel Die Kinder stellen sich zu Paaren Rücken an Rücken auf, verschränken die Arme ineinander, stehen zusammen auf, setzen sich hin, neigen sich nach vorn, zur Seite, nach hinten.

Variation
1. Als Gruppenspiel im Gleichtakt auf Zuruf,
2. nach einer vorher festgelegten Bewegungsfolge auch im Kanon.

Ü.-Geräte keine

Ort Halle oder Klassenraum

Übung A 4 (3) **Gegenstände übergeben**

Ü.-Beispiel Ein Stab (Sandsäckchen, Tuch, eine Murmel) soll mit

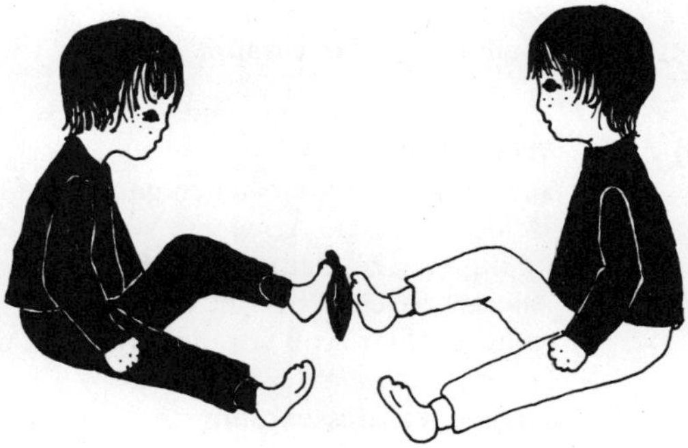

den Füßen (den Ellenbogen, dem Handrücken usw.) weitergegeben werden,

a) dem Partner,
b) im Kreis.

Ü.-Geräte Stäbe, Sandsäckchen, Tücher, Murmeln.

Ort Halle oder Klassenraum

Übung A 4 (4) **Wer ist der Boss?**

Ü.-Beispiel Ein Kind verläßt den Raum. Man einigt sich nun auf ein Kind, das verschiedene Bewegungen als erstes ausführt, während alle anderen die gleichen Übungen möglichst rasch nachvollziehen. Das Kind, das den Raum verlassen hatte, soll erraten, von wem die Bewegungsinitiative ausgeht.

Ü.-Geräte keine

Ort Halle oder Klassenraum

Übung A 4 (5) **Wellenreiten**

Ü.-Beispiel Die Kinder bilden eine Schlange, indem sie jeweils dem Vordermann die Hände auf die Schulter legen (abzählen 1 - 2 - 1 - 2 ...) und im Gleichschritt gehen (nach Klatschen, Tambourin usw.).

1. Schritt 1: aufgerichtet, 2: Hocke
   1: auf, 2: Hocke
2. Schritt 1: Hocke, 2: auf
   1: Hocke, 2: auf
3. Schritt 1: auf, 2: Hocke
   1: auf, 2: Hocke

Variation Erschwerung: Abzählen zu dreien.
wie oben, jedoch 1: aufgerichtet,
2: halbtief,
3: Hocke

Ü.-Geräte keine

Ort Halle oder Klassenraum

Übung A 4 (6) **Windmühle**

Ü.-Beispiel Jeweils zwei Kinder stehen ganz dicht hintereinander. Beide lassen die Arme wie Windmühlenflügel gleichmäßig kreisen, damit sie nicht die Flügel anschlagen.

Variation Zuerst kreisen alle Arme gleichmäßig vor und zurück, später rechter Arm vor, linker zurück und umgekehrt.

Ü.-Geräte keine

Ort Halle oder Klassenraum

Übung A 4 (7) — **Zug**

Ü.-Beispiel
Partnerübung: Ein Kind liegt auf dem Rücken, seine Hände schräg neben dem Körper. Ein „Zug", bestehend aus 10 Blättern Toilettenpapier (aneinandergebundene Taschentücher) soll durch den ‚Tunnel' fahren.
Wo können wir mit dem Körper einen ‚Tunnel' bauen?

Variation
Der ‚Tunnel' soll unter den Beinen (dem Becken, dem Kreuz, unter dem Schultergürtel gebildet werden. Bei jedem Anheben wird der ‚Zug' nun um einen ‚Wagen' hervorgezogen, bis die ganze Wagenreihe wieder zum Vorschein gekommen ist. Dabei muß der Partner deutliche Anweisungen geben: anheben, hinlegen usw.

Ü.-Geräte
Toilettenpapier oder aneinandergebundene Tücher

Ort
Halle oder Klassenraum

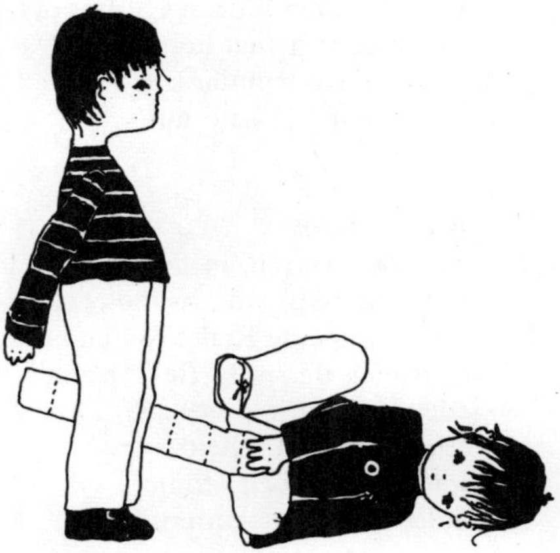

Übung A 4 (8) — **Zeitung halten**

Partnerübung
Ein Kind stellt sich mit dem Rücken an eine glatte Wand (oder Türfläche) und lehnt den ganzen Rücken (Lenden und Kreuzbereich ebenso wie die ganze Wirbelsäule) fest dagegen. (Das ist nur möglich, wenn die Fersen ein ganzes Stück von der Wand entfernt stehen.)
Nun schiebt der Partner ein Blatt Papier zwischen den Rücken und die Wand, und zwar in Höhe des

	Kreuzes. Das Kind muß das Papier mit dem Rücken so festhalten, daß der Partner es nicht mehr herausziehen kann. Jetzt werden in kleinen Etappen die Fersen näher an die Wand herangezogen, bis das Papier nicht mehr zu halten ist. Dann kommt der Partner an die Reihe. Wer kann die Fersen näher an die Wand heranziehen?
Ü.-Geräte	Papierbogen oder Zeitungen
Ort	Halle oder Klassenraum

Übung A 4 (9)	**Umrandung**
Ü.-Beispiel	Partnerübung: Ein Kind liegt mit verbundenen Augen bequem auf dem Rücken, Beine leicht gegrätscht, Arme etwas entfernt vom Körper. Nun beginnt der Partner, das Kind mit einem langen Rundholz zu ‚umranden', ohne es dabei zu berühren. Lediglich den Start und die eingeschlagene Richtung erfährt es durch Berührung. Aufgabe: Den Weg des Stiftes in Gedanken verfolgen. Wo ist der Partner bei „Halt"?
Ü.-Geräte	30 cm-lange Rundhölzer
Ort	Halle oder Klassenraum

Übung A 4 (10)	**Insel erobern**
Ü.-Beispiel	Auf allen vieren, in der Hocke (Entengang), auf einem Bein hüpfend usw. bewegen sich die Kinder nach Musik, um eine Reihe Reifen herum. (Ein Kind mehr als Reifen da sind). Bei Abbruch der Musik ‚erobert' jedes Kind eine ‚Insel'. Wer keine ‚Insel' findet, muß ‚ertrinken' und scheidet aus.
Ü.-Geräte	Reifen, evtl. auch Stühle
Ort	Halle oder Klassenraum

Übungen B 1 (1–10)

Trainingsrichtung	Kinästhetische Stimulierung
Unterbereich	Gleichgewichtshaltung
Trainingsprinzip	Behutsamkeit und Geschicklichkeit

Übung B 1 (1) — **Über gezeichnete oder gedachte Linien gehen**

Ü.-Beispiel — Die Kinder sollen auf einer gezeichneten oder auch nur gedachten Linie vorwärts (rückwärts, auf Zehen oder auf den Fersen, mit offenen und geschlossenen Augen) gehen.

Variation — wie oben, jedoch über Hindernisse, einen vollen Joghurtbecher mit Wasser in einer (in jeder) Hand, Ball auf dem Kopf balancierend usw.

Ü.-Geräte — Hindernisse: Stühle, Bänke, Kästen, Joghurtbecher, Bälle.

Ort — Halle oder Klassenraum

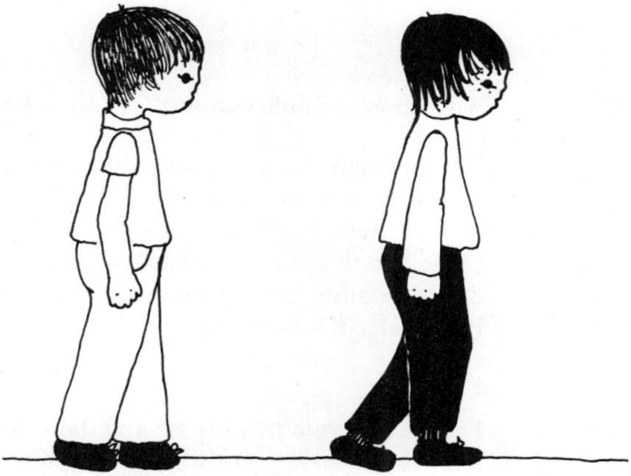

Übung B 1 (2) — **Auf DIN A 5-Papierbögen (Postkartengröße) gehen**

Ü.-Beispiel — Die Kinder gehen über eine Straße aus DIN A 5-Bögen.

Variation
1. Vorwärts, rückwärts, seitwärts gehen.
2. Der Abstand zwischen den Bögen variiert.
3. Hindernisse müssen überstiegen werden.

Ü.-Geräte — Hindernisse, Papierbögen

Ort — Halle oder Klassenraum

Übung B 1 (3) — **Über eine Bank balancieren**

Ü.-Beispiel — Die Kinder balancieren mit offenen oder geschlossenen Augen, mit möglichst wenig (mit möglichst vielen) Schritten.

Variation
1. Andere Kinder halten Reifen in wechselnden Höhen waagerecht in den Weg.

	2. Das Kind steigt immer wieder durch den selbst gehaltenen Reifen.
Ü.-Geräte	Bänke, Reifen
Ort	Halle

Übung B 1 (4)	**Über Hindernisse steigen**
Ü.-Beispiel	Zauberschnüre, Bänke, Reifen, Medizinbälle und Kegel bilden Hindernisse auf dem Weg durch die Halle, die sie gehend (rechts oder links hüpfend, mit vollen Joghurtbechern in der Hand) überwinden sollen.
Ü.-Geräte	Zauberschnüre, Bänke, Reifen, Medizinbälle, Kegel, Joghurtbecher
Ort	Halle

Übung B 1 (5)	**Auf einer „Zauberschnur" (Tau oder Bleischnur) gehen**
Ü.-Beispiel	Mit der Zauberschnur oder einer langen Bleischnur wird eine Strecke gelegt, über die das Kind geht und dabei Fuß vor Fuß setzt.
Variation	Übung auch mit geschlossenen Augen.
Ü.-Geräte	Zauberschnur (oder Springseile, Bleischnur)
Ort	Halle oder Klassenraum

Übung B 1 (6)	**Fahren mit dem ‚Rollbrett' und dabei Balance halten**
Ü.-Beispiel	Die Kinder stehen mit leicht gegrätschten Beinen auf dem ‚Rollbrett'; sie versuchen durch die Halle zu fahren, indem sie das ‚Rollbrett' durch Drehbewegungen aus der Hüfte heraus vorwärtsbringen.
Variation	wie oben, jedoch sollen die Kinder zwischen den gegrätschten Beinen einen Medizinball festhalten.
Ü.-Geräte	‚Rollbrett', Medizinbälle
Ort	Halle

Übung B 1 (7)	**Mit dem ‚Rollbrett' fahren und dabei einen Medizinball balancieren**
Ü.-Beispiel	Die Kinder liegen bäuchlings auf den ‚Rollbrettern' und transportieren in den angewinkelten und leicht gespreizten Beinen einen Medizinball durch die Halle.
Variation	wie oben, jedoch liegt der Ball im Kreuz der Kinder. Bewegungen zum Vorwärtskommen dürfen jetzt nur noch die Hände machen.

Ü.-Geräte ‚Rollbretter‘, Medizinbälle.
Ort Halle

Übung B 1 (8) **Sportkreisel I**

Ü.-Beispiel Zunächst wird der Sportkreisel umgedreht benutzt, so daß die Holzscheibe unten liegt (Balance halten: beidbeinig, einbeinig, links und rechts, sitzend, liegend, hockend usw.)

Ü.-Gerät Sportkreisel

Ort Halle oder Klassenraum

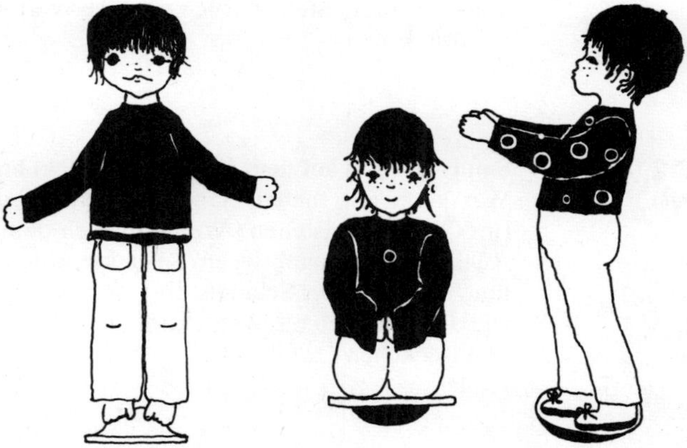

Übung B 1 (9) **Sportkreisel II**

Ü.-Beispiel Runde Metallseite nach unten. Übungen wie unter B 1 (8) (Hilfestellung durch Partner am Anfang)

Ü.-Geräte Sportkreisel

Ort Halle; Klassenraum nur, wenn er Holzfußboden hat oder ausgelegt ist (Unfallgefahr durch Wegrutschen der Kreisel).

Übung B 1 (10) **Mit dem Doppelpedalo fahren**

Ü.-Beispiel Die Kinder fahren mit dem Doppelpedalo vorwärts (rückwärts).

Variation Staffelkampf

Ü.-Geräte Doppelpedalo

Ort Halle, evtl. Klassenraum

Übungen B 2 (1–10)

Trainingsrichtung	Kinästhetische Stimulierung
Unterbereich	Gleichgewichtserhaltung
Trainingsprinzip	Konzentration und Reaktion

Übung B 2 (1) — **Mit Sandsäckchen auf dem Kopf gehen**

Ü.-Beispiel — Die Kinder gehen über Bänke und Balken, ohne ihr Sandsäckchen vom Kopf zu verlieren.

Variation — Hindernisstaffel (Wer sein Sandsäckchen verliert, muß bis an die Stelle zurück, wo er es verloren hat.)

Ü.-Geräte — Sandsäckchen

Ort — Halle

Übung B 2 (2) — **Sandsäckchen auf dem Kopf (im Genick) balancieren**

Ü.-Beispiel — Wer kann mit seinem Sandsäckchen auf dem Kopf (im Genick) aufstehen? Wer kann sich damit auf den Rücken oder Bauch legen? Wer kann damit schnell laufen, wer ist der Schnellste?

Variation — wie oben, jedoch als Wettkampf.

Ü.-Geräte — Sandsäckchen

Ort — Halle

Übung B 2 (3) — **Auf einer Bank oder einem Balken balancieren und dabei gleichzeitig einen Ball mit den Händen über dem Kopf oder in jeder ausgestreckten Hand einen mit Wasser gefüllten Joghurtbecher halten.**

Ü.-Beispiel — Vorwärts, rückwärts, über Hindernisse, mit offenen und geschlossenen Augen (Hilfestellung) balancieren.

Ü.-Geräte — Bänke oder Balken, Bälle, Joghurtbecher

Ort — Halle

Übung B 2 (4) — **Balancieren über Bank oder Balken**

Ü.-Beispiel — wie Übung B 2 (3), jedoch halten die Kinder dabei in beiden Armen einen schweren und großen Gegenstand (Medizinball), gehen in die Knie, richten sich wieder auf, setzen sich und stehen wieder auf.

Ü.-Geräte — Bänke oder Balken, Medizinbälle

Ort — Halle

Übung B 2 (5)	**Schwebesitz**
Ü.-Beispiel	Die Kinder sollen im Schwebesitz die geschlossenen Beine abwechselnd über und unter einem beidhändig gefaßten Staffelholz ausstrecken.
Variation	Übung auch mit verbundenen Augen, jedoch die Beine abwechselnd einzeln über und unter dem Stab ausstrecken.
Ü.-Geräte	Staffelhölzer
Ort	Halle oder Klassenraum

Übung B 2 (6)	**Balancieren**
Ü.-Beispiel	Die Kinder balancieren einen Luftballon (Gymnastikstab) auf der Fingerspitze, Nase, Knie, Ellenbogen oder Fuß.
Ü.-Geräte	Luftballons, Gymnastikstäbe
Ort	Halle oder Klassenraum

Übung B 2 (7)	**Übung mit dem Sportkreisel**
Ü.-Beispiel	Die Kinder sollen auf dem Kreisel liegen, knien, sitzen oder stehen und dabei Bewegungsaufgaben durchführen: in die Hände klatschen, Schuhe an- und ausziehen u. a.
Ü.-Geräte	Sportkreisel
Ort	wie bei B 1 (9)

Übung B 2 (8)	**Doppelpedalo**
Ü.-Beispiel	Die Kinder fahren vorwärts und rückwärts mit dem Doppelpedalo.
Variation	Wie oben, jedoch muß dabei ein Sandsäckchen auf dem Kopf balanciert werden (ein Medizinball in den Händen gehalten werden).
Ü.-Geräte	Doppelpedalo
Ort	Halle

Übung B 2 (9)	**Ball in den Kasten**
Ü.-Beispiel	Vor einem umgedrehten Kasten (Öffnung nach oben) wird eine Bank oder ein Balken lang aufgestellt. Jedes Kind bekommt einen Ball und soll damit über einen Balken balancieren, den Ball in den Kasten werfen und über den Kasten springen.
Variation	Als Wettkampf in Gruppen (vorbeifliegende Bälle können von den Kindern anderer Gruppen geholt und

	in den eigenen Kasten geworfen werden. Gewonnen hat die Gruppe, die am Schluß die meisten Bälle in dem Kasten hat).
Ü.-Geräte	Kästen, Bänke oder Balken, Bälle
Ort	Halle

Übung B 2 (10)	**Arbeit auf dem ‚Hochseil'**
Ü.-Beispiel	Die Kinder sind ‚Artisten' und balancieren über ein ‚Hochseil' (ein dickes Tau, das auf dem Boden der Halle liegt). Da ohne ‚Netz' gearbeitet wird, bedeutet jeder Fehltritt den Absturz.
Variation	Der ‚Artist' geht nicht nur balancierend, er macht Sprünge und Doppelsprünge, er geht rückwärts, hockt sich hin usw.
Ü.-Geräte	dickes Tau
Ort	Halle

Übungen B 3 (1–10)

Trainingsrichtung	Kinästhetische Stimulierung
Unterbereich	Gleichgewichtshaltung
Trainingsprinzip	Simultan- und Gesamtkörperkoordination

Übung B 3 (1)	**Aus dem Einbeinstand einen kleinen Vorwärtshüpfer machen zum sicheren Einbeinstand**
Ü.-Beispiel	Die Kinder sollen auf dem rechten Bein, links, auf einem Bein, vorwärts hüpfen. Wer kann es am weitesten?
Variation	Inselspringen — von einem Reifen in einen anderen (wechselnder Abstand), von einem Bogen Papier zum nächsten.
Ü.-Geräte	Reifen, Papierbögen
Ort	Halle oder Klassenraum

Übung B 3 (2)	**Aus der Balance einen kleinen Hüpfer machen und wieder zum sicheren Stand kommen**
Ü.-Beispiel	Kind balanciert über einen Balken. Auf ein vereinbartes Zeichen (Pfiff) macht es einen Hüpfer und geht danach weiter.

Variation Übung auch in Gruppenform, alle springen gleichzeitig bei einem Zeichen; jeder hört auf ein anderes Signal.

Ü.-Geräte Balken oder Bank

Ort Halle

Übung B 3 (3) **Ruhiges Stehen auf einem Bein**

Ü.-Beispiel rechts stehen/links stehen — Augen offen, rechts stehen/links stehen — Augen geschlossen. Wer kann am längsten stehen, wer steht, ohne zu schwanken?

Variation Gekoppelt mit Bewegungsaufgaben: Wer kann auf einem Bein stehend mit dem freien Fuß mit Kreide einen Kreis auf den Fußboden zeichnen, einen Knoten in ein Springseil schlingen u. a.

Ü.-Geräte Kreide, Springseil

Ort Halle oder Klassenraum

Übung B 3 (4) **Über Balken oder Bank balancieren und dabei einen Ball auf den Boden prellen**

Ü.-Beispiel Kinder gehen einzeln über den Balken und versuchen dabei, den Ball so zu prellen, daß sie ihn immer wieder fangen können, ohne das Gleichgewicht zu verlieren.

Variation In Gruppenform: Kinder gehen hintereinander, prellen gleichzeitig (im Gegentakt), mal rechts, mal links von der Bank.

Ü.-Geräte Bank oder Balken, Hohlbälle

Ort Halle

Übung B 3 (5) **Verschiedene Möglichkeiten zu sitzen**

Ü.-Beispiel Strecksitz, Grätschsitz, Sitz mit übergeschlagenen Beinen, Hocksitz, Seitsitz, Fersensitz (mit den Händen abgestützt/nicht abgestützt, mit geraden/mit gekrümmten Beinen).

Variation Gleiche Übungen auch als Versuch mit dem Sportkreisel

Ü.-Geräte Sportkreisel

Ort Ohne Sportkreisel: Halle oder Klassenraum, sonst wie B 1 (9)

Übung B 3 (6) — **Balance auf dem Medizinball**

Ü.-Beispiel
Mit dem Bauch auf den Medizinball legen und sich gerade wie ein Brett machen. Unterstützung mit beiden Händen (mit einer Hand, mit einen Finger). Wer kann es ganz ohne Unterstützung? Wer kann sich dabei auf seiner Unterlage drehen?

Ü.-Geräte
Medizinbälle, Rollbretter

Ort
Halle, wenn ohne Rollbretter: auch Klassenraum

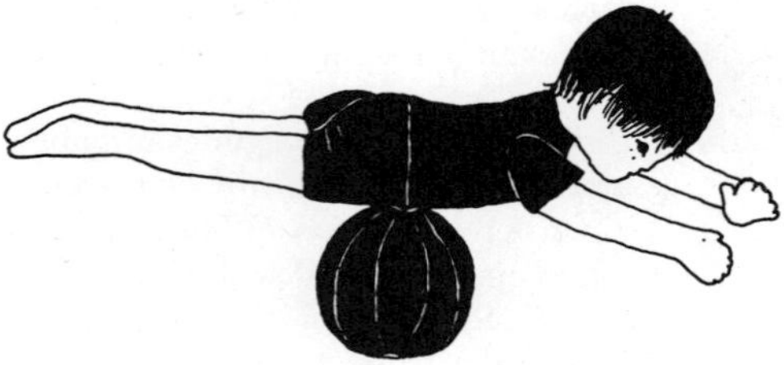

Übung B 3 (7) — **Balancierübung**

Ü.-Beispiel
Auf Zehenspitzen stehen und einen Ball (Schlagball oder Hohlball) auf der Außenseite (Schlagseite) eines Tambourins balancieren.
Wer behält seinen Ball am längsten oben?
Wer steht ganz ruhig?

Variation
Beim Zehenspitzenstand zwei Kegel aufeinander balancieren (Turm aus Joghurtbecher).

Ü.-Geräte
Tambourine, Bälle, Kegel, Joghurtbecher.

Ort
Halle oder Klassenraum

Übung B 3 (8) — **Balance auf Balken oder Bank**

Ü.-Beispiel
Über einen Balken gehen, sich dabei hinsetzen und wieder aufstehen, ohne dabei den Boden zu berühren.

Variation
Erschwert wird diese Übung, wenn dabei ein Sandsäckchen auf dem Kopf (im Genick) getragen werden soll.

Ü.-Geräte
Balken oder Bänke, Sandsäckchen

Ort
Halle

Übung B 3 (9) — **Sandsäckchen auf dem Kopf**

Ü.-Beispiel
Mit dem Sandsäckchen auf dem Kopf über die Sprossen einer liegenden Leiter steigen (eine schräggestellte Leiter hochsteigen, die Sprossenwand durchsteigen).

Variation	Als (vorsichtigen) Wettkampf: das erste Kind jeder Gruppe befestigt ein Band an der letzten Sprosse, das zweite holt es wieder usw.
Ü.-Geräte	Leiter, Sprossenwand, Sandsäckchen, Springtaue
Ort	Halle

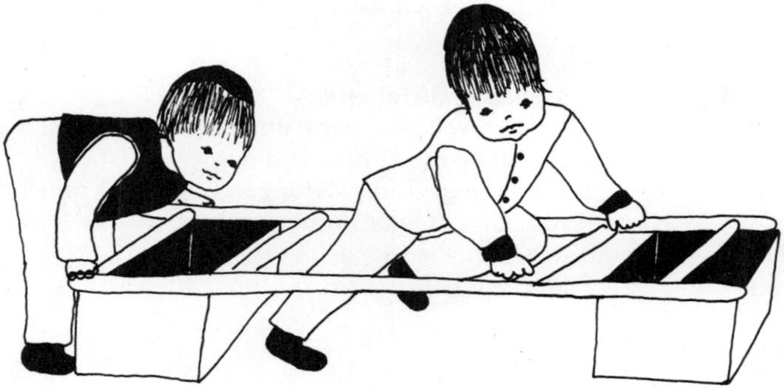

Abb. zu B 3 (8)

Übung B 3 (10) **Schneidersitz mit Medizinball und Sandsäckchen**

Ü.-Beispiel	Im Schneidersitz (aufrechte Haltung) Medizinball auf dem Kopf halten, so weit wie möglich nach vorn beugen und wieder aufrichten.
Variation	Hohlball zwischen die Unterschenkel klemmen, hochheben und hinter dem Kopf ablegen. Im Sitzen ein Sandsäckchen mit den Füßen oder den Händen weit vor den Körper, dann über den Kopf hinweg und weit nach hinten legen.
Ü.-Geräte	Medizinbälle, Gymnastikbälle
Ort	Halle oder Klassenraum

Übungen B 4 (1–10)

Trainingsrichtung	Kinästhetische Stimulation
Unterbereich	Gleichgewichtserhaltung
Trainingsprinzip	Sozial-integrative Übungen

Übung B 4 (1) **Stab weiterreichen**

Ü.-Beispiel Die Kinder stehen sich paarweise so einander gegenüber (sind so weit voneinander entfernt) daß sie sich

	den Stab nur dann zureichen können, wenn beide gleichzeitig in Standwaage sind.
Variation	Zwei Kindergruppen in Kreisen, wie oben beschrieben. Wer schafft den größten Kreis, wo wandert der Stab am schnellsten?
Ü.-Geräte	Staffelhölzer
Ort	Halle oder Klassenraum

Übung B 4 (2) — **Medizinballstaffette**

Ü.-Beispiel	Im Schwebesitz wird unter den gestreckten Beinen ein Medizinball hin- und hergerollt.
Variation	Als Übung in der Gruppe: Ballstaffel unter den gestreckten Beinen hindurch, der jeweils letzte bringt den Ball wieder nach vorn.
Ü.-Geräte	Medizinbälle
Ort	Halle

Übung B 4 (3) — **Brücke rückwärts**

Ü.-Beispiel	Wir machen die Brücke so hoch, daß wir einen Medizinball unter ihr durchrollen können.
Variation	Übung in Gruppenform: Medizinball-Staffel: Die Kinder bilden in zwei Reihen Brücken und rollen den Ball von einem zum anderen Ende. Sie heben sich dabei erst kurz bevor der Ball zu ihnen kommt in die Brücke, weil es sonst zu anstrengend wird (Hohlkreuz).
Ü.-Geräte	Medizinbälle
Ort	Halle

Übung B 4 (4) — **Sich beim Balancieren auf der Bank begegnen**

Ü.-Beispiel	Zwei Kinder begegnen sich beim Balancieren auf der Bank und gehen aneinander vorbei, ohne hinunterzutreten.
Variation	Zwei Gruppen begegnen sich, die Kinder tragen dabei einen Ball auf dem Kopf; ein langsam balancierendes wird von einem schneller gehenden überholt.
Ü.-Geräte	Bänke oder Schwebebalken
Ort	Halle

Übung B 4 (5) — **Medizinball-Staffel über den Balancierbalken**

Ü.-Beispiel	An jedem Ende des Schwebebalkens steht ein Kind (bei der Übungsform als Staffel eine gleich große

Gruppe von Kindern). Einer trägt den Medizinball bis zur Mitte, übergibt ihn dem anderen Kind – das inzwischen auch bis zur Mitte gegangen ist. Beide gehen rückwärts zurück. Fortlaufend als Staffel.

Ü.-Geräte Schwebebalken oder Bänke, Medizinbälle

Ort Halle

Übung B 4 (6) **Die Kinder stehen auf einer Bank, auf einem Balken und fangen oder werfen den Ball**

Ü.-Beispiel Partnerübung auch in Gruppen: Die eine Hälfte der Kinder steht balancierend auf dem Balken, die andere steht – mit wechselnden Abständen – davor und wirft den Ball zu.

Variation Bei einiger Übung können sich beide Gruppen balancierend gegenüberstehen.

Ü.-Geräte Schwebebalken, Hohlbälle, Schlagbälle

Ort Halle

Übung B 4 (7) **Schiffbruch**

Ü.-Beispiel In der Halle verteilt stehen mehrere kleine, halbhohe Kästen als „Rettungsboote". Die Kinder stehen in zwei oder drei Reifen (Schiffe) in der Mitte der Halle, jedes mit einem Gymnastikball als ‚Schwimmgurt'. Der „Kapitän" ruft eine Zahl, z. B. 4.
Die Kinder müssen nun so schnell wie möglich zu viert mit dem Ball auf dem Kopf in ein „Rettungsboot" springen (ohne sich gegenseitig vom Kasten zu schubsen).

Variation Zuruf von wechselnden Zahlen.

Ü.-Geräte Kästen, Gymnastikbälle, Reifen

Ort Halle

Übung B 4 (8) **Stromkreis schließen**

Ü.-Beispiel Partnerübung: Jedes Kind hat ein Staffelholz. Immer gehen je zwei Kinder über eine Bank (später Bank mit Hindernissen, Schwebebalken). Der Vordermann hält einen Arm mit dem Holz hinter den Rücken. Der Partner schließt sein Holz vorgestreckt genau mit der Spitze an die Spitze des anderen.

Variation Als Wettspiel: Ein Unparteiischer geht neben den beiden her und zählt die Unterbrechungen des „Stromkreises". Eine ganze Gruppe geht kontakthaltend über die Bänke.

Ü.-Geräte	Bänke, Schwebebalken, Hindernisse, Staffelhölzer
Ort	Halle

Übung B 4 (9) — **Fünfbein**

Ü.-Beispiel	Zwei Kinder halten einen Stab; das dritte hängt ein Bein darüber und bewegt sich hüpfend vorwärts, während die beiden anderen gehen.
Variation	Als Gruppenwettkampf
Ü.-Geräte	Gymnastikstäbe
Ort	Halle

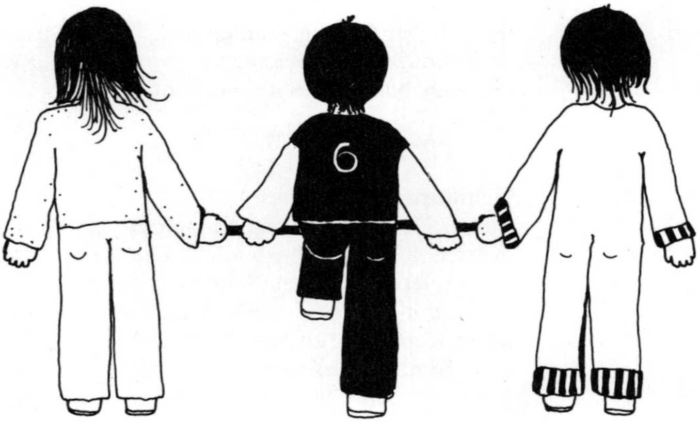

Übung B 4 (10) — **„Sich auf die Füße treten"**

Ü.-Beispiel	Ein Kind steht barfuß mit den äußersten Zehenspitzen auf den Schuhspitzen des Partners (am besten des Ü.-Leiters selbst), so daß es wirklich balancieren muß. Nicht zu schnell gehen, damit das Kind den Weg, den der Partner mit ihm geht, innerlich mitvollziehen kann und nicht die Kontrolle verliert. Vorwärts, rückwärts, seitwärts.
Variation	Das mitgehende Kind bekommt vor ‚Antritt der Reise' die Augen verbunden und soll durch Registrierung der Richtungsänderung und die Anzahl der Schritte zum Schluß sagen, wo es sich seiner Meinung nach jetzt befindet.
Ü.-Geräte	keine
Ort	Halle oder Klassenraum

Übungen C 1 (1–10)

Trainingsrichtung	Kinästhetische Stimulierung
Unterbereich	Raum-Lage-Orientierung
Trainingsprinzip	Behutsamkeit und Geschicklichkeit

Übung C 1 (1) — **Ordnungsbegriffe: Reihe – Linie**

Ü.-Beispiel: Wir bilden eine Reihe (oder eine Linie), zunächst als Hilfe mit Anfassen (später frei), gehen vorwärts (rückwärts, seitwärts, in engem und weitem Abstand). Wir kontrollieren die Richtung beim rechten und linken Nebenmann.

Ü.-Geräte: keine

Ort: Halle

Übung C 1 (2) — **Ordnungsbegriffe: Kette – Kreis**

Ü.-Beispiel: wie oben, Kontrolle von Richtung und Abstand

Ü.-Geräte: keine

Ort: Halle

Übung C 1 (3) — **Figuren bilden**

Ü.-Beispiel: mit dem eigenen Körper auf der Matte Figuren bilden, die an der Tafel schematisch dargestellt werden:

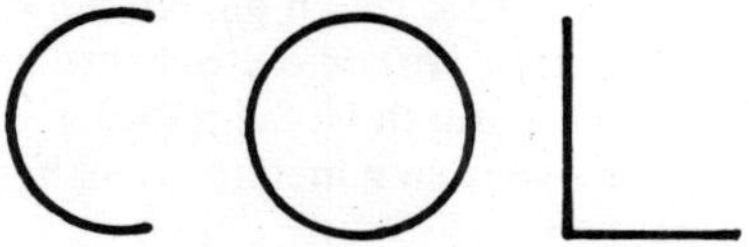

Ü.-Geräte: Matten

Ort: Halle

Übung C 1 (4) — **Schwierige Figuren, die an der Tafel angezeichnet werden, gehend reproduzieren**

Ü.-Beispiel

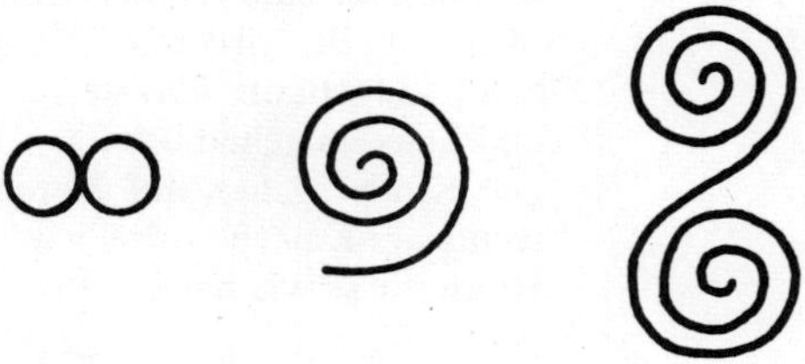

Variation — Der Ü.-Leiter zeichnet eine Figur an die verdeckte Tafel, läßt ein Kind die Figur anschauen und nachgehen. Der Rest der Gruppe versucht, die Lösung herauszufinden und zeichnet seine Lösung an die Tafel.

Ü.-Geräte — Kreide und Tafel

Ort — Halle oder Klassenraum

Übung C 1 (5) — **Wir schreiten auf dem Boden vorgezeichnete Figuren ab.**

Ü.-Beispiel — Wir gehen allein (zu zweit, in Reihen mit engem und weitem Abstand) den mit Kreide auf den Fußboden gemalten (oder mit Tesa-Band aufgeklebten) Figuren nach.

Variation — Wir gehen Figuren nach, die nur durch Kreidekreuze, Bälle oder Kegel gekennzeichnet sind. Dabei gehen wir abwechselnd außen und innen um die Markierung herum.

Ü.-Geräte — Kreide, Tesa-Band, Bälle, Kegel

Ort — Halle

Übung C 1 (6) — **‚Blind' von einer Wand zur anderen gehen**

Ü.-Beispiel — Zunächst gehen die Kinder durch die leere Halle, sie dürfen vorher die Schritte zählen. Richtungskorrekturen durch Ü.-Leiter oder ein Kind.

Variation — Es werden zunehmend mehr Hindernisse in den Weg gebaut.
Kontrolle durch die Gruppe.

Ü.-Geräte — Hindernisse: Reifen, Kästen, Kegel, Bälle

Ort — Halle

Übung C 1 (7) — **Gehen über eine Hindernisbahn**

Ü.-Beispiel — In der Halle wird mit Turngeräten eine Hindernisbahn aufgebaut: *über*steigen, *durch*kriechen, rechts und links *um*gehen usw.
Die Kinder gehen auf Kommando: über die Bank, rechts am Kasten vorbei usw.

Ü.-Geräte — Hindernisse wie bei C 1 (6)

Ort — Halle

Übung C 1 (8) | **Fahren mit dem ‚Rollbrett'**

Ü.-Beispiel Beziehungen im Raum ‚erfahren': z. B. an der Schmalseite vorwärts, Längsseite rückwärts, diagonal durch die Halle usw.

Ü.-Geräte Rollbretter

Ort Halle

Übung C 1 (9) | **‚Blind' über eine Brücke**

Ü.-Beispiel Mit verbundenen Augen über eine Brücke aus Kastenoberteilen gehen. Die Zwischenräume zwischen den Kästen sind ausgebrochene „Planken" und „Wasser".

Variation Je nach Schwierigkeitsgrad entweder enge oder weite oder wechselnde Abstände.

Ü.-Geräte Kastenoberteile

Ort Halle

Übung C 1 (10) | **Figuren malen**

Ü.-Beispiel Papier mit Karo-Einteilung. Die Kinder zeichnen nach Anweisung:
1 Schritt nach oben,
2 Schritte nach links – rechts, oben – unten usw.
Nach diesem Diktat entstehen Muster:

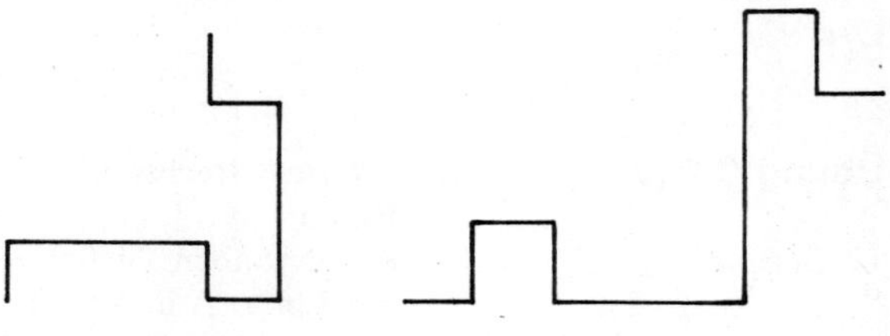

usw.

Man gibt am besten einen Anfangspunkt an.

Ü.-Geräte Papier und Bleistift

Ort Klassenraum

Übungen C 2 (1–10)

Trainingsrichtung	Kinästhetische Stimulierung
Unterbereich	Raum-Lage-Orientierung
Trainingsprinzip	Konzentration und Reaktion

Übung C 2 (1)

Begriffe: unten — oben, hoch — tief, der eigene Körper in Beziehung zu Gegenständen im Raum

Ü.-Beispiel Ein Kind steigt auf die Sprossenwand *hoch* über alle anderen hinaus, ein anderes kriecht *unter* der Leiter durch u. a.

Ü.-Geräte Alle Geräte der Halle

Ort Halle

Übung C 2 (2)

Begriffe: vor – hinter – neben – unter in Beziehung zum Raum und zu verschiedenen Gegenständen.

Ü.-Beispiel Vom Kreis ausgehend: Wir stellen uns vor (hinter, neben) unseren Nebenmann von der Linie ausgehend. Wir stellen uns vor (hinter, neben) unseren Vorder- oder Hintermann.

Variation Das gleiche auf im Raum verteilte Gegenstände bezogen.

Ü.-Geräte Hallenausrüstung

Ort Halle

Übung C 2 (3)

Gesondertes Rechts-Links-Training in Beziehung zum Raum

Ü.-Beispiel Alle Kinder haben Tücher vor den Augen und stehen in einer Linie. Auf Anweisung gehen sie durch die Halle: Drei Schritte vorwärts, zwei nach links, vier zurück, zwei nach rechts usw. Zunächst gehen sie mit Tuchfühlung, um die Orientierung zu erleichtern, später mit weitem Abstand (vorher verabreden, wie groß die Schritte ungefähr sein sollen).

Variation Zwei Gruppen, Übung in codierter Form, wobei die Codierung der einen Gruppe die entgegengesetzten Befehle der anderen enthält. Ein Kind gibt die Kommandos und muß dabei darauf achten, daß die Gruppenmitglieder nicht miteinander kollidieren.

Ü.-Geräte keine

Ort Halle

Übung C 2 (4) **Schätzen und Erkennen von Entfernungen**

Ü.-Beispiel Auf ein vorher bestimmtes Ziel mit offenen Augen zugehen, anschließend wieder zum Ausgangspunkt zurückkehren und nun versuchen, mit *ver*bundenen Augen dorthin zu gehen, wo das Ziel vermutet wird.

Variation Übung kann auch ohne die Übungsphase (zum Ziel mit offenen Augen hingehen) durchgeführt werden. Die Anweisung kann lauten: Versuche mit . . . Schritten das Ziel zu erreichen.

Ü.-Geräte keine

Ort Halle

Übung C 2 (5) **Sonnenstrahlen**

Ü.-Beispiel Die Kinder gehen nach Musik im engen Kreis. Beim Aussetzen der Musik gehen sie so lange aus dem Kreis strahlenförmig heraus, bis die Musik wieder einsetzt. Beim Einsetzen sofort im Kreis weitergehen, beim nächsten Aussetzen der Musik wieder nach innen gehen.

Variation Im Kanon, je eine Gruppe geht gegenläufig nach innen bzw. außen.

Ü.-Geräte Schallplattenspieler, (Kasette, Tonband) Instrument.

Ort Halle

Übung C 2 (6) **Gegenläufige Bewegungen**

Ü.-Beispiel Ein Sandsäckchen muß von jedem Kind auf Anweisung vor, neben, hinter sich, auf, unter, neben einen Kasten gelegt werden. Gleichzeitig muß ein Kegel so gestellt werden, daß er immer die Gegenposition einnimmt.

Ü.-Geräte Sandsäckchen, Keulen, Kästen

Ort Halle, wenn Klassenraum statt Kästen Stühle oder Tisch.

Übung C 2 (7) **Umsteigen**

Ü.-Beispiel Die Kinder sitzen im Kreis und halten in der rechten Hand einen kleinen Gegenstand, z. B. Tennisball, Bleistift o. ä.

Auf „Los“ wird der Gegenstand nach rechts abgegeben und gleichzeitig mit der linken Hand des linken Nachbarn angenommen und dann wieder nach rechts weitergegeben usw. Auf das Kommando „Umsteigen" wird sich mit dem Rücken zur Kreismitte gesetzt und die Gegenstände gehen mit nur ganz kurzer Unterbrechung weiter nach rechts herum.

Variation — Wettspiel: Wer sich nach dem „Umsteigen" in der Richtung irrt und eine Stockung verursacht, muß ausscheiden.

Ü.-Geräte — Kleine Gegenstände, Bälle oder Bleistifte.

Ort — Halle oder Klassenraum

Übung C 2 (8) — **Suche das Fähnchen!**

Ü.-Beispiel — Fähnchen oder anderen Gegenstand in der Halle verstecken, während ein Kind die Halle verlassen hat. Die Klasse leitet das suchende Kind durch Anweisungen: weiter rechts, einen Schritt vor, halblinks usw. zum gesuchten Gegenstand hin.

Ü.-Geräte — Fähnchen oder beliebige andere kleine Dinge

Ort — Halle oder Klassenraum

Übung C 2 (9) — **Hund ausführen**

Ü.-Beispiel — Der Ball wird mit dem Stab geführt und gerollt, um Hindernisse herum, einen bestimmten Weg entlang, unter Brücken hindurch.
Der Stab ist das einzige Mittel, um den Ball in Bewegung zu halten; er muß auch immer am Ball bleiben, sonst ist der „Hund" ja von der ‚Leine' los.

Ü.-Geräte — Hindernisse aus Turngeräten, Stäbe und Gymnastikbälle

Ort — Halle

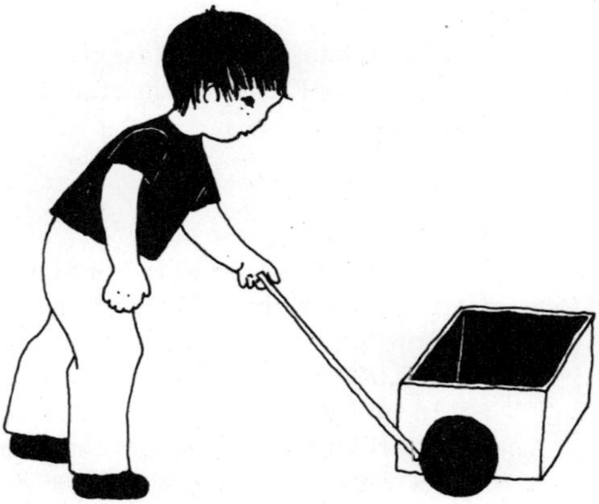

Übung C 2 (10) — **Tankstellen und Autofahrer**

Ü.-Beispiel

Die eine Hälfte der Kindergruppe sind Tankwarte, die mit ihren Tankstellen (Reifen) in der Halle verteilt stehen. Der Rest der Kinder fährt als Autofahrer auf den „Rollbrettern" durch die Halle. Auf ein Zeichen fahren alle an je eine Tankstelle heran und wechseln die Plätze.

Variation

Man muß bei dem Heranfahren an die Tankstelle den richtigen Parkplatz benutzen. Nach Verabredung gilt etwa: Tankwart steht: man muß vor ihm halten; Tankwart hockt: man muß hinter ihm halten; Tankwart steht auf dem rechten Bein: man muß rechts von ihm halten usw.

Ü.-Geräte

Reifen und Rollbretter

Ort

Halle

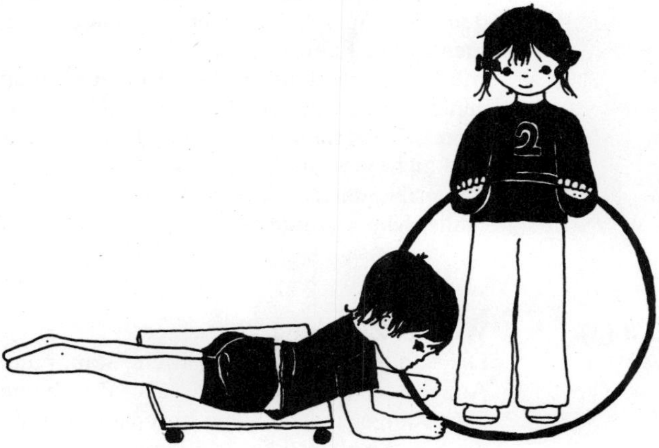

Übungen C 3 (1–10)

Trainingsrichtung	Kinästhetische Stimulierung
Unterbereich	Raum-Lage-Orientierung
Trainingsprinzip	Simultan- und Gesamtkörperkoordination

Übung C 3 (1) — **Den Raum ausnutzen**

Ü.-Beispiel

Die Kinder gehen (hüpfen, laufen) nach Musik, wobei sie den ganzen Raum ausnutzen sollen.

Variation	wie oben, jedoch wird auf vorher vereinbarte Zeichen hin die Richtung geändert: 1 Tambourin-Schlag – halbe Drehung nach rechts 2 Tambourin-Schläge – halbe Drehung nach links
Ü.-Geräte	Tambourin
Ort	Halle

Übung C 3 (2) — **Wieviele Schritte brauchst du?**

Ü.-Beispiel	Der Ü.-Leiter steht mit Papierfähnchen in der Hand in verschiedener Entfernung von den Kindern. Die Kinder sollen nun jeweils die Anzahl der Schritte bis zum Ü.-Leiter abschätzen, sie nennen, dann laut zählend bis zum Ü.-Leiter gehen. Wenn sie mit ihren geschätzten Schritten die Fahne erreichen, (Kind darf den Arm ausstrecken, der Ü.-Leiter nicht) bekommen sie die Fahne.
Variation	wie oben, jedoch müssen die Kinder Hindernisse umgehen, wenn sie die Fahne erreichen wollen. Die Strecke, die sie vorher abschätzen müssen, verläuft also nicht gradlinig.
Ü.-Geräte	Papierfähnchen
Ort	Halle, Klassenraum

Übung C 3 (3) — **Weg der Zwei- und Vierbeiner**

Ü.-Beispiel	Die Kinder schätzen von ihrem Standpunkt aus die Anzahl der Schritte, die sie als „Zweibeiner" bis zu einem angegebenen Platz brauchen. Dann gehen sie die Strecke ab und kontrollieren damit die geschätzte Schrittzahl. Anschließend schätzen sie die Schritte als „Vierbeiner" für die gleiche Strecke und kontrollieren sie ebenfalls.
Ü.-Geräte	keine
Ort	Halle

Übung C 3 (4) — **Hinkeln**

Ü.-Beispiel	Auf den Boden werden Kästchen gemalt und verschiedene Hinkel-Spiele gespielt: auf dem rechten/linken Bein hüpfen, mit beiden Füßen zugleich u. a.
Ü.-Geräte	Kreide
Ort	Halle

Übung C 3 (5) **Ball prellen**

Ü.-Beispiel Ein Gymnastikball wird von Reifen zu Reifen mit der rechten (linken) Hand geprellt.

Variation wie oben, jedoch in zwei Gruppen als Wettkampf

Ü.-Geräte Gymnastikbälle, Reifen

Ort Halle

Übung C 3 (6) **Drunter – drüber – rein und raus**

Ü.-Beispiel Eine Hindernisbahn aus Bank, Kasten, Schwebebalken, umgedrehtem Kasten usw. wird aufgebaut. Jeder soll nach Anweisung des Ü.-Leiters die Hindernisse überwinden.

Variation wie oben, jedoch zwei Gruppen als Wettkampf

Ü.-Geräte Bank, Kasten, Schwebebalken u. a.

Ort Halle

Übung C 3 (7) **In – über – drum herum**

Ü.-Beispiel Rechts und links von einem gradlinig ausgelegten Tau werden in gleichmäßigen Abständen Reifen gelegt und Keulen gestellt. Dann stellen sich die Kinder der Reihe nach vor dieser „Straße“ auf. Sie sollen jeweils in die Reifen hineinspringen, über das Tau gehen und um die Keulen herumtrippeln. Dabei müssen sie abwechselnd rechtsherum und linksherum gehen.

Ü.-Geräte Tau, Keulen, Reifen

Ort Halle

Übung C 3 (8) **Liegend und sitzend auf dem „Rollbrett“ fahren**

Ü.-Beispiel Jedes Kind hat ein „Rollbrett“, auf das es sich mit dem Rücken legt. Um vorwärtszukommen, stößt es sich mit den Händen vom Boden ab.

Variation

1. Jedes Kind setzt sich rückwärts auf das „Rollbrett“ und stößt sich mit den Händen vom Boden ab.
2. Jedes Kind setzt sich vorwärts auf das „Rollbrett“ (auch die Füße) und stößt sich mit den Händen vom Boden ab.

Ü.-Geräte „Rollbretter“

Ort Halle

Übung C 3 (9) — **Auf dem „Rollbrett" stehen**

Ü.-Beispiel: Jedes Kind stellt sich in Grätschstellung auf das „Rollbrett" und fährt an der Wand des Raumes entlang, wobei es sich daran mit den Händen abstoßen kann.

Variation: Jeder versucht sich quer durch den Raum fortzubewegen (Hüft-Arm-Schwung)

Ü.-Geräte: „Rollbretter"

Ort: Halle, Klassenraum

Übung C 3 (10) — **Mit dem Medizinball auf dem „Rollbrett" fahren**

Ü.-Beispiel: Jedes Kind legt einen Medizinball auf sein „Rollbrett", setzt sich drauf, stellt die Füße auf den Wagen und fährt nun durch die Halle, indem es sich mit den Händen vom Boden abstößt.

Variation: wie oben, jedoch als Wettkampf

Ü.-Geräte: Medizinbälle, „Rollbretter"

Ort: Halle

Übungen C 4 (1–10)

Trainingsrichtung	Kinästhetische Stimulierung
Unterbereich	Raum-Lage-Orientierung
Trainingsprinzip	Sozial-integrative Übungen

Übung C 4 (1) — **Raten, welche Figur gegangen wurde**

Ü.-Beispiel: Ein Kind geht eine Figur (z. B. Kreis, Acht usw.), die anderen sollen raten, welche es war und sie benennen.

Variation: wie oben, jedoch soll die Figur von allen nachgegangen werden, Voraussetzung ist allerdings, daß die Figur erkannt wurde.

Ü.-Geräte: keine

Ort: Halle

Übung C 4 (2) — **Zurück in den Reifen!**

Ü.-Beispiel: Jedes Kind sitzt in einem Reifen. Auf ein vereinbartes Zeichen des Ü.-Leiters hin verläßt jedes seinen Reifen und geht frei im Raum umher, auf ein anderes Zeichen hin kehrt jedes wieder in seinen Reifen zurück.

Variation	wie oben, jedoch läuft jeder frei im Raum umher. Sieger ist, wer zuerst wieder in seinem Reifen sitzt.
Ü.-Geräte	Reifen
Ort	Halle

Übung C 4 (3)	**Führen und folgen**
Ü.-Beispiel	Partnerübung: Ein Kind geht (läuft) in verschiedenen Gangarten quer durch den Raum, sein Partner muß ihm folgen.
Variation	Die ganze Gruppe folgt dem Anführer, der in verschiedenen Gangarten durch den Raum läuft. (Unterstützung durch Tambourin)
Ü.-Geräte	Tambourin
Ort	Halle

Übung C 4 (4)	**Mit geschlossenen Augen durch eine Hindernisbahn**
Ü.-Beispiel	Partnerübung: Ein Kind geht mit geschlossenen Augen durch eine Hindernisbahn, während sein Partner Richtungshinweise gibt, so daß der „Blinde" sich nicht stößt.
Variation	wie oben, jedoch werden die Richtungshinweise nur in Form der vorher vereinbarten Zeichen für die verschiedenen Richtungen gegeben, z. B.: vorwärts – einmal klatschen z. B.: rückwärts – zweimal klatschen z. B.: rechts – einmal klingeln z. B.: links – zweimal klingeln usw.
Ü.-Geräte	Klingeln o. ä.
Ort	Halle, evtl. Klassenraum

Übung C 4 (5)	**Sich führen lassen**
Ü.-Beispiel	Partnerübung: Ein Kind hat die Augen verbunden und geht rückwärts. Sein Partner führt es, ohne zu sprechen vorwärts, rückwärts, im Kreis usw.
Variation	wie oben, jedoch wird der „Blinde" um Hindernisse herumgeführt.
Ü.-Geräte	keine
Ort	Halle, evtl. Klassenraum

Übung C 4 (6)	**Zu zweit laufen**
Ü.-Beispiel	Partnerübung: Jeweils zwei Kinder laufen in einen leeren Rahmen eines Sprungkastens, den sie mit den

	Händen tragen, so durch die Halle, daß sie kein anderes Paar anstoßen.
Variation	wie oben, jedoch laufen die Kinder durch eine Hindernisbahn.
Ü.-Geräte	Rahmen eines Sprungkastens
Ort	Halle

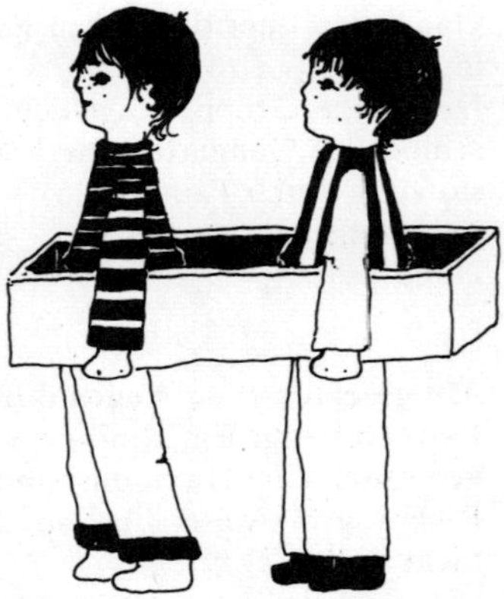

Übung C 4 (7) — **Keulen erhaschen**

Ü.-Beispiel — Vier Kinder fassen einen Reifen an und versuchen, ihre außerhalb stehenden Keulen zu erhaschen.

Ü.-Geräte — Reifen, Keulen

Ort — Halle

Übung C 4 (8) — **Reifen tragen**

Ü.-Beispiel — Drei Kinder tragen zusammen auf je einer äußersten Fingerspitze einen Reifen rechts herum, links herum, geradeaus.

Variation — wie oben, jedoch versuchen die Kinder dabei vorwärts, rückwärts zu laufen.

Ü.-Geräte — Reifen

Ort — Halle

Übung C 4 (9) — **Die Schlange beißt sich in den Schwanz**

Ü.-Beispiel — Alle Kinder der Gruppe fassen sich auf die Schultern und bilden so eine Schlange. Der erste ist der „Kopf", der letzte der „Schwanz" der Schlange. Jetzt versucht

	der „Kopf“ den „Schwanz“ zu erwischen, während der Körper das verhindern will.
Variation	Die Schlange verzehrt sich langsam selbst: immer, wenn der „Schwanz“ erwischt wurde, wird dieser zum „Kopf“.
Ü.-Geräte	keine
Ort	Halle

Übung C 4 (10)	**Den Drachenschwanz fangen**
Ü.-Beispiel	Ü.-Aufbau wie in Übung C 4 (9), jedoch steht ein Kind als Fänger außerhalb und versucht, den „Schwanz“ des Drachen zu fangen, während der „Drachenkörper“ sich dagegen wehrt. Wird der „Schwanz“ jedoch erwischt, wird er der Fänger.
Variation	wie oben, jedoch haben alle Kinder bis auf den „Kopf“ und den „Schwanz“ Masken auf.
Ü.-Geräte	keine
Ort	Halle

Übungen D 1 (1–10)

Trainingsrichtung	Training der bewußten Sinneswahrnehmung
Unterbereich	Visuelle Funktion
Trainingsprinzip	Behutsamkeit und Geschicklichkeit

Übung D 1 (1)	**Stock auf dem Zeigefinger balancieren**
Ü.-Beispiel	Die Kinder sollen einen Stock auf dem Zeigefinger balancieren. Das ist jedoch nur dann durchführbar, wenn das freie Ende des balancierten Stockes ständig mit den Augen kontrolliert wird und jede Schwankung an der Spitze sofort durch entsprechende Gegenbewegungen des tragenden Fingers ausgeglichen wird.
Variation	Erschwert wird diese Übung durch das abwechselnde Verbinden des rechten oder linken Auges.
Ü.-Geräte	Balancierstäbe
Ort	Halle, evtl. Klassenraum

Übung D 1 (2) — **Maus fangen**

Ü.-Beispiel — Ein Kind schlenkert ein Seil in unregelmäßigem Zickzack auf dem Fußboden herum. Einzweites muß versuchen, das Seilende (die ‚Maus') mit dem Fuß zu fangen

Ü.-Geräte — Springseile

Ort — Halle, evtl. Klassenraum

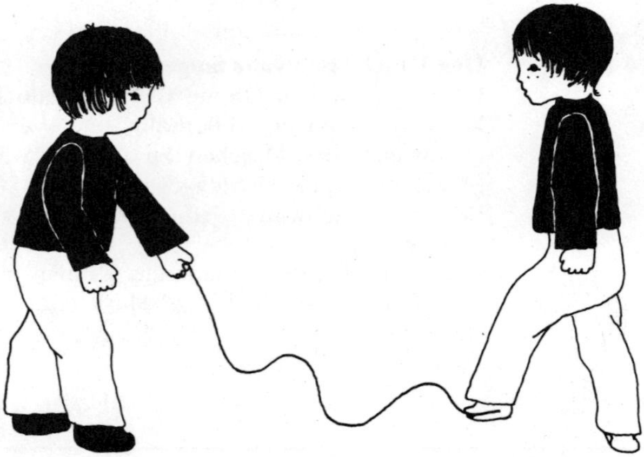

Übung D 1 (3) — **Einen pendelnden Ball mit dem Zeigefinger oder mit einem Boxhieb treffen**

Ü.-Beispiel — Ein an einer Schnur befestigter Schleuderball (Schnurlänge 30–50 cm) pendelt mit mäßigem (größerem) Pendelschwung vor dem Kind hin und her, das nun versucht, mit seiner Vorzugshand den pendelnden Ball zu treffen.

Variation — Die Kinder versuchen, abwechselnd mit der rechten und linken Hand und mit wechselnd rechts oder links abgedecktem Auge den Ball zu treffen.

Ü.-Geräte — Schleuderball, Springseile

Ort — Halle, evtl. Klassenraum

Übung D 1 (4) — **Anschlußübung an D 1 (3)**

Ü.-Beispiel — Der aufgehängte Schleuderball ist mit Bällen zu treffen, deren Größe variiert wird.

Variation — Spielform: Zwei Mannschaften sammeln Punkte für jeden Treffer, jeder holt die in der Halle herumfliegenden Bälle, um dann erneut mit ihnen zu werfen.

Ü.-Geräte Schleuderball, Springseil, Schlagbälle, Gymnastikbälle
Ort Halle

Übung D 1 (5) **Ringwerfen**

Ü.-Beispiel Entweder spielen die Kinder das ‚Ringwurf-Spiel' oder sie werfen Ringe über Kegel, die in verschiedener Entfernung und unterschiedlichem Abstand voneinander aufgebaut worden sind.

Variation
1. Änderung des Abwurfpunktes
2. Gruppenwettkampf, wobei grundsätzlich jeder Treffer (1 Punkt) gezählt wird.

Ü.-Geräte ‚Ringwurf-Spiel' oder Ringe und Kegel

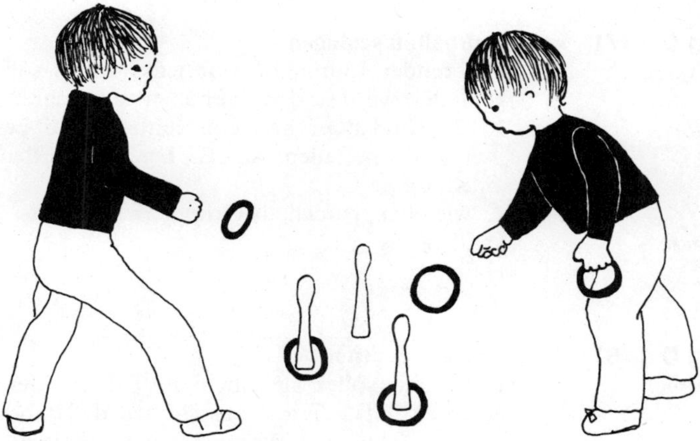

Übung D 1 (6) **Korken schnipsen**

Ü.-Beispiel Von einer aufgestellten Flasche sollen die Kinder mit ausgestrecktem Arm einen lose aufgesteckten Korken abschnippsen.

Variation Staffelkampf: Der Spieler einer jeden Gruppe holt nach erfolgreichem ‚Schuß' den Korken wieder und setzt ihn erneut auf die Flasche (jeder Treffer – ein Punkt für die Mannschaft).

Ü.-Geräte Flaschen und Korken
Ort Halle oder Klassenraum

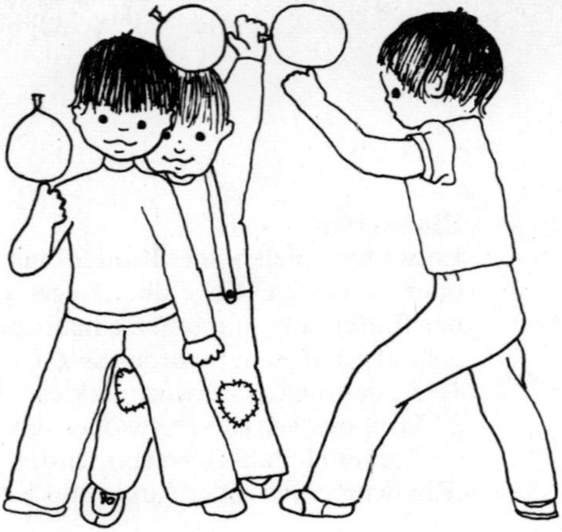

Übung D 1 (7) — **Luftballon schlagen**

Ü.-Beispiel: Ein runder Luftballon (für jedes Kind) soll daran gehindert werden, den Fußboden zu berühren.

Variation:
1. Die Kinder berühren den Luftballon mit bestimmten Körperteilen, (z. B. Daumen, Ellenbogen, Knie).
2. wie oben, jedoch als Gruppenwettkämpfe

Ü.-Geräte: Luftballons

Ort: Halle

Übung D 1 (8) — **Erbsen schütten**

Ü.-Beispiel: Die Kinder sollen aus einem mit Erbsen oder Linsen gefüllten Gefäß diese so ausschütten, daß dabei immer nur eine (zwei oder drei usw.) gleichzeitig in ein anderes Gefäß fallen.

Ü.-Geräte: Gefäße, Erbsen, Linsen

Ort: Halle oder Klassenraum

Übung D 1 (9) — **Zielschießen mit Stecknadeln**

Ü.-Beispiel: Ein Zeichenblockblatt ist gleichmäßig mit schwarzen Punkten und einem dunkelblauen Punkt (ca. 1 cm   ) bedeckt. Der Spielführer hält das Blatt in Augenhöhe. Die Kinder laufen nun nacheinander aus mehreren Metern Entfernung auf das Blatt zu und stecken im Laufen eine Stecknadel in den *blauen* Punkt.

Ü.-Geräte Zeichenpapier (vorbereitet mit Punkten) Stecknadeln
Ort Halle oder Klassenraum

Übung D 1 (10) **Ballfangen auf Zielwurf**

Ü.-Beispiel Die Kinder stehen sich in zwei Reihen mit relativ engem (weiterem) Abstand gegenüber. Der laufend hin- und zurückgeworfene Ball soll nun beidhändig (einhändig rechts und links) gefangen und geworfen werden. Dabei können die Kinder vor dem Auffangen ein- oder zweimal in die Hände klatschen.

Variation Die Kinder stellen sich paarweise auf, ein drittes steht in der Mitte und versucht, den Ball zu erwischen (wer so ungeschickt geworfen hat, daß der Mittler fangen konnte, muß dessen Stelle einnehmen).

Ü.-Geräte Bälle
Ort Halle

Übungen D I (1–10)

Trainingsrichtung	Training der bewußten Sinneswahrnehmung
Unterbereich	Visuelle Wahrnehmung
Trainingsprinzip	Behutsamkeit und Geschicklichkeit

Übung D I (1) **Nasenkette**

Ü.-Beispiel Die Kinder sitzen im Kreis. Das erste steckt sich die Hülse einer Streichholzschachtel auf die Nase. Sein Nebenmann muß sie ihm ohne die Hilfe der Hände mit der Nase abnehmen. So wandert sie im Kreis herum.

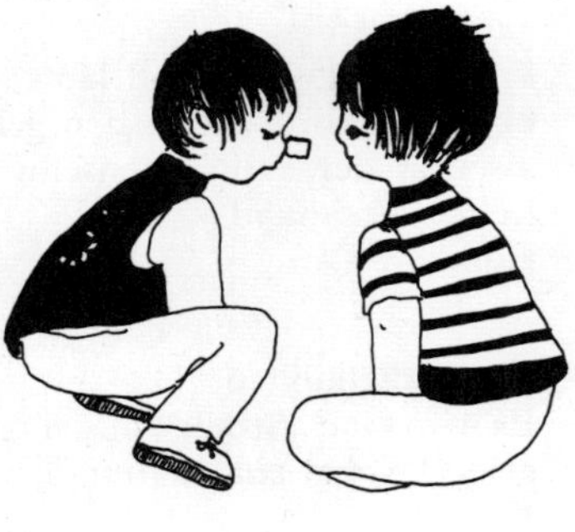

Variation	wie oben, jedoch in zwei Gruppen als Wettkampf
Ü.-Geräte	Streichholzschachtel-Hülse
Ort	Klassenraum, Halle

Übung D I (2) **Löffelkette**

Ü.-Beispiel Die Kinder bilden zwei Gruppen, die sich gegenübersitzen. Jeder hat den Griff eines Eierlöffels (Plastik) im Mund. Dann legt der Ü.-Leiter auf den Löffel der beiden Kinder am Anfang einen Knopf, der nun von Löffel zu Löffel (ohne Hände) weitergegeben werden muß.

Ü.-Geräte Eierlöffel (Plastik), Knöpfe

Ort Klassenraum, Halle

Übung D I (3) **Ballblasen**

Ü.-Beispiel Eine „Rennbahn" mit Start- und Ziellinie wird festgelegt. Dann bekommen drei Kinder je einen Tischtennisball, den sie auf dem Fußboden vor sich her ins Ziel blasen müssen (ohne Hände). Wer dabei einem anderen mit dem Ball oder Körper in die Quere kommt, muß ausscheiden.

Variation wie oben, jedoch muß die Bahn kürzer sein, denn die Tischtennisbälle sollen mit Trinkstrohhalmen ins Ziel geblasen werden.

Ü.-Geräte drei Tischtennisbälle, Trinkstrohhalme.

Ort Halle, Klassenraum

Übung D I (4) **Straße mit Schlaglöchern**

Ü.-Beispiel Es wird eine „Straße" aus Reifen gelegt, von denen einige, die „Schlaglöcher", mit einem farbigen Klebestreifen gekennzeichnet sind. Die Kinder laufen nun über die Straße, indem sie nur jeweils in die Reifenmitte treten. Die „Schlaglöcher" müssen jedoch umgangen werden.

Variation Partnerspiel: Ein Kind läuft (hüpft, hinkelt) jeweils über die „Straße". In den gekennzeichneten Reifen lösen sie sich dann gegenseitig ab.

Ü.-Geräte Reifen, Tesaband

Ort Halle

Übung D I (5) **Bierdeckelhüpfen**

Ü.-Beispiel Es wird eine „Straße" aus verschiedenen Bierdeckeln gelegt, wobei ein bestimmter Bierdeckel in unregelmäßigen Abständen immer wieder vorkommt. Wenn die Kinder nun über die „Straße“ hüpfen (laufen), müssen sie diese bestimmten Bierdeckel überspringen.

Variation wie oben, jedoch dürfen die Kinder beim Hüpfen (Laufen) über die „Straße“ nur auf die bestimmten Bierdeckel treten.

Ü.-Geräte Bierdeckel

Ort Halle, evtl. Klassenraum

Übung D I (6) **Stecknadeln angeln**

Ü.-Beispiel Kleine Hufeisenmagnete werden mit einem Zwirnsfaden an das Ende eines Stockes gebunden (Angel). Die Kinder sitzen auf dem Boden und bilden einen Kreis, in dessen Mitte Stecknadeln mit Metall- und bunten Kunststoffköpfen verstreut liegen. Nun sollen nur die Stecknadeln mit den bunten Kunststoffköpfen geangelt werden.

Variation wie oben, jedoch werden nur die Nadeln mit den Metallköpfen geangelt.

Ü.-Geräte Angeln aus Hufeisenmagneten, Zwirnsfäden und Stöcke, Stecknadeln mit Metall- und bunten Kunststoffköpfen.

Ort Halle, Klassenraum

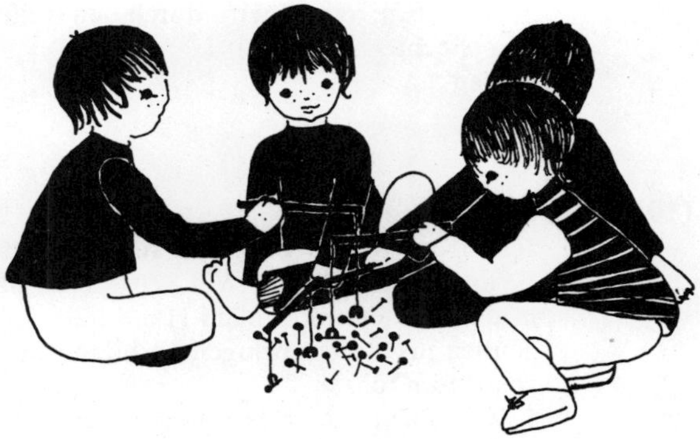

Übung D I (7) **Stecknadeln suchen**

Ü.-Beispiel Aus einer Schachtel mit Stecknadeln (bunte Köpfe) sollen nur die roten (nur die gelben usw.) herausgesucht werden.

Variation wie oben, jedoch als Wettkampf
Ü.-Geräte Stecknadeln mit bunten Köpfen in Schachteln
Ort Klassenraum, Halle

Übung D I (8) **Wollfäden ziehen**

Ü.-Beispiel Der Ü.-Leiter hält ein Bündel dicker und dünner Wollfäden in der Hand und läßt sie herunterhängen. Die Kinder sollen nun nacheinander nur die dicken Fäden herausziehen.

Variation Die Wollfäden sind verschieden lang. Es soll der kürzeste Faden herausgezogen werden (zur Kontrolle ist dieser am oberen Ende, an dem er festgehalten wird, mit einem Knoten gekennzeichnet).

Ü.-Geräte Wollfäden: a) zwei verschiedene Stärken
b) verschiedene Längen

Ort Klassenraum, Halle

Übung D I (9) **Reifen vorwärts trudeln**

Ü.-Beispiel Jedes Kind hat einen Reifen, den es mit der Hand anstößt (ihm also Schwung gibt) und ihn dann wieder einholt.

Variation
1. wie oben, jedoch wird der Reifen mit einem Streichholz angestoßen.
2. Dem Reifen wird Schwung gegeben und einmal um ihn herumgelaufen.
3. wie oben, jedoch wird durch den Reifen hindurchgehechtet.

Ü.-Geräte Reifen
Ort Halle

Übung D I (10) **Stab führen**

Ü.-Beispiel Jedes Kind hat quer vor sich auf dem Fußboden einen Gymnastikstab liegen. Mit den beiden Stäben, die es in der rechten und linken Hand hält, soll es den liegenden ins Rollen bringen und dann durch den ganzen Raum führen.

Variation
1. wie oben, jedoch Führung nur mit einem Stab.
2. Es sollen gleichzeitig ein Stab und ein davorliegender Ball mit Hilfe der beiden Stäbe gerollt und geführt werden.

Ü.-Geräte Gymnastikstäbe, Bälle
Ort Halle

Übungen D 2 (1–10)

Trainingsrichtung	Training der bewußten Sinneswahrnehmung
Unterbereich	Visuell, Funktion
Trainingsprinzip	Konzentration und Reaktion

Übung D 2 (1)

Einäugiges oder beidäugiges Verfolgen des eigenen, später des fremden Zeigefingers

Ü.-Beispiel
Das Kind hält sich das linke (rechte) Auge zu und verfolgt einäugig mit dem je freien Auge die beliebigen waagerechten, senkrechten oder kreisenden Bewegungen des eigenen Zeigefingers. Dabei ist es besonders wichtig, daß der Ü.-Leiter die Augen der Kinder beobachtet. Er soll alle Übungen sofort stoppen und wiederholen lassen, wenn er bemerkt, daß das Kind dem Ziel mit den Augen nicht mehr folgt.

Ü.-Geräte
keine

Ort
Halle oder Klasenraum

Übung D 2 (2)

Folgeübung von D 2 (1)

Ü.-Beispiel
Der Übungsaufbau entspricht der Übung D 2 (1), jedoch gibt der Ü.-Leiter jetzt an, wohin sich der Zeigefinger des Kindes bewegen soll, z. B. nach oben, nach rechts usw.

Variation
Übung in codierter Form

Ü.-Geräte
keine

Ort
Halle oder Klassenraum

Übung D 2 (3)

Einäugiges und beidäugiges Verfolgen langsamer Annäherungs- und Entfernungsbewegungen des eigenen und des fremden Zeigefingers

Ü.-Beispiel
Das Kind soll mit ausgestrecktem Arm beginnen und dann den Zeigefinger langsam auf die Nase zu bewegen. Dabei wird anfangs ein Nahabstand von 10–15 cm zu den Augen als Endposition angestrebt, später wird dieser unterschritten (bis auf 5 cm, bis an die Nasenspitze).
Der Ü.-Leiter steht zur Kontrolle vor dem Kind und und stoppt die Annäherungsbewegung des Zeigefingers in dem Moment, wo eines der Augen nach außen abweicht (= Divergenz). Das gleiche gilt auch für

die sich entfernende Fingerbewegung: es wird gestoppt, wenn ein Auge nicht mehr am Ziel ist und nach innen überkreuzend abweicht (= Konvergenz).

Ü.-Geräte keine

Ort Halle oder Klassenraum

Übung D 2 (4) **Lichtkegel einer Taschenlampe oder Reflexe eines Taschenspiegels an der Wand verfolgen.**

Ü.-Beispiel Spielform: Je zwei Kinder bekommen eine Taschenlampe, eines ist ‚Hase', das andere ‚Jäger'. Der ‚Jäger' versucht nun mit dem Lichtschein seiner Lampe den ‚Hasen' zu fangen.

Variation Erschweren kann man diese Übung durch das Zubinden eines Auges bei ‚Hase' und ‚Jäger' (abwechselnd rechts und links).

Ü.-Geräte 2 Taschenlampen oder Spiegel

Ort Halle, Klassenraum

Übung D 2 (5) **Einen zugeworfenen Hohlball wegfausten**

Ü.-Beispiel Partnerübung: Mit variierendem Abstand wird der zugeworfene Ball beidhändig oder einhändig weggefaustet, zum Partner zurückgefaustet.

Ü.-Geräte Hohlbälle

Ort Halle

Übung D 2 (6) **Zielwerfen durch einen Ring**

Ü.-Beispiel Die Kinder sollen einen Tennis- oder kleinen Hohlball durch einen von der Hallendecke herabpendelnden Ring werfen.

Variation
1. Wechselnde Entfernung, wechselnde Höhe des Ringes
2. Als Staffel (wer danebenwirft, hält seine Gruppe auf, weil er erst seinen Ball holen und erneut werfen muß)

Ü.-Geräte Ring, Tennis- oder Schlagbälle

Ort Halle

Übung D 2 (7) **Murmel fangen**

Ü.-Beispiel Die Kinder sollen eine Murmel vom Ende einer Bank aus (wie beim Kegeln) über diese rollen, dann schnell nebenherlaufen und, wenn sie herunterfällt, in einem Joghurtbecher auffangen.

Variation	Als Staffel, mit den Auflagen wie bei Übung D 2 (6)
Ü.-Geräte	Bänke, Murmeln, Joghurtbecher
Ort	Halle

Übung D 2 (8)	**Suchspiel**
Ü.-Beispiel	Ein kleiner Gegenstand (Schlüssel, Pfennig, Fahrschein usw.) wird so im Raum versteckt, daß die Kinder ihn nur von einem Punkt aus sehen können. Er soll dann mit den *Augen* gesucht werden (nicht vom Platz wegrühren!).
Variation	Statt versteckter Gegenstände sollen die Kinder Gegebenheiten des Raumes erkennen.
Ü.-Geräte	Verschiedene Gegenstände
Ort	Halle oder Klassenraum

Übung D 2 (9)	**Keulen fangen**
Ü.-Beispiel	Die Kinder lassen Keulen senkrecht fallen und versuchen, sie aufzufangen, bevor sie den Boden erreichen.
Variation	wie oben, jedoch mit Gymnastikstäben, die an bestimmten Stellen (oben, unten, in der Mitte) mit Tesaband gekennzeichnet sind. Aufgabe der Kinder ist es, den Stab an einer bestimmten Stelle zu fassen.
Ü.-Geräte	Keulen, Gymnastikstäbe
Ort	Halle, evtl. Klassenraum

Übung D 2 (10)	**Eine Menge fallender Gegenstände erfassen**
Ü.-Beispiel	Aus einem undurchsichtigen Gefäß werden einige große Perlen (Kastanien, Tischtennisbälle o. ä.) in ein anderes undurchsichtiges Gefäß (Karton, Beutel) geschüttet. Die Kinder versuchen, die Anzahl der Gegenstände während ihres Falles zu erkennen. Wer der Zahl am nächsten kommt, ist beim nächsten Durchgang Spielführer.
Ü.-Geräte	Große Perlen, Kastanien oder Tischtennisbälle, Gefäße zum Schütten und Auffangen
Ort	Halle oder Klassenraum

Übungen D II (1–10)

Trainingsrichtung	Training der bewußten Sinneswahrnehmung
Unterbereich	Visuelle Wahrnehmung
Trainingsprinzip	Konzentration und Reaktion

Übung D II (1) **Ball mit den Augen verfolgen**

Ü.-Beispiel Ein vom Ü.-Leiter oder einem Kind in den Raum geworfenen Ball soll mit den Augen verfolgt und erst dann wiedergeholt werden, wenn er ganz ruhig liegt.

Variation Jedes Kind der Gruppe holt den von ihm geworfenen Ball wieder, sobald er sich nicht mehr bewegt.

Ü.-Geräte Bälle

Ort Halle

Übung D II (2) **Wie oft dreht sich der Reifen?**

Ü.-Beispiel Ein Reifen, der an einer Stelle mit farbigem Tesa-Band umklebt worden ist, wird durch den Raum gerollt. Die Kinder zählen die Umdrehungen.

Variation Als Partnerübung: Ein Kind rollt den Reifen, das andere zählt, und umgekehrt.

Ü.-Geräte Mit Tesaband umklebte Reifen

Ort Halle

Übung D II (3) **Gemischte Bälle**

Ü.-Beispiel Eine Gruppe von Kindern wirft viele verschiedenartige Bälle (Gummi-, Tischtennisbälle, rote, gelbe Bälle usw.) in Richtung auf die zweite Gruppe hoch. Diese darf dann, wie vorher abgemacht, z. B. nur die Tennisbälle (nur die roten Bälle usw.) fangen. Alle übrigen dürfen nicht mehr berührt werden.

Variation Der Ü.-Leiter nennt die Bälle, die gefangen werden sollen, erst dann, wenn die Bälle alle in der Luft sind.

Ü.-Geräte Viele verschiedenartige Bälle

Ort Halle

Übung D II (4) **Platzregen**

Ü.-Beispiel Der Ü.-Leiter wirft einige Bohnen, Erbsen und Linsen hoch. Die Kinder sollen dann sagen, wieviele Bohnen (Erbsen, Linsen) dabei waren.

Variation wie oben, jedoch sollen die Kinder die Anzahl jeder Sorte (2 Bohnen, 3 Linsen, 5 Erbsen) nennen.

Ü.-Geräte Bohnen, Linsen, Erbsen

Ort Halle, Klassenraum

Übung D II (5) **Lochkarten-Spiel**

Ü.-Beispiel Eine Pappkarte, aus der dicht nebeneinander Löcher herausgestanzt worden sind, wird hochgehalten. Dann deckt der Ü.-Leiter mit einem roten Papierstück für einen Moment von hinten ein Loch ab (zur Kontrolle müssen die Löcher auf der Rückseite des Papierdeckels nummeriert sein). Die Kinder sollen nun zeigen, welches Loch es war.

Variation wie oben, jedoch werden mehrere Löcher auf einmal abgedeckt. Die Kinder nennen die Anzahl der abgedeckten Löcher.

Ü.-Geräte Gelochte Pappkarte (25 cm × 30 cm) und rotes Papier zum Abdecken.

Ort Klassenraum, Halle

Übung D II (6) **Wer hat das Gleiche?**

Ü.-Beispiel Jedes Kind erhält zwei oder drei Gegenstände, von denen der Ü.-Leiter jeweils einen entsprechenden hat. Zeigt dieser nun einen davon hoch, muß das Kind, das den gleichen hat, seinen in den bereitgestellten Kasten werfen.

Variation Es werden für einen Moment mehrere Gegenstände gleichzeitig hochgehalten. Erst wenn sie wieder verschwunden sind, sollen die Kinder, die die gleichen haben, diese in den Kasten werfen. Spielleiter für die nächste Runde ist, wer zuerst den gleichen Gegenstand in den Kasten geworfen hat.

Ü.-Geräte Gegenstände, von denen immer zwei gleich sein müssen, Kasten

Ort Klassenraum, Halle

Übung D II (7) **Wer hat das Gegenteil?**

Ü.-Beispiel Jedes Kind erhält Gegenstände, von denen der Ü.-Leiter das Gegenstück hat, z. B.:

runder – eckiger Bauklotz,
dicker – dünner Bauklotz,
kleiner – großer Ball usw.

Der Ü.-Leiter hält nun einen der Gegenstände hoch. Wer von den Kindern zuerst den dazugehörigen mit der gegenteiligen Eigenschaft hochgezeigt hat, bekommt ihn.

Variation — wie oben, jedoch soll ein anderer Gegenstand mit der gegenteiligen Eigenschaft von den Kindern herausgefunden werden,
z. B.: kleiner *Ball* – große *Garnrolle* usw.

Ü.-Geräte — Zusammengehörige Gegenstände mit gegenteiliger Eigenschaft, verschiedene Gegenstände mit gegenteiliger Eigenschaft

Ort — Klassenraum, Halle

Übung D II (8) — **Nach kurzem Ansehen von einfachen Bildtafeln das Gesehene nennen**

Ü.-Beispiel — Die Kinder stehen mit dem Rücken zur Wand, an der eine Bildtafel aufgehängt wird.
Auf Kommando drehen sich dann alle um, nennen die Gegenstände und prägen sie sich in einer bestimmten Zeit ein.
Danach gehen alle an ihren Platz und schreiben alle Gegenstände, die sie sich gemerkt haben, auf einen Zettel.

Variation — wie oben, jedoch wird die Bildtafel nur kurz gezeigt, bevor die Kinder die Gegenstände, die sie behalten haben, aufschreiben.

Ü.-Geräte — Bildtafeln, Zettel und Bleistifte für die Kinder.

Ort — Klassenraum

Übung D II (9) — **Merken von Gegenständen**

Ü.-Beispiel — Wie in Übung D II (8), jedoch stehen die Kinder mit dem Rücken zum Kreisinneren, wo verschiedene Gegenstände liegen.

Variation — siehe Übung D II (8)

Ü.-Geräte — verschiedene Gegenstände, Zettel und Bleistifte für die Kinder

Ort — Klassenraum

Übung D II (10) — **Was hat sich verändert?**

Ü.-Beispiel — Mindestens sieben verschiedene Gegenstände liegen in der Kreismitte. Die Kinder sollen sie sich einprägen. Während sie dann die Augen schließen, nimmt der

	Ü.-Leiter einen der Gegenstände weg. Nachdem die Kinder die Augen wieder geöffnet haben, sollen sie sagen, was fehlt.
Variation	1. wie oben, jedoch fehlen jeweils zwei Gegenstände, 2. wird immer einer weggenommen und ein anderer dazugelegt, 3. werden zwei Gegenstände fortgenommen und nur einer dazugelegt usw.
Ü.-Geräte	Mindestens sieben verschiedene Gegenstände
Ort	Klassenraum, Halle

Übungen D 3 (1–10)

Trainingsrichtung	Training der bewußten Sinneswahrnehmung
Unterbereich	Visuelle Funktion
Trainingsprinzip	Simultan und Gesamtkörperkoordination

Übung D 3 (1)	**Figuren mit dem Zeigefinger nachfahren und mit den Augen verfolgen (abwechselnd das rechte oder linke zuhalten)**
Ü.-Beispiel	Die Kinder fahren mit dem Zeigefinger den in ihrer Augenhöhe vorgemalten Strichen und Figuren nach: 1. senkrecht rauf und runter, 2. waagrecht hin und her, 3. diagonal von rechts oben nach links unten und zurück, dgl. von links oben nach rechts unten, 4. Kreise in beide Richtungen, 5. liegende und stehende Achten, Viereck, Dreieck, Schlangen- und Zickzacklinien, immer mit Richtungswechsel.
Variation	wie oben, jedoch fährt der Ü.-Leiter mit dem Zeigestock die Figuren nach, die die Kinder abwechselnd mit dem rechten oder linken Auge verfolgen sollen.
Ü.-Geräte	Tesa-Band
Ort	Halle, Klassenraum

Übung D 3 (2)	**Figuren raten**
Ü.-Beispiel	Ein Kind ‚malt' mit dem Finger eine einfache geometrische Figur großflächig auf den Fußboden.

	Die übrigen Kinder, die im Halbkreis drum herum sitzen, sollen die ‚gemalte' Figur erkennen und benennen. Der Rater ‚malt' dann die nächste Figur.
Variation	wie oben, jedoch wird die zu ratende Figur in die Luft ‚gemalt'.
Ü.-Geräte	keine
Ort	Halle, Klassenraum

Übung D 3 (3) **Kreisende Bälle**

Ü.-Beispiel	Durch einen Kreis der Kinder werden einige Bälle (etwa 5 Stck.) gegeben, die verschieden markiert sind, z. B.: mit einem kleinen roten (gelben, blauen) Punkt oder mit einem kleinen Dreieck (Quadrat usw.). Während die Bälle nun kreisen, nennt das Kind in der Kreismitte eine der Markierungen, z. B.: „Roter Punkt". Darauf muß ihm der Ball mit dem roten Punkt zugeworfen werden, während die übrigen Bälle weiter kreisen.
Ü.-Geräte	Bälle, verschiedenfarbiges Tesa-Band und selbstklebende Punkte
Ort	Halle, evtl. Klassenraum

Übung D 3 (4) **Sandsäckchen fangen**

Ü.-Beispiel	Partnerarbeit: Jeweils zwei Kinder setzen sich gegenüber. Einer wirft ein Sandsäckchen hoch, der andere fängt es mit der Hand (rechts oder links) oder nur mit dem Finger.
Variation	wie oben, jedoch wirft der eine das Sandsäckchen mit den Füßen hoch und der andere muß es mit seinen Füßen fangen, und umgekehrt.
Ü.-Geräte	Sandsäckchen
Ort	Halle

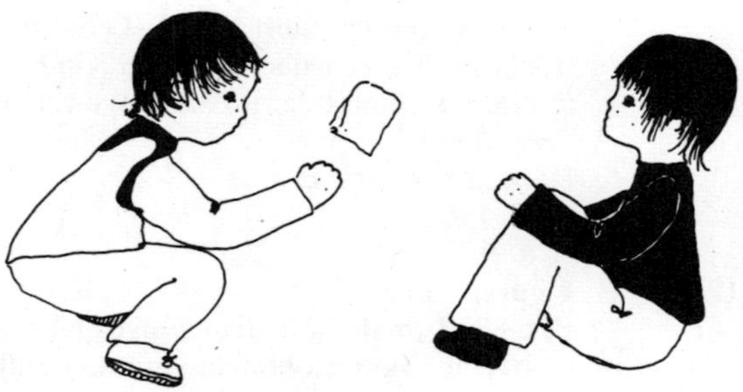

Übung D 3 (5) — **Aufpassen beim Fangen!**

Ü.-Beispiel
Partnerübung: Das eine Kind wirft einen Ball hoch und fängt ihn auf. Im gleichen Augenblick jedoch, in dem es den Ball beim Auffangen berührt, klatscht der Partner in die Hände.

Variation
1. Das werfende Kind variiert Wurfnähe und -geschwindigkeit.
2. Der Partner springt hoch und klatscht in die Hände, wenn der Ball beim Fangen berührt wird.

Ü.-Geräte
Bälle

Ort
Halle

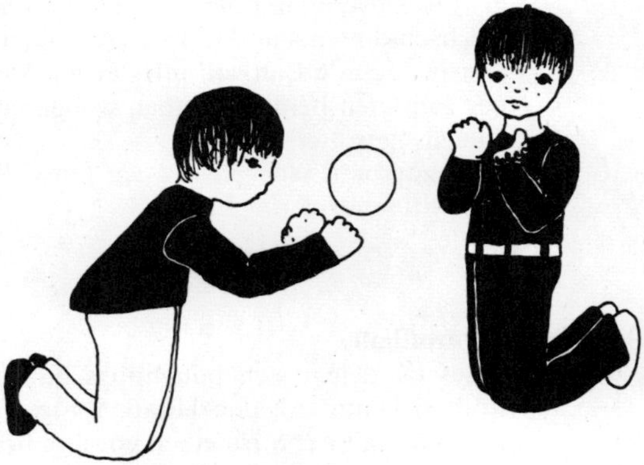

Übung D 3 (6) — **Wie oft schwingt das Seil?**

Ü.-Beispiel
Die Kinder verfolgen ein schwingendes Seil mit den Fingern und zählen die Schwingungen.

Variation
wie oben, jedoch wird das Seil nur mit den Augen verfolgt.

Ü.-Geräte
Seil

Ort
Halle

Übung D 3 (7) — **Treff-Ball**

Ü.-Beispiel
Partnerarbeit: Das eine Kind hält ein in der Mitte mit farbigem Tesa-Band markiertes Lineal (auch Rundholz) waagerecht zwischen seinen Händen.
Der Ball, der ihm von seinem Partner zugeworfen wird, soll nun genau auf die Markierung treffen.

Variation
1. Kleinere Bälle
2. Größere Wurfweite

Ü.-Geräte	Lineale (Rundhölzer), farbiges Tesa-Band, große und kleine Bälle
Ort	Halle

Übung D 3 (8)	**Pendelnden Ball treffen**
Ü.-Beispiel	Ein an einer Schnur befestigter Schleuderball (Schnurlänge 30 cm) pendelt mit mäßigem Schwung (später mit größeren Schwungbewegungen) vor dem Kind hin und her. Es soll zunächst versuchen, den pendelnden Ball mit 1. seiner Vorzugshand zu treffen, 2. abwechselnd mit der rechten und linken Hand mit wechselnd rechts und links abgedecktem Auge.
Variation	Der pendelnde Ball soll mit der markierten Mitte eines zwischen beiden Händen waagerecht gehaltenen Lineals getroffen werden.
Ü.-Geräte	Schleuderball, eine 30–50 cm lange Schnur, ein in der Mitte markiertes Lineal
Ort	Halle

Übung D 3 (9)	**Stirnrollball**
Ü.-Beispiel	Jedes Kind legt sich bäuchlings auf ein ‚Rollbrett', stößt sich nur mit den Händen vom Boden ab und versucht, mit der Stirn einen vor ihm liegenden Medizinball quer durch die Halle zu rollen. Dabei darf der Ball nicht mit den Händen berührt werden.
Variation	wie oben, jedoch als Mannschaftsspiel (zwei Tore)
Ü.-Geräte	‚Rollbrett', Medizinbälle
Ort	Halle

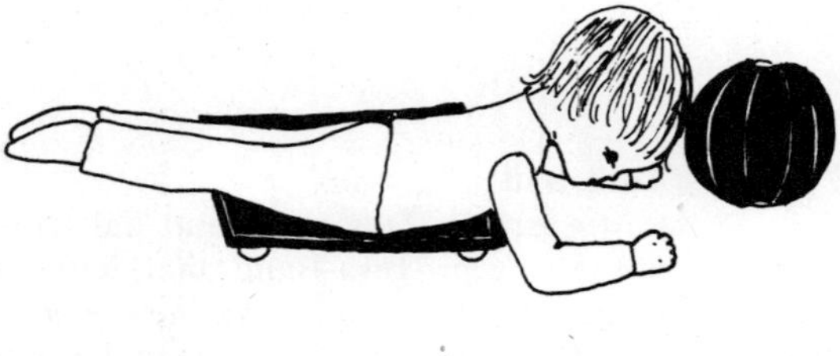

Übung D 3 (10)	**Ball in den Kasten**
Ü.-Beispiel	Vor einem umgedrehten, kleinen Kasten (Öffnung nach oben) wird eine Bank aufgestellt.

	Die Kinder stehen in einer langen Reihe dahinter, jedes hat seinen Ball, der nun über die ganze Länge der Bank in den Kasten gerollt werden soll.
Variation	Beim Laufen über die Bank soll der Ball gleichzeitig mit den Füßen vorwärtsgerollt werden, bis er zuletzt im Kasten landet, während ihn das Kind überspringt.
Ü.-Geräte	Kasten, Bank, Bälle
Ort	Halle

Übungen D III (1–10)

Trainingsrichtung	Training der bewußten Sinneswahrnehmung
Unterbereich	Visuelle Wahrnehmung
Trainingsprinzip	Simultan- und Gesamtkörperkoordination

Übung D III (1)	**Zielschlagen auf einen Büchsenturm**
Ü.-Beispiel	Aus leeren Konservendosen wird ein Turm (Hüfthöhe der Kinder) gebaut. Mit einem Schlagstock sollen die Kinder nun versuchen, mit weitausholenden Schlägen jeweils die oberste Büchse des Turmes herunterzuschlagen.
Variation	Wettkampf: Vier Gruppen, jede muß einen Turm nach und nach ‚abräumen', Fehlschläge werden als Fehlerpunkte gezählt.
Ü.-Geräte	Dosen, Schlagstöcke
Ort	Halle

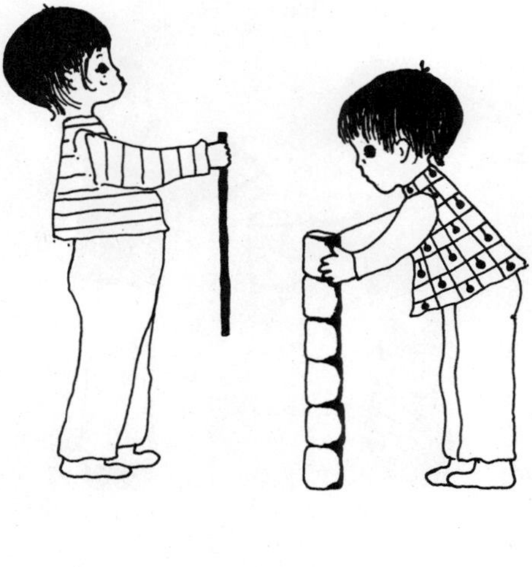

Übung D III (2) **Torschießen mit dem Hohlball**

Ü.-Beispiel	Jedes Kind versucht, seinen Ball ins Tor zu schießen.
Variation	Jeweils wechselnder Abstand vom Tor (6–10, 15–20 Schritte), abnehmende Torweite (5–4–3 Schritte)
Ü.-Geräte	Tormarkierung, Hohlbälle
Ort	Halle

Übung D III (3) **Zielkegeln**

Ü.-Beispiel	Wie beim Kegeln werden Kegel oder Dosen aufgestellt. Dann sollen die Kinder versuchen, alle umzuwerfen (den äußersten linken, den aus der Mitte . . .)
Variation	1. Wechselnde Entfernung des Abwurfplatzes 2. Kegeln mit dem Medizinball, Hohlball, Schlagball
Ü.-Geräte	Kegel oder Dosen, Medizinbälle, Hohlbälle, Schlagbälle
Ort	Halle

Übung D III (4) **Zielwerfen mit dem Ball**

Ü.-Beispiel	Die Kinder werfen den Ball einhändig (beidhändig) auf einen Turm (Kopfhöhe) aus Dosen, in einen Kasten oder Korb, in die Basketballkörbe.
Variation	Die Kinder werfen aus dem Stand, im Laufen, Springen usw.
Ü.-Geräte	Dosen, Kästen oder Körbe, Basketballkörbe, Gymnastik- oder Handbälle
Ort	Halle

Übung D III (5) **Handgeschicklichkeitsübungen**

Ü.-Beispiel	Die Kinder sollen Sand (Wasser, Erbsen) von einem Gefäß in ein anderes umschütten, ohne etwas dabei zu vergießen.

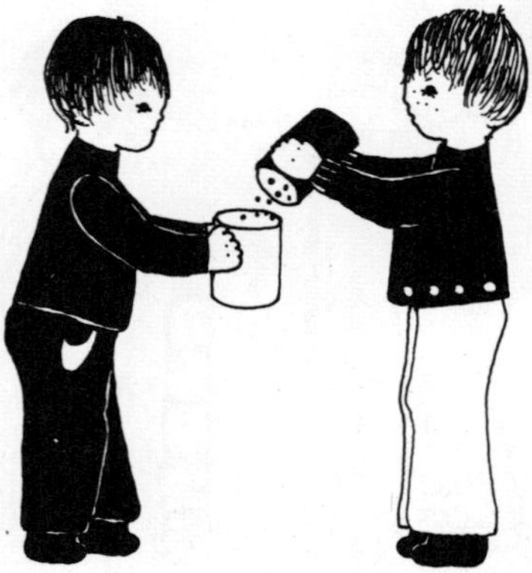

Variation	wie oben, jedoch im Gehen, beim Übersteigen von Hindernissen
Ü.-Geräte	Gefäße, Sand, Erbsen, Turngeräte als Hindernisse
Ort	Halle, besser noch Schulhof

Übung D III (6)	**Scheiben werfen**
Ü.-Beispiel	Die Kinder versuchen, mit den ‚Flugscheiben' bestimmte Punkte der Halle zu treffen.
Variation	Partnerübung: Zwei Kinder stehen je auf einer ‚Insel', die sie nicht verlassen können. Sie müssen sich daher die ‚Flugscheibe' so genau zuwerfen, daß sie jeweils vom Partner gefangen werden kann.
Ü.-Geräte	‚Flugscheiben'
Ort	Halle

Übung D III (7)	**Zusammenstoß**
Ü.-Beispiel	Ein Kind soll mit seinem Ball den Ball abtreffen, den der Ü.-Leiter oder ein anderes Kind wirft.
Variation	Partnerübung: Je zwei Kinder werfen sich gegenseitig die Bälle zu und versuchen dabei, den Ball des anderen in der Luft zu treffen.
Ü.-Geräte	Bälle
Ort	Halle

Übung D II (8)	**Auf bunte Punkte springen**
Ü.-Beispiel	Vor einer Bank werden in ca. 20 cm Entfernung viele kleine bunte Punkte auf den Fußboden geklebt (farbiges Tesa-Band). Die Kinder sollen nun so von der Bank herunterspringen, daß sie genau auf zwei vom Ü.-Leiter genannten Punkten (z. B. rot und gelb) mit den Füßen ankommen.
Ü.-Geräte	verschiedenfarbiges Klebeband, Bänke
Ort	Halle, Klassenraum (von Stühlen springen)

Übung D III (9)	**Durch eine Hindernisbahn steuern**
Ü.-Beispiel	Die Kinder fahren mit ihren ‚Rollbrettern' um Hindernisse herum. Sie fahren so, daß sie diese weder umstoßen, noch Zusammenstöße mit anderen Kindern verursachen.

Variation	Wettkampf (Wer fährt am schnellsten ohne Fehlerpunkte?)
Ü.-Geräte	Kegel, Bälle, Reifen und Kästen als Hindernisse, ‚Rollbretter'
Ort	Halle

Übung D III (10) — **Stabspiele**

Ü.-Beispiel	Jedes Kind stellt seinen Stab vor sich auf den Boden, läßt ihn dann los und greift ihn wieder, bevor er umfällt.
Variation	Zwischen Loslassen und Wiedergreifen des Stabes führen die Kinder verschiedene Bewegungsaufgaben aus, z. B. Kniebeuge, Hampelmannsprung, zweimal in die Hände klatschen usw.
Ü.-Geräte	Stäbe
Ort	Halle

Übungen D 4 (1–10)

Trainingsrichtung	Training der bewußten Sinneswahrnehmung
Unterbereich	Visuelle Funktion
Trainingsprinzip	Sozial-integrative Übungen

Übungen D 4 (1) — **Ringe oder Rollen aufstecken**

Ü.-Beispiel	In der Kreismitte sitzt ein Kind und hält einen Stab möglichst weit am unteren Ende senkrecht hoch. Die übrigen Kinder laufen im Kreis herum und stecken Ringe oder leere Toilettenpapier-Rollen im Laufen auf den Stab.
Variation	Als Gruppenkampf: Zwei Gruppen versuchen, in einer bestimmten Zeit möglichst viele Ringe auf den Stab zu stecken. Es kommt neben der Augenkontrolle entscheidend darauf an, den Partner nicht zu behindern.
Ü.-Geräte	Stäbe, Ringe oder Rollen
Ort	Halle

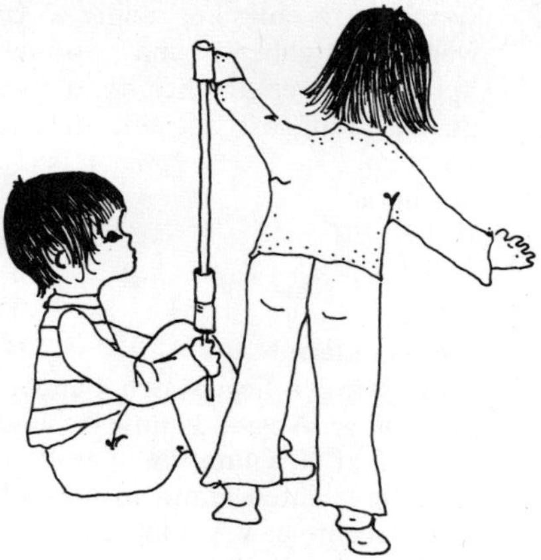

Übung D 4 (2) — **Stabspirale**

Ü.-Beispiel Zwei Kinder stehen einander gegenüber. Auf Zuruf stellen sie ihren Stab auf und rennen los, um den den Stab des Partners vor dem Umfallen zu bewahren.

Variation Mit geübten und eingespielten Kindern auch im Kreis; man rennt jeweils im Uhrzeigersinn zur nächsten, übernächsten Position.

Ü.-Geräte Stäbe

Ort Halle

Übung D 4 (3) — **Sonnenblumenspiel**

Ü.-Beispiel Partnerspiel: Einer ist die Sonne, er hält einen Medizinball hoch über den Kopf. Der andere ist die Sonnenblume, diese steht ‚ausgewachsen' im Garten und verfolgt die Bahn der ‚Sonne', indem sie ihr immer das Gesicht zuwendet.

Variation Durch Veränderung des Abstandes der ‚Sonne' zur ‚Blume' kann das Verfolgen mit den Augen durch Kopfkreisen oder Rumpfkreisen geschehen.

Ü.-Geräte Medizinbälle

Ort Halle oder Klassenraum

Übung D 4 (4) — **Übungen auf dem Springtau**

Ü.-Beispiel Ein Kind dreht sich um die eigene Achse und schlendert dabei ein Springtau. Der Partner muß das Tau bei jeder Umdrehung überspringen.

Variation — Ein Kind dreht sich, mehrere Kinder springen, Bewegungsaufgaben beim Springen, zwischen den Sprüngen. Der ‚Dreher' richtet seine Drehgeschwindigkeit zunächst so ein, daß alle ihre Aufgaben schaffen.

Ü.-Geräte — Springtaue

Ort — Halle

Übung D 4 (5) — **Der wandernde Ball**

Ü.-Beispiel — Zwei Kinder liegen sich bäuchlings Kopf an Kopf gegenüber, Abstand zunächst 1–2 Meter.
Sie rollen sich nun einen Ball so zu, daß er immer von der rechten Hand in die linke, von dort wieder in die rechte usw. wandert.
1. Position: Ball in der rechten Hand des 1. Kindes, rollt nach Pos. 2 in linke Hand des 1. Kindes. Pos. 3 rechte Hand des Partners usw.

Variation — Dieses Spiel als Gruppenkampf: Bei welchem Paar klappt der Wechsel am schnellsten.
Mehrere Kinder liegen im Kreis und wechseln jeweils mit dem gegenüberliegenden Partner, wobei sich die Bälle der verschiedenen Paare kreuzen.

Ü.-Geräte — Gymnastikbälle

Ort — Halle

Übung D 4 (6) — **Überhüpfen**

Ü.-Beispiel — Die Kinder rollen sich die großen Medizinbälle gegenseitig zu, diese müssen auf verschiedene Weise übersprungen werden (einbeinig, Schlußsprung usw.).

Variation — Als Gruppenkampf in Staffelform

Ü.-Geräte — Medizinbälle

Ort — Halle

Übung D 4 (7) — **Spielform des Boccia**

Ü.-Beispiel — Als Gruppenspiel: Einer wirft die Zielkugel (Schlagball), die anderen versuchen, ihren Ball so dicht wie möglich an die Zielkugel heranzurollen.

Variation — Mit zwei Gruppen: Jede Gruppe versucht, die gegnerischen Bälle (rote und blaue Gymnastikbälle verwenden) von der Zielkugel wegzuschießen. Es kommt auf den Gruppensieg an; wieviele gute Positionen nehmen die Bälle jeder Gruppe jeweils ein?

Ü.-Geräte Schlagbälle, verschiedenfarbige Gymnastikbälle
Ort Halle

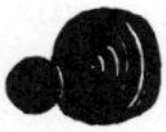

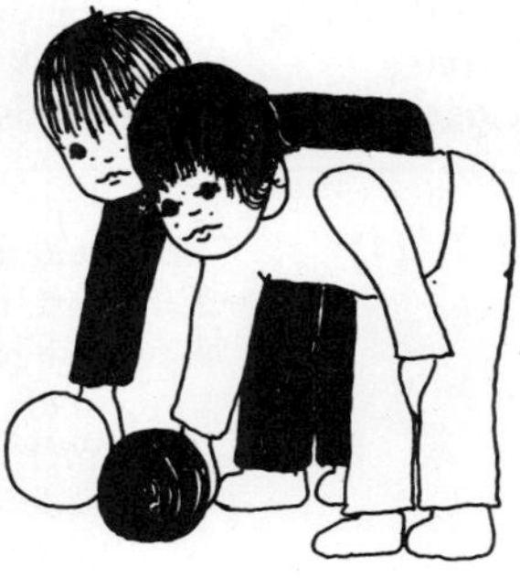

Übung D 4 (8) **Rollwagen und Kasten**

Ü.-Beispiel Auf einen Rollwagen wird ein Kasten mit der offenen Seite nach oben gesetzt, so daß ein Wagen entsteht. Diesen Wagen müssen zwei Kinder (Besatzung) durch die Hindernisbahn steuern. Einer zieht, der andere schiebt mit den Händen aus dem Kasten heraus.

Variation Als Wettfahrt zwischen verschiedenen Gespannen.
Ü.-Geräte Rollwagen und Kästen, Hindernisse
Ort Halle

Übung D 4 (9) **Anschlußübung an D 4 (8)**

Ü.-Beispiel Der im Wagen sitzende (stehende) Partner steuert denjenigen, der mit verbundenen Augen den Wagen durch die Hindernisse schiebt.

Variation Wieder Gruppenrennen: jedes berührte Hindernis gilt als Fehlerpunkt.

Ü.-Geräte wie D 4 (8)
Ort Halle

Übung D 4 (10) **Belauern**

Ü.-Beispiel Alle liegen auf dem Bauch um ein Kind herum. Das Kind liegt möglichst reglos. Sobald es einen Körperteil (vorher verabreden, welchen) bewegt, darf der, der es zuerst erreicht, dann in die Mitte.

Ü.-Geräte keine
Ort Halle

Übungen D IV (1–10)

Trainingsrichtung	Training der bewußten Sinneswahrnehmung
Unterbereich	Visuelle Wahrnehmung
Trainingsprinzip	Sozial-integrative Übungen

Übung D IV (1) — **Schattenlaufen**

Ü.-Beispiel Einer ist des anderen ‚Schatten' und vollzieht alle Bewegungen nach. Die Gruppe kopiert die Bewegungen eines Anführers.

Variation Als Spiel: Einer wird hinausgeschickt, die anderen verabreden, wenn er wieder hereingerufen worden ist, alle seine Bewegungen völlig lautlos nachzuahmen, bis er darauf kommt, was sie tun.

Ü.-Geräte keine

Ort Halle oder Klassenraum

Übung D IV (2) — **Versteck hinterm Rücken**

Ü.-Beispiel Die Kinder stehen dicht nebeneinander in einer Linie. Sie geben hinter ihrem Rücken einen Gegenstand durch die ganze Kette. Vor ihnen, in etwa 2 m Abstand, stehen einige Kinder, die versuchen müssen, den Gegenstand beim Weitergeben zu identifizieren.

Ü.-Geräte Beliebige Gegenstände, die sich weitergeben lassen.

Ort Halle oder Klassenraum

Übung D IV (3) — **Visuelle Differenzierung mit Hilfe der ‚matema'-Plättchen**

Ü.-Beispiel Zwei Gruppen: Jede Gruppe bekommt einen Satz ‚matema'-Plättchen. Jede Gruppe baut eine Schlange, die sich von Plättchen zu Plättchen in nur einem Merkmal unterscheidet.

Variation Veränderung des Spiels durch Unterschied in zwei und mehr Merkmalen; die ‚Schlange' soll sich wieder in den ‚Schwanz' beißen usw.
Welche Gruppe hat die wenigsten Irrtümer?

Ü.-Gerät ‚matema'-Kasten

Ort Halle oder Klassenraum

Übung D IV (4) — **Anschlußübung an D IV (3)**

Ü.-Beispiel Jedes Kind bekommt einen Namen mit Bezug zu den Plättchen, z. B. ‚Blau-Groß' oder ‚Rund-Rauh'.

Der Spielführer nennt einen Namen. Die Gruppen ordnen nun die Plättchen dem Aufgerufenen zu. Dieser muß falsche zurückweisen. Wenn er meint, alle Plättchen seiner Kategorie zu besitzen, ruft er „Stop“.
Welche Gruppe hat mehr richtige Zuweisungen?

Variation Namen enthalten erst eine, dann zwei, dann drei Kategorien.

Ü.-Geräte wie oben

Ort Halle oder Klassenraum

Übung D IV (5) **Beeren sammeln**

Ü.-Beispiel Die Kinder werden in mindestens drei Gruppen eingeteilt. Der Spielführer schüttet nun eine große Menge farbiger Kugeln in den Raum. Diejenige Gruppe, die zuerst alle Kugeln ihrer Farbe wiedergefunden hat, ist Sieger.

Ü.-Geräte Verschiedenfarbige kleine Kugeln

Ort Halle oder Klassenraum

Übung D IV (6) **Farbball**

Ü.-Beispiel Verschiedene Fächer der Sprossenwand werden mit Farben gekennzeichnet (je nach Anzahl der Gruppen, damit jedes Kind häufig mit Werfen an die Reihe kommt, sollten die Gruppen klein sein). Jede Gruppe erhält ihre Farbe und versucht, mit einem Hohlball so oft wie möglich in ihr Fach zu treffen. Jeder Treffer ergibt einen Gruppenpunkt. Wird das Fach einer anderen Gruppe getroffen, bekommt diese den Ball und beginnt, Punkte zu sammeln.

Variation Größe und Schwere der Bälle, Abstand von der Sprossenwand.

Ü.-Geräte Sprossenwand, verschiedene Bälle

Ort Halle

Übung D IV (7) **Bewegungsecho**

Ü.-Beispiel Zwei Spieler stehen sich mit einem Ball in der Hand gegenüber. Sowie der erste den Ball abwirft, muß er ihn vom Partner zurückbekommen, z. B. aus einer Drehung mit beiden Händen, unter dem Bein hindurch. Kinder erfinden Positionen.

Variation	Der Partner muß immer die gegenläufige Bewegung durchführen. Jeder hat einen Ball und beantwortet bei jedem Wurf die vorhergegangene Position des anderen Werfers.
Ü.-Geräte	Hohlbälle
Ort	Halle

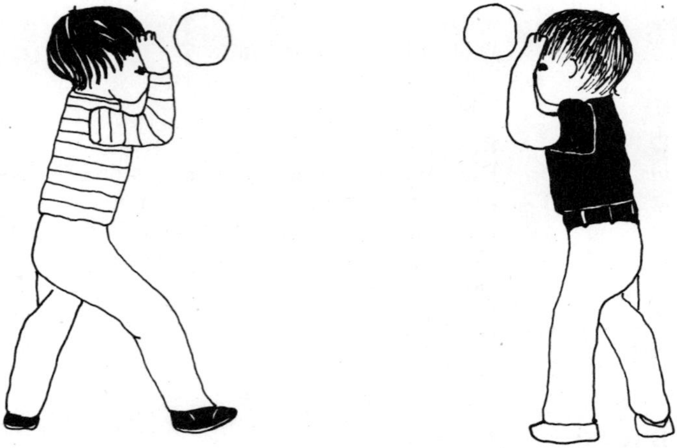

Übung D IV (8)	**Befolgen von Flaggensignalen**
Ü.-Beispiel	Vier Kinder stellen mit vier verschiedenfarbigen Tüchern Signalmasten dar. Jede Farbe signalisiert andere Bewegungsaufgaben.
Variation	Nicht nur die Farbe, auch die Position der Flagge muß beachtet werden. Die Kinder sind Schiffe mit unterschiedlicher Ladung, für bestimmte Gruppen bedeuten die Signale immer etwas anderes.
Ü.-Geräte	Farbige Tücher
Ort	Halle

Übung D IV (9)	**Spiel: Ich sehe was, was Du nicht siehst**
Ü.-Beispiel	Anfänglich in der bekannten Spielform.
Variation	Später können dann die zu suchenden Dinge näher nach optischen Merkmalen beschrieben werden. Es ist handgroß, oval usw.
Ü.-Geräte	keine
Ort	Halle oder Klassenraum

Übung D IV (10) — **Bonbons aus der Flasche**

Ü.-Beispiel: In einer durchsichtigen Flasche sind verschiedene Bonbons oder dicke Perlen. Sie werden inmitten der Kindergruppe mit gestrecktem Arm einzeln nacheinander in einen auf dem Boden stehenden Kasten geschüttet. Immer, wenn ein bestimmter Bonbon (z. B. rot) herunterfällt, versuchen die Kinder, ihn im Fallen mit Joghurtbechern aufzufangen.

Variation: Als Wettspiel in zwei Gruppen: Welche Gruppe hat die meisten gefangen?

Ü.-Geräte: Bonbonflasche, Bonbons, Joghurtbecher

Ort: Halle oder Klassenraum

Übungen E 1 (1–10)

Trainingsrichtung	Training der bewußten Sinneswahrnehmung
Unterbereich	Auditive Funktion
Trainingsprinzip	Behutsamkeit und Geschicklichkeit

Übung E 1 (1) — **Geräuschlos hinsetzen**

Ü.-Beispiel: Ein ‚blindes‘ Kind sitzt in der Mitte, alle anderen im Halbkreis drum herum. Eins von ihnen versucht, sich neben das ‚blinde‘ Kind zu setzen, ohne daß dieses es merkt.

Variation: wie oben, jedoch werden dazu noch Aufgaben gestellt, z. B. Schuhband lösen, Schleife um den Arm binden usw.

Ü.-Geräte: Stühle

Ort: Klassenraum, Halle

Übung E 1 (2) — **Der Wecker geht um**

Ü.-Beispiel: Außer einem Kind, dem ‚Wecker‘ sitzen alle übrigen auf dem Boden und haben die Augen geschlossen. Nun geht der ‚Wecker‘ mit einer Zimbel herum und weckt ein Kind nach dem anderen durch Anschlagen des Instrumentes neben (hinter, über) ihm auf. Die so ‚geweckten‘ Kinder stehen nacheinander auf und schließen sich am Ende der immer länger werdenden Schlange an.

Ü.-Geräte	Zimbel, Filzschläger
Ort	Klassenraum, Halle

Übung E 1 (3)	**Gegenstände geräuschlos weiterreichen**
Ü.-Beispiel	Außer einem ‚blinden' Kind in der Mitte sitzen alle übrigen im Halbkreis und geben geräuschlos (möglichst) ein Schlüsselbund (Glöckchen, Schellenband usw.) von einem zum anderen. Hört das ‚blinde' Kind aber doch etwas, sagt es sofort ‚Stop' und der Gegenstand kreist von neuem.
Variation	Das ‚blinde' Kind in der Mitte muß auf das Kind zeigen, bei dem das Geräusch entstand. Zeigt es richtig, tauschen die beiden die Plätze.
Ü.-Geräte	Schlüsselbund, Glöckchen, Schellenband
Ort	Klassenraum, Halle

Übung E 1 (4)	**Dieb und Bewacher**
Ü.-Beispiel	Ein ‚blindes' Kind sitzt in der Mitte und ‚bewacht' einen Gegenstand, der unter seinem Stuhl liegt. Ein Kind aus dem Halbkreis versucht, den Gegenstand zu stehlen, ohne daß der ‚Bewacher' es hört. Nimmt er aber doch etwas wahr, zeigt er in die entsprechende Richtung. Stimmt sie, muß der Dieb an seinen Platz zurück, stimmt sie nicht, darf er sich weiter heranschleichen. Gelingt der ‚Diebstahl', wird der ‚Dieb' zum neuen ‚Bewacher'.
Variation	Um den ‚Bewacher' zu verwirren, schleichen sich zwei oder drei ‚Diebe' gleichzeitig aus verschiedenen Richtungen an.
Ü.-Gerät	Gegenstand
Ort	Halle, Klassenraum

Übung E 1 (5)	**Tambourin-Straße**
Ü.-Beispiel	Die Kinder stehen in ungleichmäßigen Abständen in einer Reihe und schlagen auf ihr Tambourin. Dann geht jeweils der letzte der Reihe ‚blind' im Slalomlauf durch die Reihe, ohne einen Trommler dabei zu berühren.
Variation	Einige der Trommler hocken sich hin, stellen sich auf einen Kasten usw., ohne daß der ‚Blinde' das vorher sah.
Ü.-Geräte	Tambourine, auch Klanghölzer und Rasselbüchsen
Ort	Halle, evtl. Klassenraum

Übung E 1 (6) — **Ein ‚Blinder' geht durch den Wald**

Ü.-Beispiel: In der Mitte eines großen Kreises werden unregelmäßig, aber gut verteilt Vierkanthölzer (Kegel, Bauklötze usw.) aufgestellt. Eines der Kinder soll ein ‚blindes' durch den Wald führen, indem es ihm den Weg durch wiederholtes Anschlagen der Triangel weist.

Ü.-Geräte: Triangel, Vierkanthölzer (Kegel, Bauklötze usw.)

Ort: Halle, evtl. Klassenraum

Übung E 1 (7) — **Bohnen abzählen**

Ü.-Beispiel: Mit verbundenen Augen sollen die Kinder fünf Bohnen (Kieselsteine) nur nach dem Gehör von einer Flasche in einen Joghurtbecher schütten.

Ü.-Geräte: Bohnen oder Kieselsteine, Flaschen oder Joghurtbecher

Ort: Klassenraum, Halle

Übung E 1 (8) — **Autos fangen**

Ü.-Beispiel: Die Kinder teilen sich in zwei Gruppen auf: Eine läßt kleine Spielzeugautos durch die Halle fahren, die Kinder der anderen Gruppe müssen diese mit ihren umgedrehten Joghurtbechern zu fangen versuchen.

Ü.-Geräte: Spielzeugautos, Joghurtbecher oder Schachteln

Ort: Halle

Übung E 1 (9) — **Spieldose herunterholen**

Ü.-Beispiel: Eine kleine Spieldose wird in ca. 2,50 m Höhe an einer Sprossenwand mit Tesakrepp aufgehängt und aufgezogen.
Dann sollen die Kinder sie mit verbundenen Augen herunterholen.

Variation: Als Wettkampf in Staffelform: Das 1. Kind holt die Dose, das 2. Kind befestigt sie wieder usw.

Ü.-Geräte: Spieldose, Sprossenwand, Tesakrepp

Ort: Halle

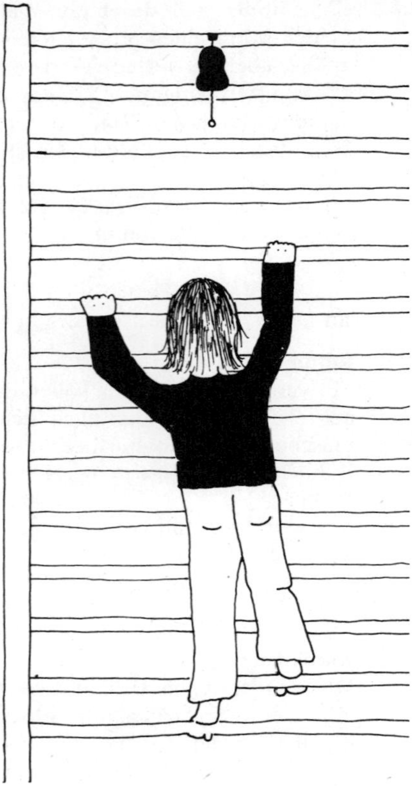

Abb. zu E 1 (9)

Übung E 1 (10) **Wasser stehlen**

Ü.-Beispiel Ein Kind gießt aus ca. 50 cm Höhe Wasser aus einer Gießkanne in einen Eimer (Wanne). Ein zweites geht mit verbundenen Augen auf den Wasserstrahl zu und versucht, ihn mit dem Finger zu unterbrechen.

Variation wie oben, jedoch soll der Wasserstrahl mit einem Joghurtbecher unterbrochen und das Wasser darin aufgefangen werden.

Ü.-Geräte Eimer oder Wanne, Gießkanne oder Flasche, Joghurtbecher

Ort am besten Schulhof, evtl. Halle oder Klassenraum

Übungen E I (1–10)

Trainingsrichtung	Training der bewußten Sinneswahrnehmung
Unterbereich	Auditive Wahrnehmung
Trainingsprinzip	Behutsamkeit und Geschicklichkeit

Übung E I (1)

Ü.-Beispiel

Stille Post

Spielform Kreis

Ein Kind denkt sich ein Wort aus, das es flüsternd an seinen Nachbarn weitergibt (nicht zu leise, aber auch nicht so laut, daß andere es hören können). So wird das Wort von Kind zu Kind flüsternd weitergegeben. Das letzte Kind in der Reihe sagt das Wort laut (Vergleich mit dem Ursprungswort, wo entstand evtl. der Fehler?).

Variation

Ganze Sätze, Buchstabenreihen, Zahlen flüstern lassen (Training von Artikulation und akustischer Diskrimination).

Ü.-Geräte

keine

Ort

Halle oder Klassenraum

Übung E I (2)

Ü.-Beispiel

Klingende Ostereier suchen

Erklingende Gegenstände oder Instrumente werden im Raum versteckt (Wecker, Metronom, Spieluhr, von Kindern geschlagene Klanghölzer oder Triangel). Ein ‚blindes' Kind muß diese in bestimmter Reihenfolge suchen.

Variation

Hindernisse werden im Raum aufgebaut, die umgangen werden müssen.

Ü.-Geräte

Wecker, Metronom, Instrumente, Hindernisse aus Turngeräten

Ort

Halle oder Klassenraum

Übung E I (3)

Ü.-Beispiel

Ein Schiff soll im Nebel in den Hafen finden

An mehreren Stellen des Raumes stehen Kinder mit je einem *kontrastierenden* Instrument. Diese Kinder stellen Geräuschbojen an einer Hafeneinfahrt dar, die die Schiffe auf dem Weg in den Hafen nacheinander anlaufen müssen, um nicht auf Untiefen zu stoßen. Zwei bis drei Kinder bilden durch Anfassen das ‚Schiff' (Augenbinden!). Das erste Kind ist der

	Kapitän, der im Nebel mit Hilfe der Bojen, deren Reihenfolge ihm angesagt wird, in den Hafen finden soll.
Variation	Polizeiwagenjagd auf Verbrecher. Der Polizeiwagen muß Orte in der Umgebung anpeilen, die charakteristische Signale aussenden.
Ü.-Geräte	Instrumente aus dem Orff-Instrumentarium
Ort	Halle oder Klasenraum

Übung E I (4)	**Weg nach Tönen**
Ü.-Beispiel	Die Kinder gehen ‚blind' nach kurzen, langen, lauten, leisen, hohen und tiefen Tönen durch eine Hindernisbahn. Dabei bedeutet jeder Ton einen Schritt, z. B. kurz-vorwärts, lang-rückwärts, leise-rechts, lautlinks usw.
Variation	In zwei Gruppen nach gegenläufigen Kommandos, im Kanon.
Ü.-Geräte	Orff-Instrumentarium
Ort	Halle oder Klassenraum

Übung E I (5)	**Einschenken**
Ü.-Beispiel	Aus einer Kanne werden ‚blind' Joghurtbecher oder Gläser voll Wasser geschenkt. Man hört am unterschiedlichen Klang, wann der Becher voll wird. (Ein anderes Kind hält eine offene, große Plastiktüte unter den Becher, damit es keine Überschwemmung gibt.)
Variation	Statt Wasser können auch Sand, Erbsen oder kleine Steinchen geschüttet werden.
Ü.-Geräte	Becher, Gläser, Kannen, Erbsen, Steine, Sand
Ort	Halle oder Klassenraum

Übung E I (6)	**Flaschenklavier**
Ü.-Beispiel	Unterschiedlich hoch mit Wasser gefüllte Gläser oder Flaschen geben beim Anschlagen unterschiedlich hohe oder tiefe Töne ab. Die Kinder sitzen mit verbundenen Augen im Kreis und sagen, welche Flasche angeschlagen wurde.
Variation	Zunächst mit deutlich unterschiedlichen Klangbildern anfangen, später enger beieinander-liegende Töne verwenden.
Ü.-Geräte	Flaschen oder Gläser, Klöppel
Ort	Halle oder Klassenraum

Übung E I (7) — **Ballprellen nach Geräuschen**

Ü.-Beispiel: Ein Ball (Gymnastikball, Tennisball) wird mit der Hand so lange auf den Fußboden geprellt, bis der auf einem (nachklingenden) Instrument angeschlagene Ton allmählich verklungen ist.

Variation: Das Prellen dem Verklingen, der Lautstärke des Tons anpassen, das heißt, niedriger und höher prellen.

Ü.-Geräte: Bälle, Instrumente

Ort: Halle

Übung E I (8) — **Wer ging zur Tafel?**

Ü.-Beispiel: Alle Kinder erhalten zunächst Augenbinden. Dann wird leise einem Kind die Binde wieder abgenommen. Dieses Kind steht möglichst leise von seinem Platz auf und setzt sich wieder hin. Die anderen sollen erlauschen, wer aufstand.

Variation: Bewegungsaufgaben für das aufgestandene Kind, z. B. zur Tafel gehen, über den Tisch klettern, unterm Tisch durchkriechen u. a.

Ü.-Geräte: Stühle, Augenbinden

Ort: Halle oder besser Klassenraum

Übung E I (9) — **Geräuschloses Aufräumen**

Ü.-Beispiel: Aufbau wie E I (8), jedoch gezielte Bewegungsaufgaben, die von den anderen identifiziert werden müssen, z. B. „packt den Ranzen — zieht den Mantel an — geht zur Tür — öffnet die Tür“ usw.

Variation: Zunächst handelt nur ein Kind, später mehrere Kinder mit unterschiedlichen Aufgaben

Ü.-Geräte: Ranzen, Klassenraumeinrichtung

Ort: Klasse

Übung E I (10) — **Stimmen erkennen**

Ü.-Beispiel: Ein Kind steht geräuscharm von seinem Platz auf (Übungsaufbau wie bei E I (8) und geht zur Tafel. Dort sagt es ein Wort mit verstellter Stimme, imitiert ein Tier usw. Die Kinder erraten den Sprecher.

Variation: Zwei Kinder gehen gleichzeitig zur Tafel und sagen gleichzeitig ein vorher vereinbartes Wort (Tierstimme).

Ü.-Geräte: keine

Ort: Halle oder Klassenraum

Übungen E 2 (1–10)

Trainingsrichtung	Trainng der bewußten Sinneswahrnehmung
Unterbereich	Auditive Funktion
Trainingsprinzip	Konzentration und Reaktion

Übung E 2 (1) — **Auf feinste Geräusche achten**

Ü.-Beispiel Die Kinder sollen im Stehen blind einen Ball herunterfallen lassen und ihn anschließend wiederfinden (wichtig ist, daß die Kinder darauf achten, in welche Richtung der Ball gerollt ist).

Variation wie oben, jedoch mit leichteren Gegenständen, zuletzt mit einem Blatt Papier.

Ü.-Geräte Bälle, verschiedene Gegenstände, Papierbogen

Ort Halle oder Klassenraum

Übung E 2 (2) — **Kurze und lange Pfeiftöne mit den Händen darstellen**

Ü.-Beispiel Der Übungsleiter gibt verschieden lange Töne auf einer Flöte an. Die Kinder zeigen mit den Händen die Tonlänge, bis der Ton verklungen ist.

Variation Hier liegt die Variationsmöglichkeit in der verschiedenen Abstufung von sehr langen, langen und mittleren bis zu sehr kurzen Tönen. Bei diesen Übungen sind die Augen verdeckt, damit sich die Kinder ganz auf das Lauschen konzeintrieren können und vor allem, damit sie sich nicht gegenseitig beeinflussen.

Ü.-Geräte Blockflöte

Ort Halle oder Klassenraum

Übung E 2 (3) — **Anzeigen, wie lange ein verklingender Ton gehört wird**

Ü.-Beispiel Der Übungsleiter oder ein Kind schlägt eine Triangel an oder zupft eine Gitarrensaite; die Kinder lassen die Hand oben, solange sie den Ton noch hören.

Ü.-Geräte Triangel oder Gitarre

Ort Halle oder Klassenraum

Übung E 2 (4) — **Gemeinsam auf das Ende eines Tones achten**

Ü.-Beispiel Die Kinder sitzen in einer Reihe und werfen gleichzeitig einen Ball über den Kopf nach hinten. Alle stehen möglichst gemeinsam erst dann auf, um die Bälle zurückzuholen, wenn alle Bälle ausgerollt sind und kein Geräusch mehr zu hören ist.

Ü.-Geräte Bälle

Ort Halle

Übung E 2 (5) **Reifen fangen**

Ü.-Beispiel Einem Kind mit verbundenen Augen wird ein Gymnastikreifen zugerollt. Es muß versuchen, ihn nach dem Rollgeräusch zu fangen.

Variation Man kann die Übung dadurch erschweren, daß man zwei und mehr Kindern, die zunächst weit voneinander entfernt, dann immer enger beieinander stehen, gleichzeitig die Reifen zurollt. Jedes Kind soll dann seinen, links an ihm vorbeirollenden, Reifen erkennen.

Ü.-Geräte Gymnastikreifen

Ort Halle

Übung E 2 (6) **Reifen wirbeln**

Ü.-Beispiel Vor, hinter oder neben einem ‚blinden' Kind wird ein Reifen senkrecht um seine Achse gedreht, so daß er im Wirbeln langsam zu Boden fällt. Wenn er liegt, muß das Kind (nach dem Geräusch des Fallens) in den Reifen springen.

Variation wie in Übung E 2 (5)

Ü.-Geräte Gymnastikreifen

Ort Halle

Übung E 2 (7) **Der Schlüssel geht um**

Ü.-Beispiel Die Kinder hocken im Kreis, Köpfe auf den Knien. Ein Kind geht lautlos herum und legt einen Gegenstand hinter einem Kind ab. Wenn das hockende Kind das gehört hat, darf es ihn nun hinter einem anderen Kind ablegen. Hat es nichts gehört, nimmt das herumgehende Kind den Gegenstand wieder auf und legt ihn hinter einem anderen Kind ab. Wer sich umdreht, ohne daß der Gegenstand hinter ihm liegt, scheidet aus.

Variation Möglichkeiten, dieses Spiel abzuwandeln, liegen darrin, einerseits den Gegenstand so zu wählen, daß er schwer geräuschlos abzulegen ist (Schlüsselbund,

Schellentrommel u. ä.), andererseits solche Gegenstände zu nehmen, bei denen das Ablegen nur wenig zu hören ist, so daß die sitzenden Kinder genau zuhören müssen.

Ü.-Geräte Verschiedene, je nach Spielform auszuwählende Dinge aus der Halle oder dem Orff-Instrumentarium

Ort Halle oder Kreis im Klassenraum

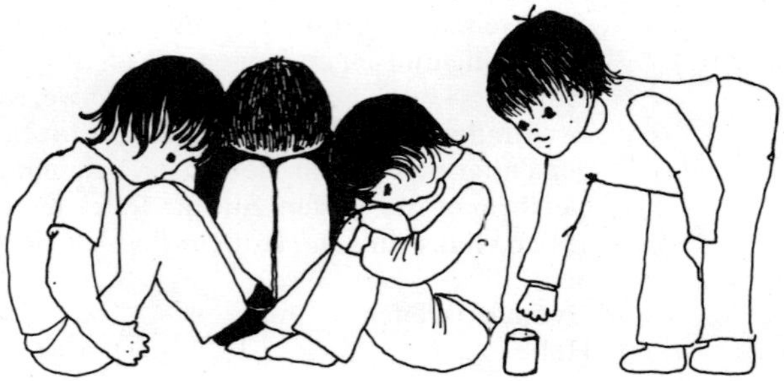

Übung E 2 (8) **Was ist in welcher Dose?**

Ü.-Beispiel Drei verschiedene Dinge, z. B. Nußschale, Schlüssel, Korken werden gezeigt und dann jedes in eine Dose gelegt. Die Dosen werden verschlossen und mehrmals durcheinander geschoben. (Sie müssen gleich aussehen). Durch Schütteln der Dose soll geraten werden, was in welcher Dose ist.

Variation Zunächst werden Dinge ausgewählt, die ganz unterschiedliche Geräusche in der Dose machen (s. o.). Später wählt man Gegenstände, bei denen die Klangqualität immer schwerer zu unterscheiden ist.

Ü.-Geräte Drei gleiche Dosen, verschiedene Gegenstände (nach Übungsaufbau auszuwählen)

Ort Halle oder Klassenraum

Übung E 2 (9) **Was ist in der Dose?**

Ü.-Beispiel Anschlußübung an E 2 (8). Jetzt sollen die Kinder versuchen herauszufinden, wie der Gegenstand, der in der Dose geschüttelt wird, beschaffen sein kann. Je nach Klang: „Er ist sicher groß, hart, rund usw.“.

Ü.-Geräte Wie in Übung E 2 (8)

Ort Halle oder Klassenraum

Übung E 2 (10)	**Auf eine sich bewegende Geräuschquelle zeigen**
Ü.-Beispiel	Der Übungsleiter oder ein Kind gibt aus ständig wechselnder Richtung Signale (Handtrommel, Trillerpfeife, Klatschen), während die Kinder auf einer Bank an der Wand der Turnhalle sitzen. Sie sollen jeweils in die Richtung zeigen, aus der sie den Ton zu hören glauben.
Ü.-Geräte	Lautgebende Geräte
Ort	Halle oder Klassenraum

Übungen E II (1—10)

Trainingsrichtung	Training der bewußten Sinneswahrnehmung
Unterrichtsbereich	Auditive Wahrnehmung
Trainingsprinzip	Konzentration und Reaktion

Übung E II (1)	**Identifikation verschiedener Geräusche**
	Diese und die folgenden Übungen des Unterbereichs ‚Akustisches Wahrnehmungstraining' werden ausnahmslos mit geschlossenen oder verbundenen Augen durchgeführt.
Ü.-Beispiel	Eine Dose wird nacheinander mit verschiedenen Materialien (kleine Steine, Sand, Nadeln usw.) gefüllt. Das beim Schütteln der Dose entstehende Geräusch wird zunächst besprochen, später sollen es die Kinder aus anderen Geräuschen herausfinden.
Variation	Andere Geräusche werden zunächst mit ihrer Quelle gezeigt und besprochen, später dann ungesehen identifiziert (Papierschneiden, Heftblättern u. a.).
Ü.-Geräte	Verschiedene Geräuschquellen
Ort	Halle

Übung E II (2)	**Schleif- und Klopfgeräusche unterscheiden**
Ü.-Beispiel	Der Übungsleiter fährt mit einem Stab über den Fußboden (möglichst im Stehen, damit keine weiteren Geräusche entstehen). Dabei entsteht ein schleifendes Geräusch. Ab und zu wird der Stab etwas vom Boden abgehoben und neu zum Schleifen angesetzt. Im Ansatz entsteht ein Stoßgeräusch, das in Schlei-

	fen übergeht. Die Kinder zählen, wie oft neu angesetzt wurde. Zuerst mit Hinsehen, dann mit verbundenen Augen.
Variation	Diese Übung kann auch in der Klasse durchgeführt werden, indem man mit einem Bleistift, Schlüssel u.a. auf dem Tisch schleift.
Ü.-Geräte	Gymnastikstab, Bleistift, Schlüssel
Ort	Halle oder Klassenraum

Übung E II (3)	**In die Richtung eines fallengelassenen Gegenstandes gehen**
Ü.-Beispiel	Ausgangssituation wie E II (2). Jetzt läßt der Übungsleiter oder ein Kind in wechselnden Positionen ein Sandsäckchen fallen. Je ein Kind soll versuchen, nicht nur die Richtung, sondern auch den Platz zu finden, an dem es heruntergefallen ist.
Variation	Zwei ähnliche Geräusche beim Herunterfallen erzeugen; verschiedene Kinder suchen ‚ihr' Geräusch.
Ü.-Geräte	Sandsäckchen, Bälle
Ort	Halle oder Klassenraum

Übung E II (4)	**Aus der Rückenlage auf ein vereinbartes Zeichen hin aufstehen und in die (wechselnde) Richtung gehen, aus der das Geräusch kam.**
Ü.-Beispiel	Die vereinbarten Zeichen für jedes Kind — auch für eine Gruppe von Kindern — können sein: Laute, Phoneme, Buchstaben, lange Töne, kurze Töne.
Variation	Man kann statt einzelner Laute auch verschiedene rhythmische Motive für die einzelnen Kinder verwenden, z. B. lang-kurz, lang-lang-kurz usw. In der Schwierigkeit staffeln.
Ü.-Geräte	Orff-Instrumente
Ort	Halle oder Klassenraum

Übung E II (5)	**Unsichtbare Klopfzeichen zählen**
Ü.-Beispiel	Der Übungsleiter oder ein Kind geben verdeckt hinter einer Tafel Klopfzeichen. Die anderen Kinder zählen leise mit und schreiben das Ergebnis an die Tafel.
Variation	Das Mitzählen kann erschwert werden, wenn in wechselnden Rhythmen geklopft wird.
Ü.-Gerät	Tafel (Kreide)
Ort	Halle oder Klassenraum

Übung E II (6)	**‚Vogelspiel'**
Ü.-Beispiel	Ein Kind verläßt den Raum. Ein anderes übernimmt mit einem Orff-Instrument die Rolle eines Vogels und versteckt sich irgendwo im Raum. Das hereingerufene Kind muß mit verbundenen Augen versuchen herauszufinden, wo der Partner sich versteckt hat. Es ruft dazu: „Kuckuck, wo bist du?" Der Versteckte antwortet mit seinem Instrument.
Variation	Zwei (später mehr Kinder) verlassen den Raum und entsprechend viele Vögel mit immer ähnlicheren Stimmen verstecken sich.
Ü.-Geräte	Orff-Instrumente
Ort	Halle oder Klassenraum

Übung E II (7)	**Auf das Flüstern des Namens reagieren**
Ü.-Beispiel	Aufbau ähnlich wie E II (4), nur daß jetzt größere und z. T. wenig gegliederte Lautgebilde identifiziert werden müssen.
Variation	Erschwert wird diese Übung durch die Hereinnahme sehr ähnlicher Namen: Christine/Christiane
Ü.-Geräte	keine
Ort	Halle oder Klassenraum

Übung E II (8)	**Tag und Nacht**
Ü.-Beispiel	Die Kinder bilden zwei Reihen, die sich den Rücken zudrehend gegenüber sitzen. Auf den Ruf „Tag" versucht je ein ‚Tag-Kind' das entsprechende ‚Nacht-Kind' zu fangen.
Variation	Für die Kinder in den Reihen werden paarweise unterschiedliche Bezeichnungen ausgewählt, auf die sie zu reagieren haben.
Ü.-Geräte	keine
Ort	Halle

Übung E II (9)	**Auf hohe und tiefe Töne mit vorher festgelegten Zeichen oder Bewegungen reagieren**
Ü.-Beispiel	Tiefe Töne — in die Knie gehen. Hohe Töne — sich auf die Zehenspitzen stellen.
Variation	Mit steigender Geübtheit Abstufungen zwischen den Tönen verringern.
Ü.-Geräte	Blockflöte
Ort	Halle oder Klassenraum

Übung E II (10) | **Rhythmisches Klopfen**

Ü.-Beispiel — Die Kinder sitzen in einer Reihe auf einer Bank, halten einen Stab mit beiden Händen zwischen den Knien und stampfen nach rhythmischer Musik mit den Stäben im Takt.

Variation — Hier sind rhythmisch aufgeschlossenen Übungsleitern vielfältige Übungsmöglichkeiten aus der allgemeinen Rhythmik verfügbar.

Ü.-Geräte — Stäbe, Rhythmikinstrumente

Ort — Halle oder Klassenraum

Übungen E 3 (1–10)

Trainingsrichtung	Training der bewußten Sinneswahrnehmung
Unterbereich	Auditive Funktion
Trainingsprinzip	Simultan- und Gesamtkörper-Koordination

Übung E 3 (1) | **Klopfen mit zwei Hölzchen**

Ü.-Beispiel — Die Kinder haben zwei Klanghölzchen in den Händen, mit denen sie den Takt der gespielten Musik schlagen, auch wenn die Musik aufhört.

Variation

1. Partnerübung: Zwei Kinder haben je ein Klanghölzchen, die sie im Takt gegeneinander schlagen, während sie dabei gehen.

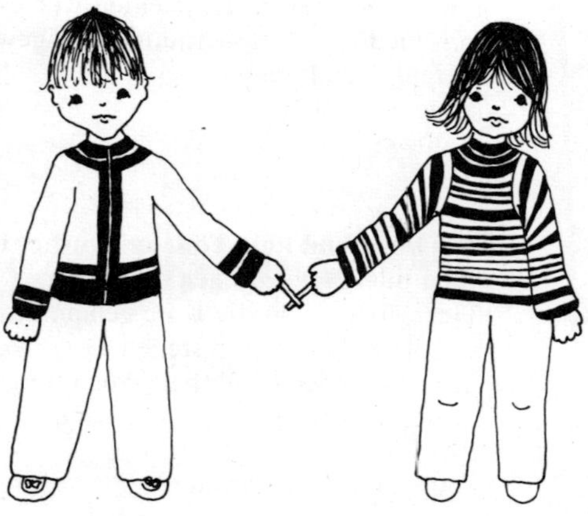

2. Wie oben, jedoch wird auf ein bestimmtes Zeichen des Übungsleiters hin aufgehört zu klopfen, aber weitergegangen.

Ü.-Geräte Klanghölzchen, Schallplatte oder Kassette
Ort Halle

Übung E 3 (2) **Tempo aufnehmen**

Ü.-Beispiel Der Ü.-Leiter gibt das Tempo auf dem Tambourin an, das die Kinder, die im Raum herumgehen, mit ihren Schritten aufnehmen sollen.

Variation wie oben, jedoch fallen die Kinder klatschend und stampfend mit ein.

Ü.-Geräte Tambourin
Ort Halle, evtl. Klassenraum

Übung E 3 (3) **Hervorheben des Schwerpunktes im Takt**

Ü.-Beispiel Im Stehen sollen die Kinder den Schwerpunkt des Taktes durch Klatschen oder Stampfen betonen.

Variation
1. wie oben, jedoch im Gehen.
2. Auf dem Schwerpunkt des Taktes sollen sich die Kinder hinhocken, -setzen, hochspringen.

Ü.-Geräte keine
Ort Halle, evtl. Klassenraum

Übung E 3 (4) **Takt aufnehmen und beibehalten**

Ü.-Beispiel Der Ü.-Leiter gibt auf dem Tambourin eine Taktart an, die die Kinder aufnehmen sollen, während sie im Raum herumgehen. Der Schwerpunkt des Taktes wird vom Ü.-Leiter durch einen lauteren Schlag auf dem Tambourin und von den Kindern durch Stampfen betont.

Variation
1. Sobald alle Kinder den Takt aufgenommen haben, hört die Tambourinbegleitung auf, während die Kinder weitergehen und dabei den Takt unverändert beibehalten.
2. Das Spiel kann auch im ‚Stuhlkreis‘ durchgeführt werden, wobei die Kinder dann sitzend klatschen oder stampfen.

Ü.-Geräte Tambourin, evtl. Stühle
Ort Halle, Klassenraum

Übung E 3 (5) — **Bewegung und Musik**

Ü.-Beispiel — Die Kinder gehen zur Musik frei im ganzen Raum umher. Endet die Musik, setzen sie sich sofort auf den Fußboden.

Variation
1. Wenn die Musik endet, gehen die Kinder im gleichen Zeitmaß weiter.
2. Wenn die Musik nicht spielt, gehen die Kinder. Beginnt die Musik, dann bleiben die Kinder stehen.

Ü.-Geräte — Schallplatte oder Kassette

Ort — Halle oder Klassenraum

Übung E 3 (6) — **Abwechselnd gehen und stampfen**

Ü.-Beispiel — Die Kinder gehen erst vier Schritte, dann stampfen sie im Schrittmaß viermal auf, gehen wieder vier Schritte usw.

Variation — wie oben, jedoch mit Musik

Ü.-Geräte — Schallplatte oder Kassette

Ort — Halle, evtl. Klassenraum

Übung E 3 (7) — **Gemeinsames Tempo finden**

Ü.-Beispiel — Die Kinder gehen im Raum umher, sollen dabei zu einem gemeinsamen Schrittempo finden und dies dann halten.

Variation — Die in einem Kreis sitzenden Kinder klatschen, sollen dabei ein gemeinsames Klatschtempo finden und dies dann halten.

Ü.-Geräte — keine

Ort — Halle, Klassenraum

Übung E 3 (8) — **Wer bestimmt das Tempo?**

Ü.-Beispiel — Die Kinder sitzen im Kreis. Eins geht hinaus. Dann bestimmt die Gruppe einen Spielführer, der durch sein Klatschen für die Gruppe das von Zeit zu Zeit wechselnde Tempo angibt. Das wieder hereingerufene Kind muß durch Beobachtung der Gruppe herausfinden, wer das Tempo bestimmt.

Ü.-Geräte — keine

Ort — Klassenraum, Halle

Übung E 3 (9) — **Die Schlange kommt**

Ü.-Beispiel — Der Übungsleiter gibt ein Tempo auf dem Tambourin an, das die Kinder, die im Raum umhergehen, mit

	ihren Schritten aufnehmen. Auf ein bestimmtes Zeichen hin (z. B. Schlag auf den Holzrand des Tambourins) sollen sich die Kinder zu einer Schlange formieren, und so lange weitergehen, bis sie sich durch erneute Zeichengebung wieder auflöst.
Variation	wie oben, jedoch soll die Schlange auf Zeichen rückwärts gehen, dann wieder vorwärts usw.
Ü.-Geräte	Tambourin
Ort	Halle

Übung E 3 (10)	**Stockspringen**
Ü.-Beispiel	Der Übungsleiter schlägt mit einem Gymnastikstab regelmäßig und möglichst flach auf den Boden. Die Kinder, deren Augen verschlossen sind, sollen nacheinander auf den Stock zugehen, wobei sie von einem Kind durch Ansagen herangeführt werden. Schließlich sollen sie dann den Stock überspringen.
Variation	wie oben, jedoch können sich die Kinder nur an dem Aufschlagen des Stabes orientieren.
Ü.-Geräte	Gymnastikstab
Ort	Halle, evtl. Klassenraum

Übungen E III (1–10)

Trainingsrichtung	Training der bewußten Sinneswahrnehmung
Unterbereich	Auditive Wahrnehmung
Trainingsprinzip	Simultan- und Gesamtkörperkoordination

Übung E III (1)	**Wer fängt die Glocke?**
Ü.-Beispiel	Eine Glocke wird an einem Bindfaden aufgehängt und vom Ü.-Leiter durch Pendelbewegung zum Klingen gebracht. Die Kinder sollen nacheinander mit verbundenen Augen die vor ihnen pendelnde Glocke fangen.
Variation	wie oben, jedoch sollen die Kinder die Glocke mit einem Stock (ca. 30 cm lang) treffen.
Ü.-Geräte	Glocke am Bindfaden, ca. 30 cm langer Stock
Ort	Klassenraum, Halle

Übung E III (2) — **Im Takt klatschen**

Ü.-Beispiel
Die Kinder sitzen im Kreis und klatschen das Grundmaß.
Auf ein vorher vereinbartes Zeichen des Ü.-Leiters hin sollen sie laut (leise) klatschen, ohne dabei das Grundmaß zu verändern.

Variation
wie oben, jedoch beim Klatschen auf ein Zeichen hin langsamer (schneller) werden.

Ü.-Geräte
keine

Ort
Halle, evtl. Klassenraum

Übung E III (3) — **Im Takt gehen**

Ü.-Beispiel
Die Kinder gehen nach dem vom Ü.-Leiter mit einem Tambourin angegebenen Takt durch den ganzen Raum, ohne sich gegenseitig anzustoßen.
Nach jedem lauten Schlag soll nun der nächste (übernächste) Schritt durch lautes Stampfen betont werden.

Variation
1. wie oben, jedoch nach dem lauten Schlag hochhüpfen,
2. in die Knie gehen,
3. sich auf den Boden setzen.

Ü.-Geräte
Tambourin

Ort
Halle, evtl. Klassenraum

Übung E III (4) — **Gehen und klatschen**

Ü.-Beispiel
Die Kinder versuchen, so leise wie möglich durch den Raum zu gehen, ohne sich gegenseitig anzustoßen.
Dann soll das leise Gehen in Stampfen bis zum Fortissimo übergehen und umgekehrt.

Variation
1. Dasselbe als Klatschübung
2. Bewegung und Klatschen zusammen
3. Bewegung und Klatschen gegenläufig: *Laut* gehen — leise klatschen, leise gehen — laut klatschen.

Ü.-Geräte
keine

Ort
Halle

Übung E III (5) — **Genaues metrisches Klatschen**

Ü.-Beispiel
Die Kinder stehen gut im Raum verteilt und klatschen einen bestimmten Takt, wobei der Ü.-Leiter mit dem Tambourin unterstützt.

Das genaue metrische Klatschen soll im Gehen — Laufen — Hüpfen beibehalten werden.

Variation
wie oben, jedoch stehen — gehen — laufen — hüpfen — laufen — gehen — stehen ohne Veränderung des Klatschtempos.

Ü.-Geräte
Tambourin

Ort
Halle

Übung E III (6)

Eisenbahnspiel

Ü.-Beispiel
Die Kinder werden in zwei Gruppen eingeteilt: eine stellt einen Schnellzug dar, die anderen einen Bummelzug, der ganz langsam fährt.
Gibt der Ü.-Leiter nun auf dem Tambourin ein schnelles Tempo an, ‚fährt' nur der ‚Schnellzug', gibt er ein langsames Tempo an, ‚fährt' nur der ‚Bummelzug'.

Variation
wie oben, jedoch ‚fahren' die ‚Züge' auf vorher vereinbartes Zeichen (ein lauter Schlag, zwei Schläge) entweder vorwärts oder rückwärts.

Ü.-Geräte
Tambourin

Ort
Halle

Übung E III (7)

Züge fahren gleichzeitig

Ü.-Beispiel
Die Kinder werden wieder wie in Übung E III (6) in einen ‚Schnellzug' und einen ‚Bummelzug' eingeteilt. Dann wird jedem ‚Zug' ein Schlagtempo zugeordnet, wobei der Ü.-Leiter darauf achten muß, daß die beiden Tempi im Verhältnis 1:2 stehen (♩:𝅗𝅥 oder ♪:♩).
Nun ‚fahren' beide ‚Züge' gleichzeitig, jeder ‚Zug' in seinem Tempo.

Variation
Jedem ‚Zug' wird noch ein eigenes Schlagzeichen für ‚Halt' und ‚Fahrt' zugeordnet.

Ü.-Geräte
Tambourin

Ort
Halle

Übung E III (8)

Gehen und klatschen in unterschiedlichem Tempo.

Ü.-Beispiel
Der Ü.-Leiter gibt mit dem Tambourin ein durchschnittliches Gehtempo an, zu dem die Kinder im ganzen Raum umhergehen. Wenn sie das Tempo aufgenommen haben, fügt der Ü.-Leiter ein doppelt so schnelles hinzu, das nun mitgeklatscht werden soll,

ohne dabei das Gehtempo zu verändern (Füße: 𝅗𝅥 Hände: ♩, zusammen: ♩♩ ♩♩ / 𝅗𝅥 𝅗𝅥)

Ü.-Geräte Tambourin

Ort Halle

Übung E III (9) **Zwei Gruppen sprechen gleichzeitig**

Ü.-Beispiel Namen, wie ‚Peter' und ‚Hannelore', die durch ständige Wiederholung folgende Tempi ergeben 𝅗𝅥𝅗𝅥 (Peter), ♩♩♩♩ (Hannelore), werden je von einer Gruppe übernommen.

Zunächst wiederholt die eine Gruppe ihr Wort so oft, bis der Ü.-Leiter abwinkt. Dann setzt die andere Gruppe ein. Anschließend fängt eine Gruppe an und die andere setzt sein, so daß beide gleichzeitig sprechen. Das Sprechen sollte durch Klatschen (Stampfen) unterstützt werden.

Variation Eine dritte Gruppe, die den Namen ‚Rolf' spricht, kommt hinzu.

Ü.-Geräte keine

Ort Klassenraum, Halle.

Übung E III (10) **Laut und leise klatschen**

Ü.-Beispiel Ein Kind sitzt vor der Gruppe und klatscht unterschiedlich laut und die Gruppe muß entsprechend mitklatschen (mitstampfen, mitklopfen).

Variation ‚Regenwetter'

Langsam und leise anfangen (Regentropfen). immer schneller und lauter klopfen (starker Regen), steigern zum Höhepunkt (Donner) dann wieder langsamer und leiser werden (Abklingen des Unwetters), aufhören, wenn fast kein Geräusch mehr wahrzunehmen ist.

Ü.-Geräte keine

Ort Klassenraum, Halle

Übungen E 4 (1–10)

Trainingsrichtung	Training der bewußten Sinneswahrnehmung
Unterbereich	Auditive Funktion
Trainingsprinzip	Sozial-integrative Übungen

Übung E 4 (1) — **Springende Kette**

Ü.-Beispiel: Die Kinder haken sich ein und bilden somit eine Kette. Wenn dann hinter ihnen ein akustisches Signal ertönt (Flöte, Tambourin, Klatschen), müssen alle zusammen hochspringen.

Variation: Es werden drei verschiedene Signale in unregelmäßiger Reihenfolge wiederholt gegeben:
Flötenton — die ‚Kette' springt hoch,
Tambourinschlag — die ‚Kette' bleibt stehen,
Klatschen — die ‚Kette' setzt sich hin.

Ü.-Geräte: Flöte, Tambourin

Ort: Halle, Klassenraum

Übung E 4 (2) — **Klatschen im Takt**

Ü.-Beispiel: Ein Kind beginnt im Takt zu klatschen, die anderen fallen der Reihe nach ein. Dann hört eines nach dem anderen wieder auf.

Variation:
1. In kleinen Gruppen im Klatschkanon
2. In Gruppen mit verschiedenen Tempi

Ü.-Geräte: keine

Ort: Halle, Klassenraum

Übung E 4 (3) — **Auf Kommando klatschen**

Ü.-Beispiel: Die Kinder beginnen auf ein Zeichen hin gemeinsam zu klatschen und hören auf ein anderes Zeichen hin schlagartig wieder auf.

Variation: wie oben, jedoch gleichzeitiges Beginnen und Aufhören nicht auf Zeichen, sondern indem man aufeinander achtgibt.

Ü.-Geräte: keine

Ort: Halle, Klassenraum

Übung E 4 (4) — **Stampfen im „Kral"**

Ü.-Beispiel: Die Kinder stehen im Kreis mit dem Rücken zur Kreismitte. Hier steht ein Kind und stampft mit einem Stab einen langsamen Einertakt.

Zwischen diesen Schlägen klatschen die Kinder im Kreis gleichzeitig mit der rechten Hand in die linkte des rechten Nachbarn und mit der linken Hand in die rechte des linken Nachbarn.

Ü.-Geräte Gymnastikstab (Besenstiel)

Ort Halle, Klassenraum

Übung E 4 (5) **Wanderndes Schlüsselbund**

Ü.-Beispiel Ein Schlüsselbund geht hinter dem Rücken der Kinder, die dicht nebeneinander mit dem Rücken zur Kreismitte stehen, herum. Ein Kind befindet sich außerhalb des Kreises und muß versuchen, den Namen des Kindes zu nennen, welches das Schlüsselbund gerade noch in den Händen hält, bevor es von ihm weitergegeben wird.

Variation wie oben, jedoch muß das Kind außerhalb des Kreises mit verbundenen Augen das Kind aus dem Kreis berühren, das in diesem Moment das Schlüsselbund hält.

Ü.-Geräte Schlüsselbund.

Ort Halle, Klassenraum

Übung E 4 (6) **Kreisendes Tambourin**

Ü.-Beispiel Die Kinder stehen mit verbundenen Augen im Kreis. Dann wird ein Tambourin geschlagen und gleichzeitig so weitergegeben, daß keine Unterbrechung im Trommeln entsteht.

Variation wie oben, jedoch mit Schellentrommel

Ü.-Geräte Tambourin, Schellentrommel

Ort Halle, evtl. Klassenraum

Übung E 4 (7) **Achtung, Straßenbahn!**

Ü.-Beispiel Ein durch die ganze Halle gespanntes Seil stellt den ‚Fahrdraht‘ für ‚Straßenbahnen‘ (‚Rollbretter‘) dar, die in beiden Richtungen daran entlangfahren. Die Fahrer haben die Augen verbunden. Damit es aber keine Zusammenstöße gibt, ‚klingeln‘ die ‚Bahnen‘ unausgesetzt jeweils mit einem Instrument (Rassel, Schellenband . . .)

Variation wie oben, jedoch sind die ‚Straßenbahnen‘ ‚Kasten-Wagen‘ (Kasten umgedreht auf zwei ‚Rollbrettern‘), in denen jeweils zwei Kinder sitzen.

Ü.-Geräte ‚Rollbretter‘, kleine Kästen, Rassel

Ort Halle

Übung E 4 (8) **Verfolgen**

Ü.-Beispiel
Ein Kind geht durch den Raum und schlägt das Tambourin. Die übrigen Kinder folgen ihm mit verbundenen Augen.

Variation
Partnerarbeit: Ein Kind geht durch den Raum, das andere verfolgt es mit verbundenen Augen, wobei es sich nur nach dem Geräusch der Schritte richtet.

Ü.-Geräte
Tambourin

Ort
Halle, evtl. Klassenraum

Übung E 4 (9) **Ton einkreisen**

Ü.-Beispiel
Die Kinder stehen mit verbundenen Augen an den Wänden des Raumes rundum verteilt.
Wenn dann von der Raummitte her das Geräusch eines aufgezogenen Brummkreisels (klingelnden Weckers) ertönt, sollen die Kinder darauf zugehen.

Variation
wie oben, jedoch sollen sie auf das Geräusch zugehen, um den tönenden Gegenstand herum einen Kreis bilden und sich gegenseitig anfassen.

Ü.-Geräte
Brummkreisel oder Wecker

Ort
Halle

Übung E 4 (10) **Kuckuck, wo bist du?**

Ü.-Beispiel
Die Kinder stellen durch unterschiedliche Instrumente drei Vögel dar:

Triangel — Amsel,
Rassel — Specht,
Klangstäbe — Kuckuck.

Dann suchen sie ein Versteck auf, während der jeweils dazugehörende Partner sie mit der so oft wie nötig wiederholten Frage, z. B.: „Kuckuck, wo bist du?“ suchen muß. Der ‚Kuckuck‘ beantwortet die Frage mit seinem Geräusch, an dem sich der Partner orientieren muß.

Variation
wie oben, jedoch soll die Frage so wenig wie möglich gestellt werden.

Ü.-Geräte
Triangel, Rassel, Klangstäbe

Ort
Halle

Übungen E IV (1–10)

Trainingsrichtung	Training der bewußten Sinneswahrnehmung
Unterbereich	Auditive Wahrnehmung
Trainingsprinzip	Sozial-integrative Übungen

Übung E IV (1) — **‚Katze und Maus' mit verbundenen Augen**

Ü.-Beispiel
Die Kinder, deren Augen verbunden sind, stehen im Kreis und fassen sich an den Händen. Ein Kind ist die ‚Maus' mit einem Glöckchen um den Hals, ein anderes die ‚Katze' mit einer Rassel, an der man es erkennt.
Die Kinder im Kreis müssen nun bei dem ‚Katze und Maus'-Spiel an den verschiedenen Geräuschen erkennen, ob sie die ‚Katze' oder die ‚Maus' durchlassen bzw. festhalten müssen.

Variation
wie oben, jedoch haben ‚Katze' und ‚Maus' Glöckchen um, die sich nur sehr wenig in ihrem Klang unterscheiden.

Ü.-Geräte
Zwei verschieden klingende Glöckchen und eine Rassel

Ort
Halle

Übung E IV (2) — **Richtungshören**

Ü.-Beispiel
Ein Schlüsselbund (Triangel, Schellenband) wird im Halbkreis von Kind zu Kind gereicht, ohne daß ein Geräusch entstehen darf.
Das ‚blinde' Kind, das in der Mitte vor dem Halbkreis sitzt, muß, sobald es dennoch ein Geräusch vernimmt, im gleichen Augenblick „Jetzt" sagen.

Variation
wie oben, jedoch soll das ‚blinde' Kind auf dasjenige zeigen, bei dem das Geräusch entstand.

Ü.-Geräte
Schlüsselbund, Triangel, Schellenband.

Ort
Halle, evtl. Klassenraum

Übung E IV (3) — **Wer fängt den Ball?**

Ü.-Beispiel
Bälle, Steine und Holzstücke werden jeweils einzeln und in unterschiedlicher Reihenfolge aus etwa 2 m Höhe (am besten vom Kasten oder Pferd) in einen Karton fallen gelassen.

Drei oder vier Kinder stehen mit dem Rücken zum Karton. Hören sie einen *Ball* aufprallen, drehen sie sich blitzschnell herum und versuchen, ihn im Hochprallen zu fangen.

Variation Gruppenwettkampf (je zwei Kinder bilden eine Gruppe)

Ü.-Geräte Karton, Bälle, Steine, Holzstücke

Ort Halle

Übung E IV (4) **Hafeneinfahrt**

Ü.-Beispiel An mehreren Stellen des sonst freien Raumes stehen Kinder mit je einem kontrastierenden Instrument, z. B. Zimbel, Handtrommel, Schlagstäbe. Sie stellen Geräuschbojen an einer Hafeneinfahrt dar, die die Schiffe nacheinander auf dem Weg zum Hafen anlaufen müssen, um nicht auf Untiefen zu stoßen.

Etwa zwei bis drei Kinder bilden durch Anfassen hintereinander ein ‚Schiff', sie tragen Masken. Das vorderste Kind ist der ‚Kapitän', der im ‚Nebel' mit Hilfe der ‚Bojen', deren Reihenfolge bekannt ist, in den ‚Hafen' finden muß. (Die ‚Fahrtrinne' kann durch Seile für die am Rande des Raumes zuschauenden Kinder veranschaulicht werden.)

Ü.-Geräte Zimbel, Handtrommel, Schlagstäbe

Ort Halle

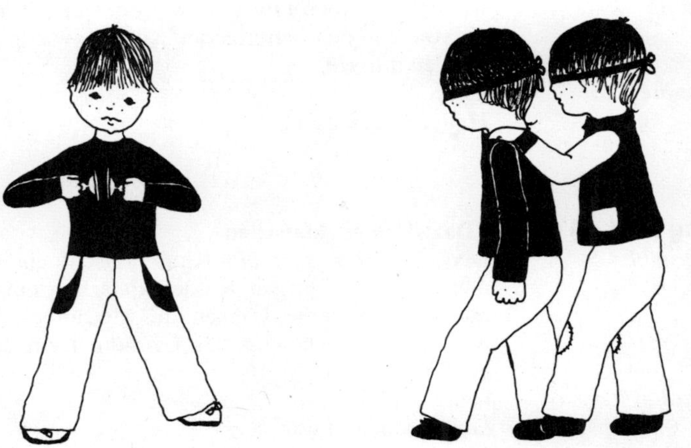

Übung E IV (5) — **Klatschen rhythmischer Motive**

Ü.-Beispiel — Die Kinder sitzen im Kreis. Der Ü.-Leiter klatscht ein Motiv, das nun von Kind zu Kind weitergegeben wird.

Variation — ‚Lawine': Einer nach dem anderen setzt mit dem Motiv ein bis alle klatschen, dann hört einer nach dem anderen wieder auf.

Ü.-Geräte — keine

Ort — Halle, Klassenraum

Übung E IV (6) — **Gehen zur Musik**

Ü.-Beispiel — Alle Kinder gehen zur Musik durch den Raum, wobei keiner den anderen anstoßen darf.

Variation — wie oben, jedoch gehen die Kinder auf vereinbarte Zeichen hin (Tambourinschläge) vorwärts, rückwärts usw.

Ü.-Geräte — Tonband oder Schallplatte

Ort — Halle, evtl. Klassenraum

Übung E IV (7) — **Motiv wiedererkennen**

Ü.-Beispiel — Der Ü.-Leiter oder ein Kind klatscht (klopft usw.) mehrere verschiedene Teilmotive, von denen sich die übrigen Kinder jeweils eins aussuchen. Sie müssen es sich merken, denn eins der Teilmotive kehrt in unregelmäßigen Abständen immer wieder. Erkennt das betreffende Kind sein Motiv, hebt es die Hand.

Variation — wie oben, jedoch tauchen zwei oder drei Teilmotive auf, die von den betreffenden Kindern wiedererkannt werden müssen.

Ü.-Geräte — keine

Ort — Halle, Klassenraum

Übung E IV (8) — **„Dazwischen" klatschen**

Ü.-Beispiel — Der Ü.-Leiter oder ein Kind klatscht ein Grundmetrum. Alle übrigen Kinder klatschen ein-, zwei- oder dreimal in die ‚Lücken' des Metrums.

Variation — wie oben, jedoch wird das Grundmetrum geklopft, gepfiffen usw.

Ü.-Geräte — keine

Ort — Halle, Klassenraum

Übung E IV (9) — **Rhythmisches Gehen**

Ü.-Beispiel: Die Kinder werden in Gruppen eingeteilt, jede wählt ein bestimmtes rhythmisches Motiv.
Dann gehen beide Gruppen gleichzeitig — jede in ihrem eigenen Rhythmus. Hierbei kommt es darauf an, daß die Bewegungen im Gegentakt ablaufen.

Ü.-Geräte: evtl. Handtrommeln

Ort: Halle

Übung E IV (10) — **Rhythmische Motive weitergeben**

Ü.-Beispiel: Die Kinder stehen im Kreis, ein rhythmisches Motiv wird durch Klatschen (Rasseln, Aneinanderschlagen zweier Stöcke) weitergegeben.

Variation:

1. Einer klatscht sein Motiv, der nächste übernimmt es.
2. Einer klatscht sein Motiv sichtbar in die Hand (an das Staffelholz) des Nachbarn.
3. ‚Stille Post': Ein einfaches rhythmisches Motiv wird, für die übrigen Mitspieler möglichst unsichtbar, in die Hand des Nachbarn gegeben, wobei fast nichts zu hören sein darf.

Ü.-Geräte: Staffel- oder Klanghölzer, Rasseln

Ort: Halle, Klassenraum

Übungen F 1 (1–10)

Trainingsrichtung	Training der bewußten Sinneswahrnehmung
Unterbereich	Taktile Funktion
Trainingsprinzip	Behutsamkeit und Geschicklichkeit

Übung F 1 (1) — **Wer baut den höchsten Turm?**

Ü.-Beispiel: Aus Papprollen (Toilettenpapier) und großen Plättchen aus dem ‚matema'-Spiel oder dreieckigen, viereckigen und runden Pappdeckeln sollen von den Kindern möglichst hohe Türme gebaut werden.

Variation: wie oben, jedoch sollen die Papprollen verschieden lang und die Plättchen verschieden groß sein.

Ü.-Geräte lange und kurze Papprollen, große und kleine viereckige, dreieckige und runde Plättchen aus dem ‚matema'-Spiel oder entsprechend zugeschnittene Pappdeckel

Ort Halle, evtl. Klassenraum

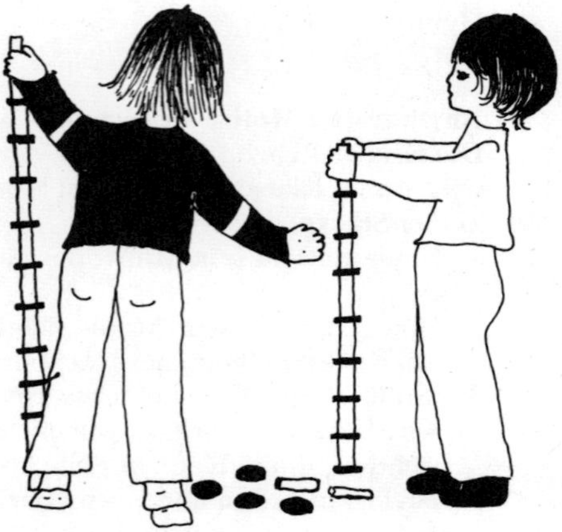

Übung F 1 (2) **Ball mit den Füßen weiterreichen**

Ü.-Beispiel Die Kinder sitzen auf dem Boden und bilden einen Kreis. Nun wird ein Medizinball nur mit den Füßen von einem zum anderen gerollt.

Variation wie oben, jedoch wird ein Gymnastikball mit den Füßen von einem zum anderen gegeben, ohne daß er auf den Boden fallen darf.

Ü.-Geräte Medizinball, Gymnastikball

Ort Halle

Übung F 1 (3) **Ball um den Körper herumführen**

Ü.-Beispiel Die Kinder sitzen auf dem Boden in der ganzen Halle verteilt.
Jedes hat einen Medizinball, den es in verschiedenen Sitzhaltungen (hockend) in möglichst weitem Abstand um sich herumführen soll (rollen).

Variation wie oben, jedoch mit einem Gymnastikball

Ü.-Geräte Medizin-, Gymnastikbälle

Ort Halle

Übung F 1 (4) — **Einen Ball über eine schiefe Ebene rollen**

Ü.-Beispiel
Ein Ball wird mit den Händen oder Füßen eine schiefe Ebene (Bank an Sprossenwand) hinauf- und hinabgerollt.

Variation
wie oben, jedoch mit verbundenen Augen und als Partnerübung:
Einer rollt den Ball, der andere gibt Hilfestellung.

Ü.-Geräte
Ball, Bank, Sprossenwand, Matten

Ort
Halle

Übung F 1 (5) — **Kneten**

Ü.-Beispiel
Aus einer Anzahl Knetgummistückchen, die jedes Kind vor sich liegen hat, sollen ‚blind' Kugeln geformt werden, indem das Knetgummi zwischen den Handflächen gerieben wird.

Variation
1. Einfache, vorgegebene Formen sollen nachgeknetet werden (Rolle, Kugel, Kugel mit Loch usw.).
2. Einfache, vorgegebene Formen sollen ‚blind' ertastet und ‚blind' nachgeknetet werden.

Ü.-Geräte
Knetgummi (evtl. Ton), Arbeitsplatten für die Tische, vorgeformte Gegenstände

Ort
Klassenraum

Übung F 1 (6) — **Wanderndes Staffelholz**

Ü.-Beispiel
Jedes Kind nimmt ein Staffelholz zwischen Daumen und Zeigefinger der bevorzugten Hand und läßt es vom unteren zum oberen Ende hin ‚wandern'.

Variation
1. wie oben, jedoch mit der anderen Hand,
2. mit beiden Händen gleichzeitig

Ü.-Geräte
zwei Staffelhölzer (auch Rundhölzer, ca. 25 cm lang) für jedes Kind

Ort
Klassenraum, Halle

Übung F 1 (7) — **Auf dem Reifen fahren**

Ü.-Beispiel
Jedes Kind sitzt mit verbundenen Augen in einem Reifen und fährt mit dem Finger dem Reifen nach.

Variation
1. wie oben, jedoch mit einem Staffelholz (Rundholz).
2. mit einem Spielzeugauto dem Reifen nachfahren.

Ü.-Geräte
Reifen, Staffelhölzer oder Rundhölzer, kleine Spielzeugautos

Ort
Halle

Übung F 1 (8) — **Zwirnsfaden aufwickeln**

Ü.-Beispiel
Jeweils zwei Kinder stehen sich gegenüber. Eins hat eine Zwirnrolle in der Hand, das andere ein Ende des Zwirnsfadens (ca. 2 m lang).
Nun wird das Garn so abgewickelt, daß die Rolle dabei nicht auf die Erde fällt. Anschließend muß das Garn wieder aufgewickelt werden.

Variation
1. wie oben, jedoch soll der Faden auf*gerollt* werden.
2. ‚Autorennen': Eine bestimmte Länge des Fadens wird abgespult, ein kleines Spielzeugauto ist an seinem Ende befestigt. Wer seinen Faden nun zuerst wieder aufgespult hat, hat auch seinen ‚Renner' als erster über die Ziellinie gezogen.

Ü.-Geräte
Zwirnrollen, Fäden (ca. 2 m lang), Spielzeugautos

Ort
Halle, Klassenraum
An der Wand ist in Brusthöhe der Kinder für jedes

Übung F 1 (9) — **Autobahnfahrt**

Ü.-Beispiel
An der Wand ist in Brusthöhe der Kinder für jedes eine ‚Autobahn' (Luftschlange) befestigt.
Die Kinder sollen nun mit ihren ‚Autos' (Scheren) auf ihrer ‚Bahn entlangfahren', indem sie sie in der Mitte durchschneiden, ohne dabei von der ‚Fahrbahn' abzukommen.

Variation
Wettfahrt auf der ‚Autobahn' (Länge: ca. 150 cm)

Ü.-Geräte
Scheren mit abgerundeten Spitzen, Luftschlangen, Tesa-Band

Ort
Klassenraum, Halle

Übung F 1 (10) — **Übungen mit dem Sportkreisel**

Ü.-Beispiel
Jedes Kind bekommt einen Sportkreisel, auf den es einen Medizinball so legen soll, daß er nicht herunterrollt.

Variation
Die Kinder sitzen im Halbkreis auf dem Boden, vor ihnen steht ein Sportkreisel. Nacheinander soll nun jedes versuchen, so viele Kegel wie möglich daraufzustellen. ‚Kegelkönig' ist, wer die meisten geschafft hat.

Ü.-Geräte
Sportkreisel, Medizinbälle, ca. 12 Kegel

Ort
Halle, evtl. Klassenraum

Übungen F I (1–10)

Trainingsrichtung	Training der bewußten Sinneswahrnehmung
Unterbereich	Taktile Wahrnehmung
Trainingsprinzip	Behutsamkeit und Geschicklichkeit

Übung F I (1) — **Strohhalmkette**

Ü.-Beispiel Die Kinder sollen mit verbundenen Augen Trinkhalmstückchen (ca. 1 cm lang) aus Stroh und Plastik abwechselnd auf einen Faden ziehen.

Variation wie oben, jedoch als Wettkampf

Ü.-Geräte Trinkstrohhalme aus Plastik und Stroh

Ort Klassenraum, Halle

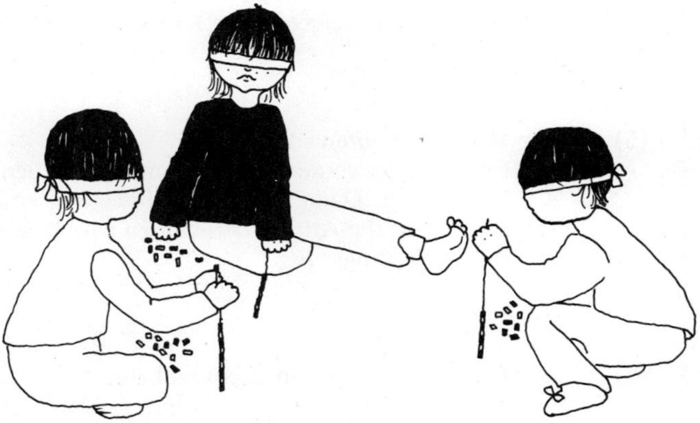

Übung F I (2) — **Streichhölzer sortieren**

Ü.-Beispiel Die Kinder sollen mit verbundenen Augen Streichhölzer mit und ohne Schwefelkopf, die in der Kreismitte liegen, sortieren.

Ü.-Geräte Streichhölzer mit und ohne Schwefelkopf

Ort Klassenraum, Halle

Übung F I (3) — **Tau „verfolgen"**

Ü.-Beispiel Ein dickes langes Tau und eine Wäscheleine werden so auf den Boden gelegt, daß sie sich mehrmals überschneiden.

	Die Kinder verfolgen nun mit geschlossenen Augen entweder nur das dicke oder nur das dünne, indem sie sich mit den Händen daran entlangtasten.
Variation	wie oben, jedoch mit den Füßen
Ü.-Geräte	dickes, langes Tau, Wäscheleine
Ort	Halle, evtl. Klassenraum

Übung F I (4)	**Schlangentaster**
Ü.-Beispiel	Eine Wäscheleine wird (unbeobachtet von den Kindern) über eine Hindernisstrecke ausgelegt (z. B. unter einer Bank hindurch, über einen Kasten, die Sprossenwand rauf und wieder runter usw.). Dann müssen die Kinder sich mit verbundenen Augen an der „Schlange" entlangtasten.
Variation	wie oben, jedoch als Wettkampf, wobei von jedem Kind die Zeit genommen wird.
Ü.-Geräte	Wäscheleine, verschiedene Hindernisse, Stoppuhr
Ort	Halle

Übung F I (5)	**Wieviele Knoten sind es?**
Ü.-Beispiel	Einige Seile werden hintereinandergebunden auf die Erde gelegt. Dann sollen die Kinder mit geschlossenen Augen die Anzahl der Knoten herausfinden.
Ü.-Geräte	etwa 15 Springseile
Ort	Halle

Übung F I (6)	**Figuren ertasten und nachkrabbeln**
Ü.-Beispiel	Aus aneinandergeknoteten Springseilen werden Figuren gelegt, an denen die Kinder tastend entlangkrabbeln und die Form herauszufinden versuchen.
Ü.-Geräte	Springseile
Ort	Halle

Übung F I (7)	**Figuren ertasten und nachlegen**
Ü.-Beispiel	Eine aus Bleischnur gelegte Figur soll von den Kindern mit verbundenen Augen ertastet und anschließend aus dem gleichen Material „blind" nachgelegt werden.
Variation	wie oben, jedoch als Partnerübung
Ü.-Geräte	Bleischnur
Ort	Halle

Übung F I (8) — **Auf Reifen gehen**

Ü.-Beispiel — Die Kinder sollen nacheinander mit geschlossenen Augen auf liegenden Reifen vorwärts und rückwärts gehen (Fuß vor Fuß).

Variation — wie oben, jedoch sollen „die Kinder über eine Bahn" aus aneinandergelegten Reifen gehen (nur vorwärts, Fuß vor Fuß).

Ü.-Geräte — etwa 4 Reifen

Ort — Halle

Übung F I (9) — **Gehen mit dem „Blindenstock"**

Ü.-Beispiel — In der Halle werden Hindernisse aufgebaut, die mit dem Stock ertastet und umgangen werden müssen.

Ü.-Geräte — verschiedene Hindernisse, Stöcke (ca. 80 cm lang).

Ort — Halle

Übung F I (10) — **Kneten**

Ü.-Beispiel — Die Kinder haben Knetgummi und kneten damit „blind" Kugeln, Rollen, Würfel.

Variation

1. Partnerübung: Einer knetet eine Figur, der andere muß sie erraten.
2. Die Kinder ertasten Figuren, die sie nachkneten sollen.

Ü.-Geräte — Knetgummi, Figuren zum Nachkneten

Ort — Klassenraum, evtl. Halle

Übungen F 2 (1–10)

Trainingsrichtung	Training der bewußten Sinneswahrnehmung
Unterbereich	Taktile Funktion
Trainingsprinzip	Konzentration und Reaktion

Übung F 2 (1) — **Ball mit den Füßen hochwerfen und mit den Händen auffangen**

Ü.-Beispiel — Die Kinder sitzen in großem Kreis auf dem Boden. Jedes hat einen Gymnastikball, den es mit den Füßen hochwerfen und mit den Händen wieder auffangen soll.

Variation	Partnerübung: Zwei Kinder sitzen sich gegenüber. Eins wirft den Ball mit den Füßen dem anderen zu, das ihn mit den Händen fangen soll, und umgekehrt.
Ü.-Geräte	Gymnastikbälle
Ort	Halle

Übung F 2 (2)	**Ball rollen**
Ü.-Beispiel	Partnerübung: Ein Kind liegt mit ausgebreiteten Armen und gegrätschten Beinen auf dem Bauch (auf dem Rücken). Nun soll der Partner nach Anweisung des liegenden Kindes mit geschlossenen Augen einen Gymnastikball um es herumrollen, z. B. um den Kopf herum, auf den Armen entlang, über den Bauch usw.
Variation	wie oben, jedoch wird der Ball nur mit den Füßen um das liegende Kind herumgerollt.
Ü.-Geräte	Gymnastikbälle
Ort	Halle

Übung F 2 (3)	**„Fliegen" fangen**
Ü.-Beispiel	Partnerübung: Ein Kind kitzelt seinen Partner, der verbundene Augen hat, mit einer Feder (einem feinen Haarpinsel) an verschiedenen Körperstellen. Das ‚blinde' Kind versucht dann, die ‚Fliege' zu fangen.
Ü.-Geräte	Federn oder feiner Haarpinsel
Ort	Halle, evtl. Klassenraum

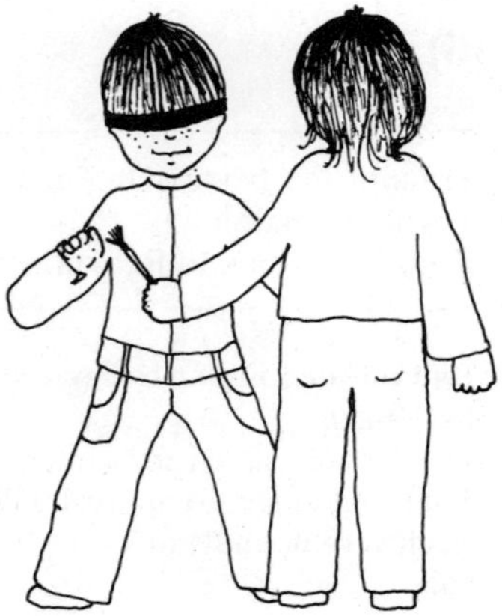

Übung F 2 (4) — **Woher kommt der Wind?**

Ü.-Beispiel
Ein ‚blindes' Kind wird nacheinander aus verschiedenen Richtungen mit einem Föhn angepustet. Es soll nun jeweils die Richtung zeigen, aus der der ‚Wind' kommt.

Ü.-Geräte
Föhn

Ort
Klassenraum, Halle

Übung F 2 (5) — **Windmühlen**

Ü.-Beispiel
Ein Bleistift soll zwischen den Fingern schnell links- und rechtsherum gedreht werden.

Variation
1. wie oben, jedoch *nur* zwischen Daumen und Zeigefinger der rechten (linken) Hand,
2. mit geschlossenen Augen

Ü.-Geräte
Bleistifte

Ort
Klassenraum, Halle

Übung F 2 (6) — **Mikado**

Ü.-Beispiel
Zehn Gymnastikstäbe werden zu einem Bündel zusammen aufrecht hingestellt, festgehalten und dann auf einmal fallengelassen.
Nun müssen die Kinder versuchen, die Stäbe einzeln so vorsichtig von den übrigen wegzuziehen oder wegzuheben, daß kein anderer dabei berührt wird oder sich bewegt.

Variation
1. wie oben, jedoch als Gruppenwettkampf (die Gruppe, die die meisten Stäbe holen konnte, hat gewonnen).
2. Das Spiel wird mit den im Handel erhältlichen Stäbchen des ‚Mikado' durchgeführt.

Ü.-Geräte
Gymnastikstäbe, ‚Mikado'-Spiel

Ort
Halle, Klassenraum

Übung F 2 (7) — **Figuren erfühlen**

Ü.-Beispiel
Aus Tesakrepp werden Figuren auf den Fußboden oder an die Wand geklebt. Dann sollen die Kinder sie mit verbundenen Augen erfühlen und benennen.

Ü.-Geräte
Tesakrepp

Ort
Halle, Klassenraum

Übung F 2 (8)	**Verbrenn Dich nicht!**
Ü.-Beispiel	Ein Kind führt seinen ‚blinden' Partner an einen Gegenstand heran (z. B. Lichtschalter, Tennisball, Haarbürste), den er nur mit den äußersten Fingerspitzen ertasten darf, um ihn zu identifizieren, da vorher verabredet wurde, daß alle Gegenstände im Raum während dieses Spiels so heiß sind, daß man sich schnell an ihnen verbrennen kann.
Ü.-Geräte	Verschiedene Gegenstände wie Tennisball, Haarbürste u. a.
Ort	Klassenraum, Halle

Übung F 2 (9)	**Rückenzeichnungen**
Ü.-Beispiel	Ein Kind ‚zeichnet' seinem Partner mit dem Finger einfache Figuren auf den Rücken (Kreis, Quadrat, Dreieck ...). Dann muß der Partner raten, was es für eine Figur war und sie benennen.
Variation	wie oben, jedoch ‚zeichnet' das Kind, das geraten hatte, die so erkannte Figur dem ersten Kind zur Kontrolle wiederum auf den Rücken.
Ü.-Geräte	keine
Ort	Klassenraum, Halle

Übung F 2 (10)	**Zahlen ertasten**
Ü.-Beispiel	Aus Bindfäden auf Pappkarten (Postkartengröße) gelegte und aufgeklebte Ziffern und Zahlen werden mit Papier abgedeckt. Dann sollen sie von den Kindern ertastet und benannt werden.
Variation	wie oben, jedoch merkt sich jedes Kind seine Zahl so lange, bis der Ü.-Leiter eine entsprechende nennt. Erst dann meldet es sich.
Ü.-Geräte	Pappkarten mit aus Bindfaden aufgeklebten Ziffern und Zahlen, Papierblätter zum Abdecken
Ort	Klassenraum, Halle

Übungen F II (1–10)

Trainingsrichtung	Training der bewußten Sinneswahrnehmung
Unterbereich	Taktile Wahrnehmung
Trainingsprinzip	Konzentration und Reaktion

Übung F II (1) — Gegenstände ertasten

Ü.-Beispiel
In der Mitte des Kreises, den die sitzenden Kinder bilden, liegen verschiedene Gegenstände (Ball, Zwirnrolle, Löffel, Bleistift, Geldstück ...) unter einem Tuch. Die Kinder sollen nun nacheinander die Gegenstände ertasten und benennen. Erst dann wird der benannte Gegenstand unter dem Tuch zur Kontrolle hervorgeholt.

Ü.-Geräte
verschiedene Gegenstände, Tuch

Ort
Klassenraum, Halle

Übung F II (2) — Verschiedene Eigenschaften tastend erkennen

Ü.-Beispiel
Übungsaufbau entsprechend der vorigen Übung, jedoch lassen die Gegenstände von ihrer Form her wenig auf die Materialbeschaffenheit schließen. Das jeweils mit verbundenen Augen tastende Kind soll beschreiben, wie die Gegenstände sich anfühlen, z. B. rauh, weich, kalt usw.

Ü.-Geräte
verschiedene Gegenstände (rauh, kalt, weich, glatt usw.)

Ort
Klassenraum, Halle

Übung F II (3) — Gegenstände ordnen

Ü.-Beispiel
Ähnliche, aber unterschiedlich große Gegenstände, die in der Kreismitte liegen, sollen von ihnen mit verbundenen Augen ertastet und dann der Größe nach geordnet werden, z. B. große Knöpfe — große Münzen, kleine Münzen — kleine Knöpfe usw.

Variation
wie oben, jedoch sollen die Gegenstände paarweise geordnet werden.

Ü.-Geräte
große und kleine Münzen, Knöpfe usw.

Ort
Klassenraum, Halle

Übung F II (4) — **Zootiere ertasten**

Ü.-Beispiel	Die im Kreis sitzenden Kinder sollen mit verbundenen Augen die in der Kreismitte liegenden Zootiere aus Plastik oder Holz ertasten und benennen.
Variation	wie oben, jedoch sollen die Tiere zu Paaren geordnet werden.
Ü.-Geräte	bekannte Zootiere aus Holz oder Plastik
Ort	Klassenraum, Halle

Übung F II (5) — **Stoffe ertasten**

Ü.-Beispiel	Die im Kreis sitzenden Kinder sollen mit verbundenen Augen die in der Kreismitte liegenden Stoffreste ertasten und jeweils zwei gleiche Stücke finden, z. B. aus Samt, Seide, Wolle usw.
Ü.-Geräte	je zwei Stoffstücke aus Wolle, Seide, Samt usw.
Ort	Klassenraum, Halle

Übung F II (6) — **Groß — mittelgroß — klein**

Ü.-Beispiel	Die im Kreis sitzenden Kinder sollen ‚blind' die Dreierabstufung der in der Kreismitte liegenden (sonst gleichartigen) Gegenstände ertasten und ordnen.
Ü.-Geräte	große, mittelgroße und kleine (aber sonst gleichartige) Gegenstände, z. B. 5-Mark-Stücke, Groschen, Pfennige usw.
Ort	Klassenraum, Halle

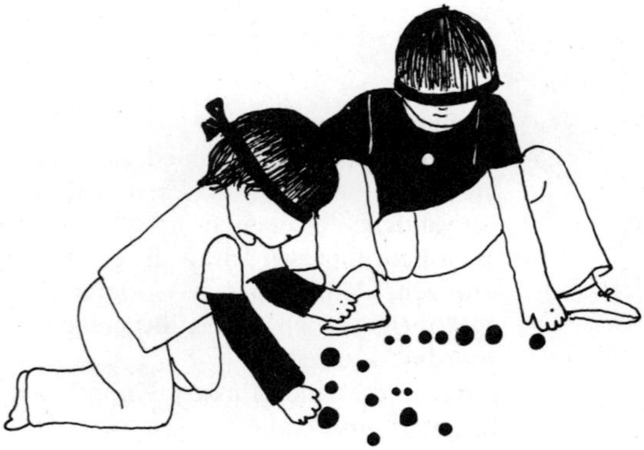

Übung F II (7) **Verschiedene Größen**

Ü.-Beispiel Aus dem ‚matema'-Spiel liegen in der Kreismitte gleichförmige, aber verschieden große Kreise, Ovale, Dreiecke und Vierecke, die von den Kindern mit verbundenen Augen ertastet und einander zugeordnet werden sollen.

Variation Verschieden große Würfel, Murmeln und Säulen sollen ertastet werden und sind einander zuzuordnen.

Ü.-Geräte Große und kleine Kreise, Ovale, Dreiecke und Vierecke aus dem ‚matema'-Spiel, große und kleine Würfel, Säulen (Baukasten), Murmeln usw.

Ort Klassenraum, Halle

Übung F II (8) **Gegensatzpaare ertasten**

Ü.-Beispiel Die im Kreis sitzenden Kinder sollen die in ihrer Mitte liegenden Gegenstände ertasten und Gegensatzpaaren zuordnen, z. B. groß-klein, dick-dünn, rauh-glatt usw.

Ü.-Geräte siehe vorige Übungen

Ort Klassenraum, Halle

Übung F II (9) **Krepp-Nase**

Ü.-Beispiel Auf die glatte Lederfläche eines Bockes, Pferdes oder Kastens werden zwei oder drei Tesakrepppunkte geklebt.

Jeweils drei oder vier Kinder tasten mit verbundenen Augen die Geräte ab. Wer einen Tesakrepppunkt ertastet hat, nimmt ihn schnell ab und klebt ihn einem Partner auf die Nase.

Variation wie oben, jedoch mit zwei verschiedenen Gruppen als Wettkampf

Ü.-Geräte Bock, Pferd, Kasten, Tesakreppband

Ort Halle

Übung F II (10) **Tastmeister**

Ü.-Beispiel Mit verbundenen Augen soll eines der Kinder die Umrisse eines anderen ertasten und herausfinden, wer es ist. Als Tast-Werkzeuge dienen Holzlöffel.

Das ‚Opfer' kann dabei eine beliebige Stellung einnehmen, z. B. knien, sitzen . . ., muß aber während des Testvorgangs stillhalten.

Ü.-Geräte zwei Kochlöffel
Ort Klassenraum, Halle

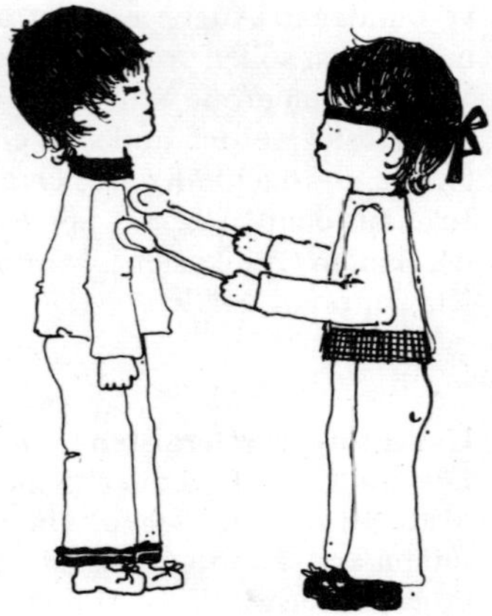

Übungen F 3 (1–10)

Trainingsrichtung	Training der bewußten Sinneswahrnehmung
Unterbereich	Taktile Funktion
Trainingsprinzip	Simultan- und Gesamtkörperkoordination

Übung F 3 (1) **Balancieren**
Ü.-Beispiel Die Kinder bauen einen Turm aus Joghurtbechern und versuchen, ihn zu balancieren.
Variation wie oben, jedoch gehen die Kinder dabei durch eine einfache Hindernisbahn.
Ü.-Geräte Joghurtbecher, Hindernisse
Ort Halle, evtl. Klassenraum

Übung F 3 (2) **Ball mit dem Stab führen**
Ü.-Beispiel Jedes Kind hat einen Ball, den es mit einem Gymnastikstab so durch die ganze Halle führt, daß der Ball immer am Stab bleibt.

Variation	wie oben, jedoch wird der Ball mit dem Stab durch eine Keulenreihe geführt.
Ü.-Geräte	Bälle, Gymnastikstäbe, Keulen
Ort	Halle

Übung F 3 (3)	**Ball prellen**
Ü.-Beispiel	Die Kinder gehen durch den Raum, jedes prellt dabei einen Ball.
Variation	wie oben, jedoch im Hüpfen
Ü.-Geräte	Bälle
Ort	Halle

Übung F 3 (4)	**Radfahren**
Ü.-Beispiel	Partnerübung: Je zwei Kinder liegen auf dem Rükken, nehmen die Beine hoch, legen die Fußsohlen gegeneinander und ‚fahren Rad'.
Variation	wie oben, jedoch ohne Augenkontrolle
Ü.-Geräte	keine
Ort	Halle, evtl. Klassenraum

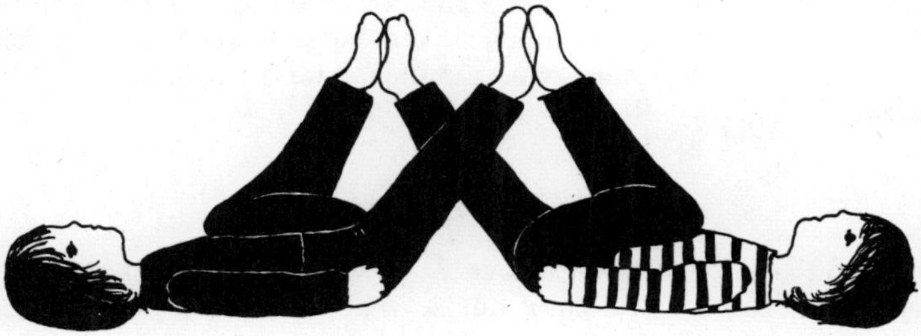

Übung F 3 (5)	**Murmel-Depot**
Ü.-Beispiel	Die Kinder haben in jeder Hand eine Murmel, die sie gleichzeitig bis zu dem Murmel-Depot' (mit Tesakrepp markiert) am Tauende entlangrollen sollen.
Variation	1. wie oben, jedoch mit verbundenen Augen 2. Als Wettkampf zwischen zwei Gruppen
Ü.-Geräte	Tau, Murmeln, Tesakrepp
Ort	Halle, evtl. Klassenraum

Übung F3 (6) — **Fußgeschicklichkeit**

Ü.-Beispiel — Die Kinder sollen mit den Füßen, rechts und links alternierend, schreiben und zeichnen, Papier zerreißen, etwas auf- oder annehmen und weiterreichen.

Ü.-Geräte — Gegenstände zum Aufnehmen, Buntstifte, Kreide, Papier usw.

Ort — Halle, Klassenraum

Übung F 3 (7) — **Knoten schlingen und lösen**

Ü.-Beispiel — In Springseile werden von den Kindern mit den Händen (rechts und links) Knoten geknüpft und diese dann wieder gelöst.

Variation — wie oben, jedoch nur mit den Füßen

Ü.-Geräte — Springseile

Ort — Halle, evtl. Klassenraum

Übung F 3 (8) — **Reifen rollen**

Ü.-Beispiel — Die Kinder stellen je einen Reifen senkrecht vor sich auf den Boden und rollen ihn dann mit der rechten (linken) Hand durch die Halle.

Variation — Die Kinder treten auf den senkrecht gehaltenen Reifen an der Stelle, wo dieser auf dem Boden aufliegt. Dann rollen sie ihn dadurch weiter, daß sie seitwärts gehen ohne Zuhilfenahme der Hände.

Ü.-Geräte — Reifen

Ort — Halle

Übung F 3 (9) — **Inseln suchen**

Ü.-Beispiel — Auf ca. 2 qm des Fußbodens sind in verschiedenen Abständen Tesakreppstückchen (‚Inseln') geklebt worden, die die Kinder mit Händen und nackten Füßen ‚blind' und auf dem Bauch liegend ertasten sollen. Dann legen sie sich so, daß beide Hände und Füße auf Kreppstückchen (‚Inseln') liegen.

Variation — Spielform: (Ähnlich wie die ‚Reise nach Jerusalem') Jedesmal wird eine ‚Insel' mehr von der ‚Flut' überschwemmt' (Reifen drauflegen), so daß immer ein Kind, wenn es bei ‚Flut' noch keine ‚Insel' gefunden hat, ausscheiden muß.

Ü.-Geräte — Tesakrepp, Reifen

Ort — Halle, evtl. Klassenraum

Übung F 3 (10) — **Mit dem ‚Rollbrett' durch die Halle**

Ü.-Beispiel — Ein durch die ganze Halle gespanntes Seil ist die Orientierungshilfe für die Kinder, die mit verbundenen Augen, auf den ‚Rollbrettern' kniend, durch die Halle fahren.

Variation — wie oben, jedoch fahren die Kinder im Stehen, Liegen usw.

Ü.-Geräte — ‚Rollbretter', Seil

Ort — Halle

Übungen F III (1—10)

Trainingsrichtung	Training der bewußten Sinneswahrnehmung
Unterbereich	Taktile Wahrnehmung
Trainingsprinzip	Simultan- und Gesamtkörperkoordination

Übung F III (1) — **Pflastersteine**

Ü.-Beispiel — Pappstücke (‚Pflastersteine') werden in unterschiedlichem Abstand so auf den Boden gelegt, daß sie eine ‚Straße' bilden.
Nun sollen die Kinder mit verbundenen Augen den Weg auf allen Vieren krabbelnd ertasten.

Variation — wie oben, jedoch im Gehen mit den Füßen ertasten

Ü.-Geräte — Pappdeckel

Ort — Klassenraum, Halle

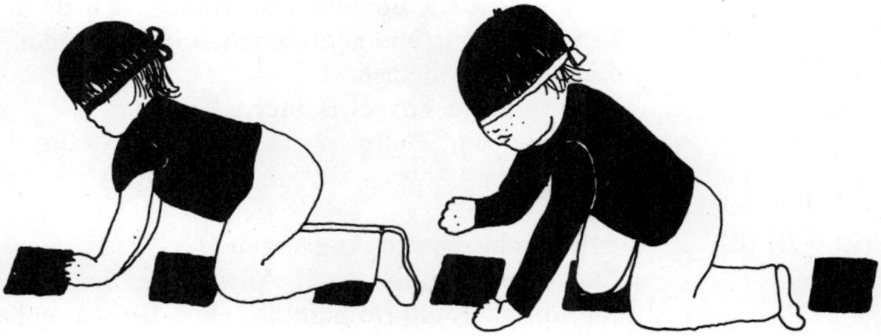

Übung F III (2) — **Beidhändig greifen**

Ü.-Beispiel: Die Kinder sollen mit verbundenen Augen aus einem mit Dreiecken, Vierecken und Kreisen gefüllten Kasten (‚matema-Spiel') mit beiden Händen gleichzeitig z. B. *nur* die Kreise (Dreiecke, Quadrate) herausnehmen.

Variation: wie oben, jedoch sollen die Kinder je ein großes und ein kleines Dreieck (Kreis, Quadrat) herausnehmen.

Ü.-Geräte: ‚matema-Spiel' oder viereckige, runde und quadratische Pappdeckel, Kasten

Ort: Halle, Klassenraum

Übung F III (3) — **Paare suchen**

Ü.-Beispiel: Die Kinder sollen aus einem großen Beutel durch Fühlen einen Gegenstand heraussuchen, der dem gleicht, den sie vorher vom Ü.-Leiter erhalten haben.

Ü.-Geräte: mehrere Gegenstandspaare

Ort: Klassenraum, Halle

Übung F III (4) — **Das Gegenstück finden**

Ü.-Beispiel: Aus einem Pappdeckel sind einfache Figuren herausgeschnitten worden, die jetzt verstreut vor den Kindern auf dem Tisch liegen. Aufgabe ist es nun, mit verbundenen Augen die Figuren in die entsprechenden Höhlungen zu legen.

Variation: wie oben, jedoch als Wettkampf

Ort: Klassenraum, evtl. Halle

Übung F III (5) — **Das Richtige nehmen**

Ü.-Beispiel: Der Ü.-Leiter füllt vor den Augen der Kinder einen Beutel mit vielen verschiedenen Gegenständen. Dann sollen die Kinder nacheinander sagen, was sie herausnehmen werden und das Genannte durch Ertasten aus dem Beutel herausfinden. Wurde der verkehrte Gegenstand genommen, wird er wieder in den Beutel zurückgelegt.

Ü.-Geräte: Gegenstände, großer Beutel

Ort: Klassenraum, Halle

Übung F III (6) — **Mit geschlossenen Augen gehen**

Ü.-Beispiel: Die Kinder sollen nach Anweisung des Ü.-Leiters ‚blind' innerhalb (außerhalb) eines Reifens gehen.

Variation — wie oben, jedoch sollen sie dicht neben (auf) einer Bank (Tau) gehen, bis sie den Endpunkt (einen hingelegten Ball) erreicht haben.

Ü.-Geräte — Reifen, Bank, Tau, Ball

Ort — Halle, evtl. Klassenraum

Übung F III (7) — **Sich auf dem eigenen Platz zurechtfinden**

Ü.-Beispiel — Die Kinder stehen mit verbundenen Augen vor ihren Tischen und sollen nun nach Anweisung des Ü.-Leiters oder eines der Kinder unter ihrem Tisch hindurchkriechen, sich auf ihren Stuhl setzen, knien usw.

Variation — Auf Zuruf sollen die Kinder z. B. das linke Stuhlbein, die hintere Tischkante usw. ergreifen.

Ü.-Geräte — Tisch, Stuhl

Ort — Klassenraum

Übung F III (8) — **Worauf trete ich?**

Ü.-Beispiel — Partnerübung: Während ein Kind mit verbundenen Augen verschiedene Fußbodenbeläge mit Händen und Füßen ertastet, wird ihm vom Partner jeweils dazugesagt, um welchen es sich handelt.

Variation — wie oben, jedoch soll das ‚blinde‘ Kind nach Anweisungen des Partners einen bestimmten Bodenbelag mit den Händen (Füßen) ertasten.

Ü.-Geräte — Fußbodenbeläge: Teppichfliese, Decke, Schaumgummiplatte, Rauhfasertapete usw.

Ort — Halle, evtl. Klassenraum

Übung F III (9) — **Kartoffellauf**

Ü.-Beispiel — Kartoffeln oder Tennisbälle werden auf Eß- bzw. Teelöffeln (je nach Größe der Kartoffeln) durch eine Hindernisbahn getragen.

Variation
1. Als Gruppenwettkampf
2. Mit verschiedenen Bewegungsaufgaben: hinkeln, laufen, krabbeln

Ü.-Geräte — Hindernisse, Kartoffeln oder Tennisbälle, Eß- bzw. Teelöffel

Ort — Halle, Klassenraum

Übung F III (10) — **Laufbahn**

Ü.-Beispiel — Die Kinder sollen eine durch zwei Bänke markierte ‚Laufbahn‘ mit geschlossenen Augen so entlangkrabbeln, daß sie sich weder rechts noch links stoßen.

Variation	1. Die Kinder gehen die Bahn entlang und balancieren dabei einen Tennisball auf einem Brett. 2. Sie durchkrabbeln die Bahn mit einem Sandsäckchen auf dem Kopf und müssen dabei ein Hindernis (Medizinball) überwinden.
Ü.-Geräte	2 Bänke, Sandsäckchen, Medizinball, Tennisball und Brett zum Balancieren
Ort	Halle

Übungen F 4 (1–10)

Trainingsrichtung	Training der bewußten Sinneswahrnehmung
Unterbereich	Taktile Funktion
Trainingsprinzip	Sozial-integrative Übungen

Übung F 4 (1) — **Joghurtbecher-Turm**

Ü.-Beispiel: Aus Joghurtbechern wird in Gruppenarbeit ein Turm gebaut.

Ü.-Geräte: Joghurtbecher

Ort: Halle, Klassenraum

Übung F 4 (2) — **Hände-Turm**

Ü.-Beispiel: Die Kinder sitzen mit verbundenen Augen im Kreis und legen nacheinander die rechten Hände übereinander, dann die linken. Zuletzt wird der ‚Turm' wieder abgebaut.

Variation: wie oben, jedoch wird der fertige ‚Turm' dadurch verändert, daß die Hand, die zuunterst liegt, herausgezogen und auf die oberste aufgelegt wird. Dann zieht der nächste seine Hand weg, die nun unter allen anderen liegt und legt sie auf die oberste, usw.

Ü.-Geräte: keine

Ort: Klassenraum, Halle

Übung F 4 (3) — **Kürbiskullern**

Ü.-Beispiel: Die Kinder setzen sich einander gegenüber auf den Boden, ein Reifen liegt in ihrer Mitte. Dann versu-

	chen sie abwechselnd, den Medizinball so in den Reifen zu stoßen, daß er darin liegenbleibt.
Ü.-Geräte	Medizinball, Reifen
Ort	Halle

Übung F 4 (4)	**Bälle in den Reifen**
Ü.-Beispiel	Gruppenwettkampf: Jede Gruppe bekommt einen Reifen und eine bestimmte Anzahl verschieden großer Bälle. Aufgabe ist es nun, aus einem vorgegebenen Abstand alle Bälle in den Reifen zu rollen. Sieger ist, wer zuerst alle Bälle im Reifen hat.
Ü.-Geräte	Reifen, verschieden große Bälle
Ort	Halle

Übung F 4 (5)	**Rollen auf- und abwickeln**
Ü.-Beispiel	Je zwei Kinder stehen sich gegenüber und wickeln eine Toilettenpapierrolle (Papierrolle von Rechenmaschinen) *gleichzeitig* ab und auf.
Variation	wie oben, jedoch mit verbundenen Augen
Ü.-Geräte	Toilettenpapierrollen oder Papierrollen von Rechenmaschinen
Ort	Klassenraum, Halle

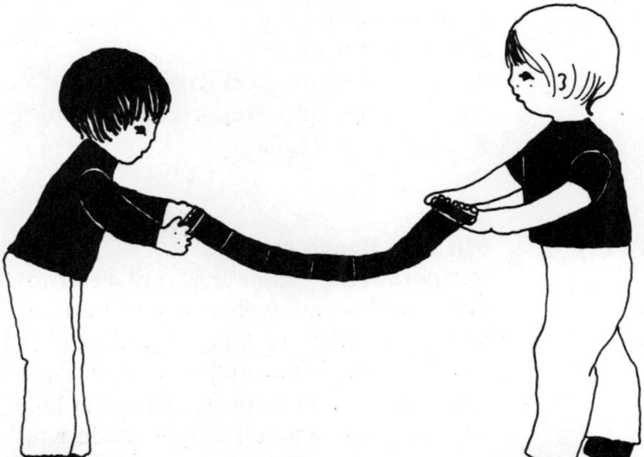

Übung F 4 (6)	**Puls fühlen**
Ü.-Beispiel	Jedes Kind fühlt seinen eigenen Puls.
Variation	Partnerübung: Jeder fühlt den Puls des Partners
Ü.-Geräte	keine
Ort	Klassenraum, Halle

Übung F 4 (7)	**Stille Kette**
Ü.-Beispiel	Die Kinder fassen sich an den Händen und bilden so eine ‚Kette', die sich ohne Anweisungen oder Absprache zusammenhängend durch die Halle bewegt, ohne dabei ‚auseinanderzubrechen'.
Variation	wie oben, jedoch mit verbundenen Augen
Ü.-Geräte	keine
Ort	Halle, evtl. Klassenraum

Übung F 4 (8)	**Schnellpost**
Ü.-Beispiel	Die Kinder bilden zwei Kreise (je gleiche Anzahl). Sie haben die Augen verbunden. Auf ein Zeichen hin wird ein Gegenstand weitergegeben. Der Kreis, dessen ‚Post' am schnellsten herumgegeben wurde, hat gewonnen.
Ü.-Geräte	Gegenstände zum Herumgeben
Ort	Klassenraum oder Halle

Übung F 4 (9)	**Fußarbeit**
Ü.-Beispiel	Die Kinder sitzen im Kreis und geben ‚blind' einen Gegenstand *nur* mit den Füßen so weiter, daß er nicht den Boden berührt.
Variation	Als Wettspiel mit zwei Kreisen
Ü.-Geräte	Gegenstände zum Weiterreichen
Ort	Klassenraum, Halle

Übung F 4 (10)	**Mit dem Bauch raten**
Ü.-Beispiel	Partnerübung: Einer liegt mit geschlossenen Augen auf dem Rücken, während sein Partner ihm nacheinander verschiedene Gegenstände auf den Bauch legt. Das liegende Kind muß nun angeben, ob der Gegenstand leicht oder schwer, groß oder klein usw. ist.
Variation	wie oben, jedoch soll das liegende Kind den Gegenstand ‚mit dem Bauch erraten' und ihn nennen.

Ü.-Geräte Verschiedene Gegenstände, dünne/dicke, leichte/schwere, große/kleine usw.
Ort Halle, Klassenraum

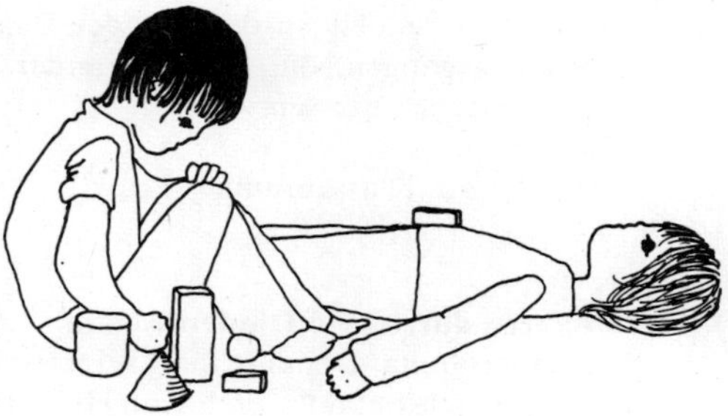

Übungen F IV (1–10)

Trainingsrichtung	Training der bewußten Sinneswahrnehmung
Unterbereich	Taktile Wahrnehmung
Trainingsprinzip	Sozial-integrative Übungen

Übung F IV (1) **Streichholzschachtel-Turm**
Ü.-Beispiel Jeweils 4–6 Kinder bekommen je eine Streichholzschachtel und eine Spielkarte. Dann bauen sie mit verbundenen Augen gemeinsam einen Turm auf.
Variation Als Gruppenwettkampf
Ü.-Geräte Streichholzschachteln, Spielkarten
Ort Klassenraum, Halle

Übung F IV (2) **Wer bist Du?**
Ü.-Beispiel Die Kinder sitzen im Kreis. Eins von ihnen, dem vorher die Augen zugebunden worden sind, wird nun auf ein anderes Kind, das es durch Abtasten erraten soll, zugeführt.
Ü.-Geräte keine
Ort Klassenraum, Halle

Übung F IV (3) | **Führen eines Partners**

Ü.-Beispiel	Partnerübung: Je zwei Kinder bilden ein Paar und fassen sich auf die Schultern, wobei der eine den rückwärtsgehenden anderen führt (anderen Paaren ausweichen).
Variation	wie oben, jedoch werden von den Paaren jeweils Figuren gegangen, die von den anderen Kindern erraten werden müssen.
Ü.-Geräte	keine
Ort	Halle, evtl. Klassenraum

Übung F IV (4) | **Führen durch eine Hindernisbahn**

Ü.-Beispiel	Partnerübung: Der eine führt seinen ‚blinden' Partner mit ‚Fingerkontakt' durch eine Hindernisbahn.
Variation	wie oben, jedoch wird der Kontakt durch 1. zwei Bälle 2. zwei Reifen gehalten.
Ü.-Gerät	Bälle, Reifen, Hindernisse
Ort	Halle

Übung F IV (5) | **In der Hand lesen**

Ü.-Beispiel	Partnerübung: Jedes Kind hat sich mit selbstklebender Plastikfolie eine Figur in die Handfläche geklebt. Nun soll jeweils der eine mit geschlossenen Augen die Figur des Partners ertasten.
Variation	wie oben, jedoch sitzen die Kinder im Kreis. Es wird ein ‚Handleser' bestimmt, der nun ‚blind' eine bestimmte Figur durch Ertasten herausfinden soll.
Ü.-Geräte	Selbstklebende Plastikfolie
Ort	Halle

Übung F IV (6) | **Materialkontrolle**

Ü.-Beispiel	Runde (eckige) Gegenstände aus Plastik, Holz, Watte, Gummi usw. liegen in der Kreismitte und sollen von den Kindern ‚blind' erraten werden.
Variation	„Zollkontrolle": wie oben, jedoch werden die Gegenstände an einem Tisch vorbeigetragen, an dem der ‚Zollbeamte' sitzt. Es soll durch Efühlen ein vorher bestimmtes Material ‚beschlagnahmen'.
Ü.-Geräte	Gegenstände aus verschiedenem Material
Ort	Klassenraum, Halle

Übung F IV (7) — **Platz erraten**

Ü.-Beispiel
Materialien, z. B. Papier, Frottee, Samt, Plastik, Leder usw., werden an die Kinder verteilt. Dann tastet jeder sein eigenes ab, merkt es sich und verbindet sich die Augen.
Wenn nun der Ü.-Leiter die verschiedenen Materialien auf die Tische verteilt hat, soll jedes der Kinder seinen Tisch, auf dem sein Material liegt, durch Ertasten herausfinden.

Variation
Jeder hält sein Material hoch, alle versuchen sich einzuprägen, wer welches hat. Dann wird ein Kind mit verbundenen Augen zu einem Tisch geführt, wo es durch Abtasten des dort liegenden Materials erraten soll, an wessen Platz es steht.

Ü.-Geräte
Unterschiedliche Materialien, z. B. Papier, Frottee, Samt, Plastik, Leder usw.

Ort
Klassenraum

Übung F IV (8) — **Obsternte in der Nacht**

Ü.-Beispiel
Im Klassenraum hängen bis in Kopfhöhe der Kinder verschiedene Gegenstände (‚Obst') von der Decke herab. Nachdem jeder gesagt hat, was er ‚ernten' will, wird der Raum verdunkelt. Nun versucht jeder, sein ‚Obst' zu ‚pflücken'.

Variation
wie oben, jedoch als Gruppenwettkampf, wobei nur eine bestimmte ‚Sorte' ‚geerntet' werden darf.

Ü.-Geräte
Verschiedene Gegenstände, Band zum Aufhängen

Ort
Klassenraum

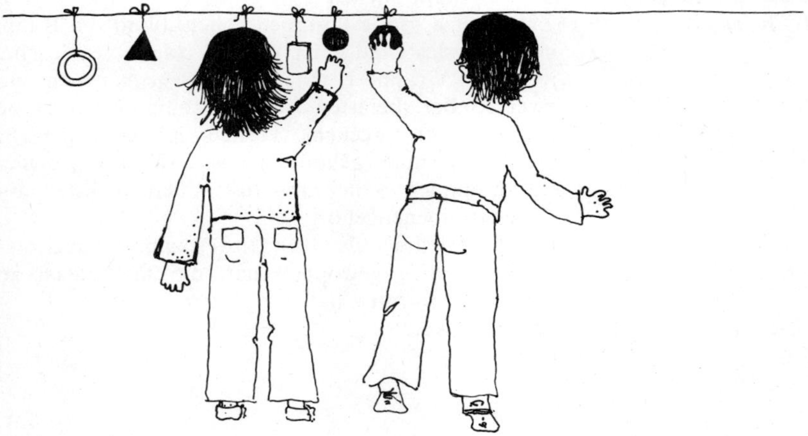

Übung F IV (9)	**Autofahren im Nebel**
Ü.-Beispiel	Partnerübung: Zwei Kinder liegen bäuchlings auf je einem ,Rollbrett' und fahren, ohne sehen zu können (wie im Nebel) durch den Raum. Dabei geben ihnen ihre Partner Anweisungen, wenn es nötig ist, um Zusammenstöße zu verhindern.
Variation	Alle Kinder der Gruppe bis auf zwei, deren Augen verbunden worden sind, fahren durch den Raum. Die ,blinden' Kinder haben dabei einen Stab zur Hilfe, mit dem sie ,vorfühlen' können.
Ü.-Geräte	,Rollbretter', Stäbe
Ort	Halle

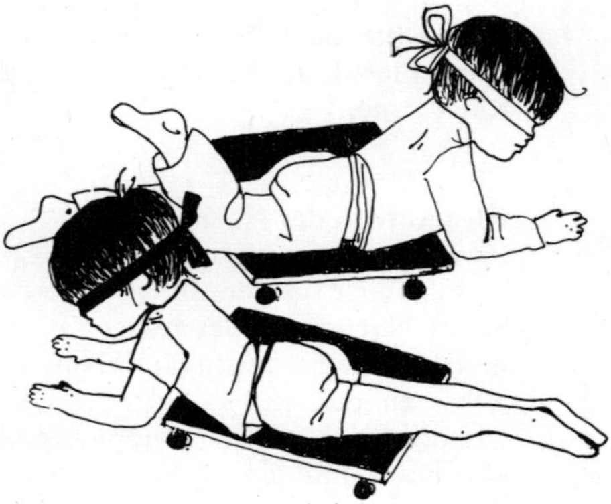

Übung F IV (10)	**Stammgruppe suchen**
Ü.-Beispiel	Zwei gleich große Gruppen gehen ,blind' im Raum umher. Jedes Kind der Gruppe I trägt eine Flasche, jedes von Gruppe II eine Keule. Begegnen sich nun zwei Kinder, betasten sie gegenseitig das, was sie tragen (nicht sprechen). Treffen sich zwei, die zur gleichen Gruppe gehören (Flasche-Flasche), gehen sie zusammen weiter und testen den nächsten auf seine Gruppenzugehörigkeit.
Variation	wie oben, jedoch als Gruppenwettkampf, wobei diejenige Gruppe gewonnen hat, die sich zuerst zu einer Kette formiert hat.
Ü.-Geräte	Flaschen, Keulen
Ort	Halle

Literatur und Tests

AICHHORN, A.: Verwahrloste Jugend. Bern 1971[7].

ALTHOFF, L. u. EGGERT, D., Eine Untersuchung zur Motorik schwerhöriger Kinder. In: HEESE, G. (Hrsg.): Rehabilitation der Behinderten durch Förderung der Motorik, Berlin 1975.

ANGERMAIER, M.: Legasthenie – Verursachungsmomente einer Lernstörung. Weinheim 1970, 1974[3].

ANGERMAIER, M.: Wie isoliert ist Legasthenie? Z. f. Heilpädagogik, 9/1971.

ANGERMAIER, M.: Sprache und Konzentration bei Legasthenikern. Göttingen 1974.

BECKER, R.: Die Lese-Rechtschreibschwäche in logopädischer Sicht. Ost-Berlin 1968.

BECKER, R.: Untersuchungen zur Differenzierungsfähigkeit der Schüler mit Lese-Rechtschreibschwäche (LRS). In: ASPERGER (Hrsg.): 4. Internationaler Kongreß für Heilpädagogik (Wien 1969), Wien 1970, S. 446–450.

BEINLICH, A.: Der Rechtschreibunterricht. Weinheim 1950.

BEINLICH, A. (Hrsg.): Handbuch des Deutschunterrichts, Bd. 1 u. 2. Emsdetten 1963.

BEULSHAUSEN, G. u. SCHUCK, K. D.: Zur Problematik der Verwendung der Normen eines gebräuchlichen Rechtschreibtests für die Diagnose der Legasthenie. In Vorbereitung.

BIGLMAIER, F.: Lesestörungen. Diagnose und Behandlung. München 1960[2], 1964[2].

BIGLMAIER, F.: Abgrenzung des Begriffs Legasthenie; und: Mögliche Ursachen der Lese-Rechtschreibschwäche. In: SCHWARTZ, E. (Hrsg.): Beiträge zur Reform der Grundschule, Bd. 8. Frankfurt 1973[2].

BLEIDICK, U.: Lesen und Lesenlernen unter erschwerten Bedingungen. Essen 1966.

BOVE, W., STRICKMANN, A., FRANTZ, E. und LÖLOFF, K.: Untersuchungen zu Diagnose und Therapie der Lese-Rechtschreib-Schwäche. Unveröffentlichte Examensarbeit. Hannover 1972.

COOLEY und LOHNES: Multivariate procedures for the behavioral sciences. New York 1966.

CORDER, W. D.: Effects of physical education on the intellektual, physical and social development of educable mentally retarded boys. Except. Children 1966, 32 (6).

CRATTY, B. J. et. al.: Movement activities, motor ability and the education of children, Springfield 1970.

DAUBLEBSKY, B.: Spielen in der Schule. Stuttgart 1973.

DECKER, R.: Praxis und Theorie der psychomotorischen Erziehung bei behinderten und normalen Kindern in Frankreich. In: EGGERT, D. und KIPHARD, E. J. (Hrsg.): Die Bedeutung der Motorik für die Entwicklung normaler und behinderter Kinder. Schorndorf 1972.

DELACATO, C. H.: The Treatment and Prevention of Reading Problems. Springfield 1959.

DELACATO, C. H.: The Diagnosis and Treatment of Speed and Reading Problems. Springfield 1963.

Delacato, C. H.: Diagnose und Behandlung der Sprach- und Lesestörungen. Freiburg 1970.

Detzkies, H.: Untersuchung zur Effektivität verschiedener Maßnahmen in der Legasthenikerbetreuung. Universität Hamburg 1971 (unveröff. Diplomarb.).

Doman, G.: Wie kleine Kinder lesen lernen. Freiburg 1967.

Dorow, I.: Lese-Rechtschreibschwäche bei Schülern der Schule für Lernbehinderte. (Unver.) Diplom Arbeit, PHN, Hannover 1973.

Edwards, A. L.: Statistical Methods for the Behavioral Sciences. Amerikanisches Original, New. York 1968. Versuchsplanung in der Psychologischen Forschung, Weinheim 1971.

Eggert, D.: LOS KF-18 – Lincoln Oseretzky Scale – Kurzform zur Messung des motorischen Entwicklungsstandes von normalen und behinderten Kindern. Weinheim 1971.

Eggert, D. u. Kiphard, E. J. (Hrsg.): Die Bedeutung der Motorik für die Entwicklung normaler und behinderter Kinder. Schorndorf 1972.

Eggert, D.: Motometrische Verfahren nach Oseretzky. In: Eggert, D. und Kiphard, E. J. (Hrsg.): Die Bedeutung der Motorik für die Entwicklung normaler und behinderter Kinder. Schorndorf 1972.

Eggert, D.: Faktorenanalysen psychomotorischer Tests bei sprachbehinderten, intelligenzbehinderten, schwerhörigen und normalen Kindern. Sonderpädagogik 3, 2, 1973.

Eggert, D.: Zur Psychomotorik behinderter Kinder: Untersuchungen mit einer neuen Testbatterie. In: Reinert, G. (Hrsg.): Bericht über den 27. Kongreß der Deutschen Gesellschaft für Psychologie in Kiel 1970. Göttingen 1974.

Eggert, D. und Schuck, E.: Zur Bedeutung motorischer und kognitiver Variablen für die testpsychologische Diagnose der Legasthenie. Sonderpädagogik, 2/1971.

Eggert, D u. Schuck, K. D.: Ein Beitrag zur multidimensionalen Diagnose der Lese-Rechtschreibschwäche. Z. f. Heilpäd. 24, 8, 1973, S. 655–674.

Eggert, D.; Schuck, K. D. u. Wieland, A. J.: Ergebnisse eines Untersuchungsprogramms zur kontrollierten Behandlung lese-rechtschreibschwacher Grundschüler, Teil I: Diagnose u. Teil II: Erfolgskontrolle eines psychomotorischen und eines kognitiv-verbalen Behandlungsprogramms. In: Valtin, R. (Hrsg.): Einführung in die Legasthenieforschung, Weinheim 1973.

Eggert, D., Schuck, K. D. u. Wieland, A.: Psychomotorische Übungsbehandlung bei lese-rechtschreibschwachen Grundschülern. Zt. Krankengymnastik 25/9, 73.

Eisenmann, S. u. Patrzek, E.: Empirische Untersuchungen zu motorischen Entwicklungsverläufen normaler Kinder im Alter von 6 bis 12 Jahren. Unveröff. Examensarb., PHN, Hannover 1972.

Eysenk, J.-J. u. Rachman, S.: Neurosen, Ursachen und Heilmethoden. Berlin 1972.

Feigenberg, J. M.: Funktionelle Verbindungen der sensorischen Systeme. Stuttgart 1972.

Fedicamp/Danielcik: Krankengymnastische Behandlung der cerebralen Bewegungsstörung. München o. J.

Feldkamp, R., Kolditz, D., Nottmeyer, G., Richter, J., Scjmiedicke, E., Schröter, T. und Wieland, A.: Untersuchungen zu Diagnose und Therapie der Lese-Rechtschreib-Schwäche. Unveröff. Examensarbeit, Hannover 1971.

Foppa, K.: Lernen, Gedächtnis, Verhalten. Köln–Berlin 1965.

Fröhlich, W. D. u. Becker, J.: Forschungsstatistik. Bonn 1971[5].

Frostig, M.: Wahrnehmungstraining. Dortmund 1972.

FROSTIG, M.: Bewegungserziehung. Neue Wege der Heilpädagogik. München/Basel 1973.

GAUER, et. al. (Hrsg.): Physiologie des Menschen. Bd. 10: Allgemeine Neurophysiologie. München 1971.

GETMANN, G. N.: How to develop your Children's intelligence, Luverne. Minn. 1962.

GIBSA, J.: Die Wahrnehmung der visuellen Welt. Weinheim 1973.

GRISSEMANN, H.: Die Legasthenie als Deutungsschwäche. Bern 1968.

Grundschulkongreß 69: Ausgleichende Erziehung in der Grundschule. SCHWARTZ, E. (Hrsg.), Frankfurt 1969.

GRÜNEWALD, H.: Schaltplan des Geistes. Reinbeck 1971.

HEESE, G. (Hrsg.): Rehabilitation der Behinderten durch Förderung der Motorik. Berlin 1975.

HILGARD/BOWER: Theorien des Lernens I und II. Stuttgart 1971.

HUFFMANN, G.: Das neurologische und psychische Defektsyndrom bei frühindlichen Hirnschäden. Stuttgart 1968.

HUNGER-KAINDLSTORFER, M.: Funktionelles Üben im Rahmen der Legasthenie-Behandlung. In: INGENKAMP, K. (Hrsg.): Lese- und Rechtschreibschwäche bei Schulkindern. Weinheim 1967.

HURLOCK, E.: Die Entwicklung des Kindes (Amerikanische Ausgabe; Child Development, 1964). Deutsche Übersetzung, Weinheim 1971.

INGENKAMP, K. (Hrsg.): Lese- und Rechtschreibschwäche bei Schulkindern. Weinheim 1967.

IRA-Info 1/72: Informationsblatt der International Reading Association, Sektion Deutschland (IRA'D). Redaktion: VALTIN, R.

KEMMLER, L.: Erfolg und Versagen in der Grundschule. Göttingen 1970².

KEPHART, W. C.: The Slow Learner in the Classroom. Columbus, Ohio 1960.

KERN, A.: Das rechtschreibschwache Kind. Freiburg 1963.

KERN, A.: Die Gesaltauffassung der Schulanfänger und der Leselernprozeß. Westermanns Päd. Beiträge, 17. Jg. Heft 8.

KERN, A.: Faktorenanalytische Überlegungen zum Rechtschreiben. In: Inhalte grundlegender Bildung. Grundschulkongreß 1969, Bd. 3, Frankfurt.

KIPHARD, E. J.: Erziehung durch Bewegung. Bad Godesberg 1963.

KIPHARD, E. J.: Bewegungs- und Koordinationsschwäche im Grundschulalter. Schorndorf 1970a.

KIPHARD, E. J.: Leibesübung als Therapie, Gütersloh 1970b.

KIPHARD, E. J.: Sensumotorisches Frühtraining in der Behindertenpädagogik. Z. f. Heilpädagogik, 4/1971.

KIRCHHOFF, H.: Lese- und Rechtschreibschwäche im Kindesalter. Basel 1954.

KIRCHHOFF, H.: Verbale Lese- und Rechtschreibschwäche im Kindesalter. Psychol. u. Prax. H. 14, 2. Aufl. Karger, Basel 1954.

KIRCHHOFF, H. u. PIETROWIECZ, B. (Hrsg.): Neues zur Lese- u. Rechtschreibschwäche. Psychol. u. Prax. H. 34, Karger, Basel 1963.

KLASEN, E.: Das Syndrom der Legasthenie. Stuttgart, Wien, 1971.

KLAUER, J.: Lernen und Intelligenz. Weinheim 1969.

KLEINING, G. u. MOORE, H.: Soziale Selbsteinschätzung (SSE). In: Kölner Zeitschrift für Sozialpsychologie, 20, 1968.

KOHLER/KIESEL: Bewegungstherapie, Leipzig 1972.

KOSSAKOWSKI, A.: Wie überwinden wir die Schwierigkeiten beim Lese- und Schreibenlernen, insbesondere bei Lese-Rechtschreibschwäche? Berlin 1961.

Kossow, H. J.: Zur Therapie der Lese-Rechtschreibschwäche. Berlin 1972.

Kowarik/Kraft: Die Legasthenie und ihre methodische Behandlung. München 1973.

Krämer, A., Pinnow, H. u. Macht, G.: Untersuchungen zur Diagnose der Lese-Rechtschreib-Schwäche. Unveröffentlichte Examensarbeit, Hannover 1972.

Langeheinrich, D., Kemmer, L. u. Grundlach, U.: Fehleranalyse von guten und schwachen Rechtschreibleistungen normalbegabter Volksschüler (Zitiert nach Kemmler, L.) 1970².

Lempp, R.: Lernerfolg und Schulversagen. München 1973².

Lewin, K.: Field theory in social science. New York 1951.

Leselehrgang des Pädagogischen Zentrums, Hinweise zum Gebrauch, Arbeits- und Kontrollbogen. Heyer, Kurepkat, Jäger, Weinheim 1969.

Linder, M.: Über Legasthenie (spezielle Leseschwäche). In: Zeitschrift für Kinderpsychiatrie, 18. Jg., 1951, S. 97–143.

Linder, M.: Über das Problem sekundärer Symptome der Legasthenie. In: Neues zur Lese- und Rechtschreib-Schwäche. Psychol. Praxis, Heft 34, 1963, S. 36ff.

Löwe, A. (Hrsg.): Motorik ist mehr als Bewegung. Berlin 1974.

Lompscher et. al.: Zur Entwicklung geistiger Fähigkeiten. Berlin 1970.

Mager, R. F.: Motivation und Lernerfolg. Weinheim 1972.

Malmquist, E.: Factors Related to Reading Disabilities. Stockholm 1960.

Malmquist, E. u. Valtin, R.: Förderung legasthenischer Kinder. Weinheim 1974.

Mathema: Einführung in das „mathema“-Begriffsspiel. Ziegler, T., Hannover 1968.

Meinel, K.: Bewegungslehre, Berlin 1972.

Meyer, H. u. R.: Lese-Rechtschreibschwäche und ihre Behandlung. Teil 1 u. 2. Hannover 1971.

Müller, R.: Anleitungsbuch zum Material für gezieltes Rechtschreibtraining (MGR), Weinheim 1969.

Müther, E. u. Tilly, I.: Ergebnisse einer Eltern- und Lehrerbefragung in Bezug auf Schulleistungen und Sozialverhalten bei verschiedenen Gruppen trainierter und nicht trainierter Legastheniker. Unveröffentlichte Examensarbeit, Hannover 1972.

Nickel, H.: Entwicklungspsychologie des Kindes- und Jugendalters. Bern–Stuttgart Bd. I 1974, Bd. II 1975.

Niedersächsischer Kultusminister: Erlaß vom 24. 8. 1972, 3014-200/6/1-S-4/72 Gült L 153/140, Förderung von Schülern mit Lese-Rechtschreibschwäche (Legasthenie). Veröffentlicht im Schulverwaltungsblatt für Niedersachsen, 9/72.

Niemeyer, W.: Literaturbericht zum Thema Lese-Rechtschreibschwäche. In: Westermanns Pädag. Beiträge, Heft 2, 1972.

Niemeyer, W.: Legasthenie und Milieu. Hannover 1974.

Oliver, J. N.: The Effect of Physical conditioning exercises and activities on the mental characteristics of educationally subnormal boys. Brit. J. educ. Psychol. 1958, 27/28.

Pawlow, I. P.: Sämtliche Werke. Berlin 1913.

Piaget, J.: Psychologie der Intelligenz. Olten und Freiburg im Br. 1971.

Piaget, J.: Das Erwachen der Intelligenz beim Kinde. Stuttgart 1969.

Poliakow, G. T.: Über die Prinzipien der neuralen Organisation des Gehirns. Berlin 1971.

Ranschburg, P.: Die Leseschwäche und Rechenschwäche der Schulkinder. Berlin 1916.

Rein, H. und M. Schneider: Physiologie des Menschen. Heidelberg 1954.

RIEDER, H.: Theorien der Entwicklungsphasen und die Bewegungsentwicklung. In: MÜLLER, H. J., DECKER, R. u. SCHILLING, F. (Hrsg.): Motorik im Vorschulalter. Schorndorf 1975.

ROHRACHER, H.: Einführung in die Psychologie. 1953.

RUBINSTEIN, S. L.: Das Denken und die Wege seiner Erforschung. Berlin 1972.

RÜDIGER, W.: Probleme der Physiologie des Gehirns. Berlin 1965.

RÜDIGER, W.: Unser Gehirn als Regelungs- und Informationsinstrument. Berlin 1970.

SARKISSOW, S. A.: Grundriß und Struktur und Funktion des Gehirns. Berlin 1967.

SCHEIDT, W.: Naturkunde des Denkens. München, Berlin 1970.

SCHAARSCHUCH, G.: Sprachstörungen und Lese-Rechtschreibschwäche. Unveröffentlichte Examensarbeit, Hannover 1972.

SCHENK-DANZINGER, L.: Der Zusammenhang der Legasthenie mit anderen psychischen Faktoren. In: Bericht des 3. Internationalen Kongresses für Heilpädagogik. Wien 1954.

SCHENK-DANZINGER, L.: Ist die Legasthenie wirklich ein Milieuproblem. In: SCHWARTZ, E. (Hrsg.): Beiträge zur Reform der Grundschule, Bd. 8, Frankfurt 1971.

SCHILLING, F.: Motodiagnostik des Kindesalters. Berlin 1973.

SCHLEICHERT, G.: Lesen und Rechtschreiben hoffnungslos? München 1973.

SCHMALOHR, E.: Die Auswirkungen des ganzheitlichen und lautsynthetischen Schreib-Leseunterrichts auf den späteren Schulerfolg. Z. exp. angew. Psych. IV, R, 1959.

SCHUBENZ, S.: Neuere deutsche Forschungsansätze zur Aufklärung der Legasthenieproblematik. In: INGENKAMP, K. (Hrsg.): Lese- und Rechtschreibschwäche bei Schulkindern. Weinheim u. Berlin 1966.

SCHUBENZ, S.: Zur Frage der Fehlerarten bei lese-rechtschreibschwachen Kindern. In: INGENKAMP, K. (Hrsg.): Lese- und Rechtschreibschwäche bei Schulkindern. Weinheim u. Berlin 1966.

SCHUCK, K. D. u. ADDEN, D.: Eine Untersuchung über den Einfluß eines motorischen Trainings auf die Intelligenzleistung lernbehinderter Sonderschüler. In: EGGERT, D. und KIPHARD, E. J. (Hrsg.): Die Bedeutung der Motorik für die Entwicklung normaler und behinderter Kinder. Schorndorf 1972.

SCHÜLER-SPRINGORUM, H.: Sozial auffällige Jugendliche. München 1970³.

SCHUMACHER, G.: Verhaltensgestörte Schüler. Bad Godesberg 1971.

SCHWARTZ, E.: Der Leseunterricht. Wie Kinder lesen lernen. Beiträge zur Geschichte und Theorie des Erstleseunterrichts. Braunschweig 1967.

SEILER, T. B.: Die Reversibilität in der Entwicklung des Denkens, Stuttgart 1963.

SPITZ, R. A.: Vom Säugling zum Kleinkind. Stuttgart 1972.

STAMER, H. u. EGGERT, D.: Modelltheoretische Untersuchungen zur Entwicklung der Motorik behinderter Kinder (in: HEESE, G. (Hrsg.), Rehabilitation Behinderter . . ., S. dort).

STÄDELI, H.: Die leichte frühkindliche Hirnschädigung. Bern, Stuttgart 1972.

TAMM, H.: Die Betreuung legasthenischer Kinder. Weinheim 1970.

TAUSCH, R.: Gesprächspsychotherapie. Göttingen 1970.

TREMPLER, D.: Feldstudie zum Vergleich von Spieltherapie mit anderen psychologisch-therapeutischen Möglichkeiten bei lese-rechtschreibschwachen Kindern. Empirische Zulassungsarbeit zur Diplomprüfung für Studierende der Psychologie an der Universität Hamburg 1971.

UNGERER, D.: Zur Theorie des sensomotorischen Lernens. Schorndorf 1970.

VALTIN, R.: Legasthenie – Theorien und Untersuchungen. Weinheim 1970.

VALTIN, R.: Zur Definition der Legasthenie und zum Problem der Stichprobenauswahl bei Untersuchungen zur Lese-Rechtschreibschwäche. In: SCHWARTZ, E. (Hrsg.): Beiträge zur Reform der Grundschule, Bd. 8. Frankfurt 1971.

VALTIN, R.: Empirische Untersuchungen zur Legasthenie. Hannover 1972.

VALTIN, R. (Hrsg.): Einführung in die Legasthenieforschung. Weinheim 1973.

VOLKAMER, M.: Leibesübungen als psychotherapeutisches Mittel bei verhaltensgestörten Kindern. In: EGGERT, D. und KIPHARD, E. J. (Hrsg.): Die Bedeutung der Motorik für die Entwicklung normaler und behinderter Kinder. Schorndorf 1972.

WARWEL, K.: Über „Signalgruppen" und ihre Bedeutung für den Lesevorgang. Westermanns Pädagogische Beiträge 17, 1965.

WARWEL, K.: Lesenlernen nach strukturgemäßen Verfahren. Braunschweig 1967.

WEBER, E.: Grundriß der biologischen Statistik. Jena 1964/5.

WIEGERSMA, P. H.: Psychomotorik, Körperschema und Körpererleben. In: EGGERT, D. u. KIPHARD, E. J. (Hrsg.): Die Bedeutung der Motorik für die Entwicklung normaler und behinderter Kinder. Schorndorf 1972.

WIELAND, A. J.: Psychomotorik und Lese-Rechtschreib-Schwäche. Empirische Längsschnittunters. zur Entwicklung und Erprobung eines psychomotorischen Trainingsprogramms, unveröff. Dipl. Arbeit, Hannover 1973.

WILKENS, K.: Eine emprische Untersuchung zur Diagnose der Lese-Rechtschreibschwäche an Lernbehinderten. (Unveröffentlichte Examensarbeit), PHN, Hannover 1972.

WILKENS, K.: Leserechtschreibschwäche und Intelligenz. In: EGGERT, D. (Hrsg.): Beiträge zur sonderpädagogischen Forschung. Berlin 1975.

WINKLER, M.: Psychomotorische Programme zur Förderung lernbehinderter Legastheniker. Unveröff. Examensarbeit, Hannover, PHN, 1972.

WOLF, R. M.: The identification and measurement of environmental process variables related to intelligence. Ph. D. Dissertation in progress. Univ. of Chicago 1963. Zitiert nach BLOOM, B. J.: Stabilität und Veränderung menschlicher Merkmale. Übersetzt von EGGERT, D. u. EGGERT, G., Weinheim 1971.

Testangaben

AST 3
Allgemeiner Schulleistungstest für 3. Klassen. Autor: FIPPINGER, F., Beltz-Verlag, 1967.

Benton-Test
Deutsche Bearbeitung des Tests von A. L. BENTON, Autor: SPREEN, O., Verlag Huber, Bern und Stuttgart, 1968.

BREMER LESETESTS
von Niemeyer, W., Verlag P. Herbig: Bremen, o. J.

BNP 2/A
Bremer Nachsprechprobe – Artikulation, Autor: NIEMEYER, W., Verlag P. Herbig, Bremen, o. J.

BNP 2/L
Bremer Nachsprechprobe – Lautaskrimination, Autor: NIEMEYER, W., Verlag P. Herbig, Bremen, o. J.

BT 2–3
Bildertest 2–3, Intelligenztest für 2. und 3. Klassen. Deutsche Form des „Deeside

Picture Test for Seven-Year-Olds". Autor: EMMETT, W. G., deutsche Bearbeitung: INGENKAMP, K., Beltz Verlag, 1966.

D-K-Scale

Subtest der D-K-Scale of Lateral-Dominance, Unveröffentlichte Übersetzung der Handanweisung.

DRT 3

Diagnostischer Rechtschreibtest für 3. Klassen. Autor: MÜLLER, R., Beltz Verlag, 1966.

HANES

Hamburger Neurotizismus- und Exraversionsskala für Kinder und Jugendliche. Lit.: BUGGLE, GERLICHER und BAUMGÄRTEL: „Analyse einer deutschen Übersetzung des Junior EYSENCK Personality Inventory (JEPI)". In: Diagnostica, XIV, 1968.

HDT

Hand-Dominanz-Test, STEINGRÜBER, H. J.: Empirische Untersuchungen zur Erfassung und klinischen Bedeutung der Linkshändigkeit, Diss. Universität Düsseldorf, 1968.

HDT

Hand-Dominanz-Test. Autoren: STEINGRÜBER, H. J. u. LIEMIT, G. A., Hogofe.

HMKTK

Hamm-Marburger Körperkoordinationstest für Kinder, Weiterentwicklung der von HÜNNEKENS, KIPHARD und KESSELMANN 1967 veröffentlichten „Motometrischen Funktionsprüfung" durch SCHILLING, F., In: EGGERT, D. und KIPHARD, E. J. (Hrsg.): Die Bedeutung der Motorik für die Entwicklung normaler und behinderter Kinder, Schorndorf, 1972.

KTK

Körper-Koordinationstest für Kinder. Autoren: E. J. KIPHARD; Neubearbeitung von F. SCHILLING Beltz Verlag. (z. T. identisch mit HMKTK)

KAT

Der Kinder-Angst-Test, Ein Fragebogen zur Erfassung des Ängstlichkeitsgrades von Kindern ab 9 Jahren. Autoren: THURNER und TEWES. Verlag für Psychologie, Hogrefe, Göttingen, 1969.

KP

Kreise-Punktieren, Untertest der „Testbatterie für geistig behinderte Kinder" (TBGB). BONDY, COHEN, EGGERT und LÜER, 1969.

LESEN 3

Autoren: WENDELER J. unter Mitarbeit von G. STARK, Beltz Verlag.

LESEN 4

Autoren: WENDELER J., unter Mitarbeit von G. STARK, Beltz Verlag.

LT 2

Lesetest für 2. Klassen. Autoren: SAMTLEBEN, E., BIEGELMAIER, F. u. INGENKAMP, K., Beltz Verlag.

LOS KF 18

Lincoln-Oeseretzky-Skala, Kurzform zur Messung des motorischen Entwicklungsstandes von normalen und behinderten Kindern im Alter von fünf bis dreizehn Jahren, Bearbeitet: EGGERT, D., Beltz Verlag, 1971.

PPMS

Purdue-Perceptual-Motor-Survey, Kurzform mit vier ausgewählten Aufgaben, Amerikanisches Original von ROACH und KEPHART, 1966 (dt. Bearb. von EGGERT 1973).

Sehschärfetest

Vision-Tester der Firma Titmus Optical Company.

Züricher-Lese-Test

Ein Testverfahren zur Erfassung legasthenischer Kinder. Autoren: LINDER, M. und GRISSEMANN, H., Bern–Stuttgart 1970.

Sachregister

Namenregister

Handbücher für den Grundschullehrer

Doris Mauthe-Schonig

Handbuch Schulanfang I

Erster Teil: Planungen für die ersten Schultage. Zweiter Teil: Vorbereitung auf das Lesen. 165 S. br DM 21,– (62024)

M. du Bois-Reymond/B. Söll

Handbuch Schulanfang II

195 S. br DM 23,– (62025)

Im zweiten Band werden vor allem die Bereiche Sachkunde und ästhetische Erziehung dargestellt.

Klaus B. Günther

Handbuch Schulanfang III

Rollenspiel und Handpuppenspiel – Kindercomics und Bildgeschichten – Bausteine und Konstruktionsspiele. 286 S. br DM 29,– (62041)

Gesamtwerk

Bände I, II und III zusammen DM 62,– (62026)

Arbeitsgruppe Kommunikativer Unterricht

Handbuch zum kommunikativen Sprachunterricht

Dokumentation von Lerneinheiten für den Sprachunterricht in Vorschule und Primarstufe, nach Lernzielen geordnet. 237 S. br DM 26,– (62017)

R. Lauterbach
B. Marquardt (Hrsg.)

Naturwissenschaftlich orientierter Sachunterricht im Primarbereich

Bestandsaufnahme und Perspektiven. X, 313 S. br DM 28,– (69111)

Hans-Heinrich Plickat †

Deutscher Grundwortschatz

Wortlisten und Wortgruppen für Rechtschreibunterricht und Förderkurse. 243 S. br DM 24,– (62037)

Barbara Scheel

Offener Grundschulunterricht

Schülerzentrierter Unterricht mit Freier Arbeit und Wochenplan. 136 S. br DM 17,– (62020)

Ingrid Thomasky

Lernziel Zärtlichkeit

Emotionale Aspekte der Sexualerziehung in der Grundschule. 135 S. m. 23 Abb. br DM 14,– (62022)

Helga Zitzlsperger

Kinder spielen Märchen

Schöpferisches Ausgestalten und Nacherleben. 179 Seiten mit 14 ganzseitigen Abbildungen. br DM 24,– (62035)

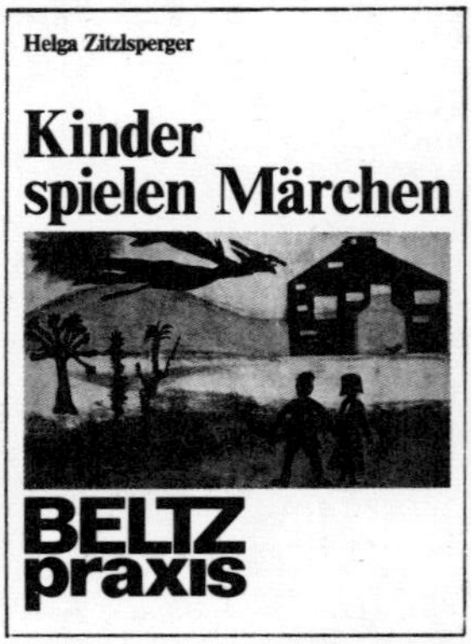

An 9 interpretierten Märchen werden Vorschläge zum kreativen Gestalten gemacht: Zum Modellieren und Malen, zu Rollen- und Hörspielen, Handpuppen- und Bewegungsspielen, Pantomimen, Photomontagen, Vertonungen u.a.m.

Helga Zitzlsperger

Musik in Linien und Farben

Rhythmisch-musikalische Erziehung mit dynamischen Notenbildern. 99 S. br DM 14,– (62002)

Der Schwerpunkt der 43 Lerneinheiten liegt auf der graphischen Notation; sie sind in Hörerziehung, Sprechanlässe, musikalische Aktionen und rhythmische Bewegungserziehung mit Raumorientierung und grobmotorischen Bewegungsabläufen eingebettet – aber ohne Notenschrift und Melodiespiel. Die (farbigen) Vorschläge regen dazu an, selber Farben zu vertonen, Konzerte mitzumalen oder Notengeschichten zu erfinden.

Wilhelm Maday †
Heinz Triebel

Handbuch der Rechtschreibübungen

Didaktischer Rahmen, methodische Möglichkeiten, Arbeitsplanungen, Übungseinheiten und Korrekturvorschläge. 260 S. br DM 32,– (62064)

Das Buch zeigt anhand zahlreicher konkreter Beispiele, wie Rechtschreibunterricht effektiver und abwechslungsreicher gestaltet werden kann. Im Mittelpunkt steht dabei die Übung. Dazu kommen Vorschläge zum Wortbild- bzw. Wortstruktur-Training, Lernkontrollen, sinnvolle Korrekturmöglichkeiten, sowie ausgearbeitete Arbeitspläne und beispielhafte Unterrichtseinheiten.

Helene Buschbeck/
Karin Ernst/Monika Rebitzki

(K)eine Schule wie jede andere

Vom Tempelhofer Projekt zu neuen Lernformen. Ca. 210 Seiten. br ca. DM 19,– (50107)

Dieses Buch berichtet über die Möglichkeiten, wie normale Grundschulen zu einem Ort für produktives Lernen von Kindern und sogar Erwachsenen gemacht werden können.

BELTZ

Beltz Verlag, Postfach 1120, 6940 Weinheim.
Verlag Beltz Basel, Postfach 2346, 4002 Basel.

Preisänderungen vorbehalten.
307.82